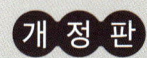

쉽게 배우는
발반사 요법

잉게 도간 지음
정현모·이례희 옮김

푸른솔

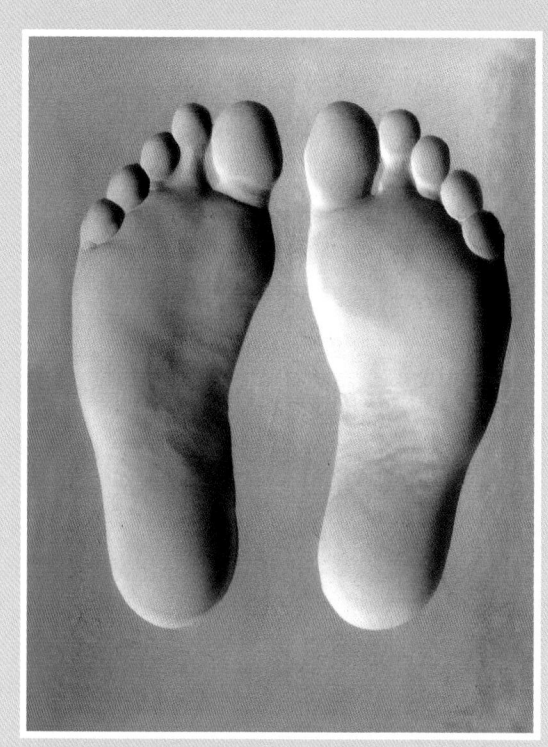

저자

잉게 도간

잉게 도간(Inge Dougans)은 덴마크에서 태어나 그곳에서 발반사요법을 배웠다. The School of Reflexology and Meridian Therapy와 The South African Reflexology Society를 설립하여 반사요법의 교육과 홍보에 주력하고 있으며, 영국과 유럽, 미국, 남아공 등을 다니며 발반사요법에 대한 강의를 하고 있다.

역자

정현모 鄭鉉謨

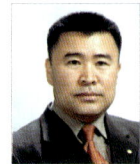

경북외국어대학교 졸업, 한국열린사이버대학교 뷰티건강디자인학과 졸업, 광운대학교 경영대학원, 한국발관리협회 회장, 한국미용경영자협회 회장, 한국미용건강경영인협동조합 이사장, 한국미용복지협회 회장, 국제직업능력개발원(주) 대표이사
前 벽성대학 미용예술과 겸임교수
前 우석대학교 화장품미용학과 외래교수
現 경기대학교 서비스경영전문대학원 특별과정 총괄책임교수
現 광운대학교 경영대학원 겸임교수

이례희 李禮熙

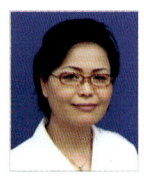

한국방송통신대학교 졸업, 벽성대학 미용예술과 졸업, 광운대학교 경영대학원 미용예술경영 전공, 한국미용복지협동조합 이사장, 한국페디큐어협회 회장
現 경기대학교 서비스경영전문대학원 특별과정 책임교수
現 한국열린사이버대학교 뷰티건강디자인학과 특임교수

역자인 정현모·이례희 교수 부부는 국내 발반사요법 전문가 1호로서 1989년부터 국내 발반사마사지요법 분야에 대한 연구와 저술, 세미나, 교육 및 협회의 경영과 협력자로 활동하면서 대통령 표창(정현모, 2004년)과 장관 표창(이례희, 2001년)을 수상하였다. 현재 대학과 각급 기관단체, 기업체 등에서 발반사요법 강의를 하고 있다.
저서 및 역서로는 발관리학, 발반사학, 쉽게 배우는 발반사요법, 쉽게 배우는 경락마사지, 쉽게 배우는 스포츠 마사지, 발관리사, 사랑의 발마사지, 에스테틱 경락, 약이 되는 밥상 독이 되는 밥상 등이 있다.

한국발관리협회 www.koreanfoot.com

Notice 이 책은 의학서적이 아닌 참고서적으로 저술된 것이다. 독자들이 신체의 건강에 관한 지식을 얻어서 올바른 결정을 내릴 수 있도록 도움을 주고자 하였다. 그러므로 이 책의 내용과 자료가 의사의 처방대용으로 사용되어서는 안 된다.

The authors assert the moral right to be identified as the authors of this book.
Originally Published in the English language by HarperCollins Publishers Ltd. under the title

THE COMPLETE ILLUSTRATED GUIDE TO REFLEXOLOGY by Inge Dougans

copyright © HarperCollins Publishers Ltd.
Korean translation copyright © 2017 by Prunsol Publishing Co.
Translated under license from HarperCollins Publishers Ltd.

이 책의 한국어판 저작권은 에릭양 에이전시를 통한 HarperCollins Publishers Ltd.와의 독점계약으로 한국어 판권을 '푸른솔'이 소유합니다. 신저작권법에 의하여 한국 내에서 보호를 받는 저작물이므로 무단전재와 무단복제를 금합니다.

쉽게 배우는 **발반사요법**(개정판)

2000년 7월 8일 초판 발행
2017년 2월 20일 개정판 1쇄 발행

저자 / 잉게 도간
역자 / 정현모 · 이례희
발행자 / 박흥주
발행처 / 도서출판 푸른솔
편집부 / 715-2493
영업부 / 704-2571
팩스 / 3273-4649
주소 / 서울시 마포구 삼개로 20 근신빌딩 별관 302호
등록번호 / 제 1-825
값 19,000원
ISBN 978-89-93596-71-7 (13510)

차례

이 책의 사용법
서문

제 1 부 발반사요법이 등장하게 된 배경

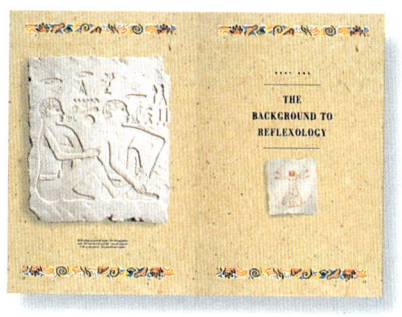

1. 전체론적 접근방법 · 14
  발반사요법 – 대체의학의 한 줄기
  건강을 위해 필요한 발반사요법
  긍정적이고 균형잡힌 생활습관을 유지하려면

2. 스트레스 · 20
  발반사요법과 이완
  스트레스의 작용원리

3. 에너지란 무엇인가? · 26
  생명력
  과학과 생명력
  우주의 에너지
  인공에너지
  에너지와 건강 식이요법
  발반사요법으로 어떻게 기(氣)를 회복할 수 있을까

4. 발반사요법이 어떻게 도움이 되는가? · 40
  신경조직
  순환
  내분비체계
  통증 관리
  말기 질병
  예방치료로서의 발반사요법
  발반사요법 치료사례

5. 발반사요법의 역사 · 48
  발에 관하여
  발반사요법의 기원
  구역 치료법(Zone Therapy)의 발전
  중국의 사상

제2부 발반사요법의 원리

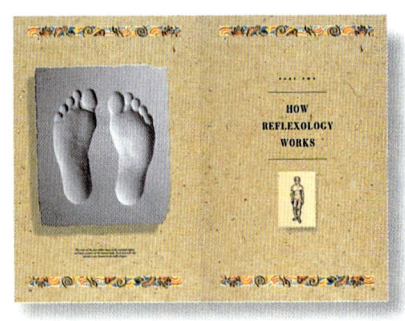

6. 발을 해부해 보자 · 58

7. 경락: 생명의 연결고리 · 60
경락과 발반사요법
경락이란 무엇인가
오행(五行)
경락에 대한 상세한 설명

8. 발에 있는 반사점 위치 · 84
머리와 목 부분 – 발가락
흉부 – 발의 볼 부분
복부 – 발의 족궁 부분
골반 부위 – 발꿈치
생식기 부위 – 발목
척추 – 발 안쪽
인체 바깥부분 – 발 바깥쪽
발등

9. 발을 분석해 보자 · 98
뼈와 관절에 생기는 병
피부질환
발톱 이상
발가락과 족궁
발꿈치
사례 1
사례 2
사례 3

10. 발반사요법이란 무엇인가? 일종의 치료술인가? · 120
치료
발반사치료에 대한 반응
치료시간의 조절
발반사요법 시술자의 자질

제3부 실전 발반사요법

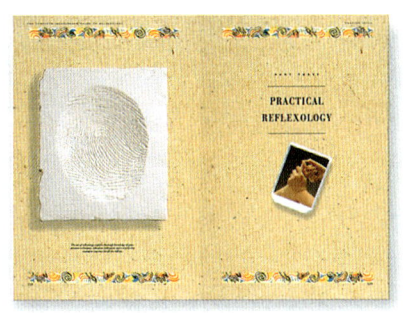

11. **기본기술 · 130**
    발반사요법과 자가치료
    발을 잡는 법
    지압기법
    긴장완화기법
    그립(잡는 자세)

12. **치료과정의 세부순서 · 148**
    긴장완화
    머리와 목 부분 – 발가락
    흉곽 – 발의 볼
    복부 – 족궁
    골반 부위 – 발꿈치
    생식기 부위 – 발목
    척추 – 발 안쪽
    인체 바깥쪽 – 발 바깥쪽
    순환기와 유방 – 발등
    베큐 플렉스(진공 발치료기)

13. **발 관리 요령 · 176**
    신발, 양말, 팬티스타킹
    발 관리

제4부 참고자료

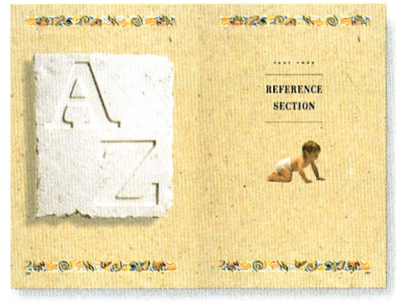

용어 설명 · 184

이 책의 사용법

『쉽게 배우는 발반사요법』은 전체론적인 치유과정으로서 반사요법이 인체에 어떻게 작용하는가를 쉽게 이해할 수 있도록 만들었다. 발반사의 모든 치료과정과 절차를 자세히 소개하여 발반사요법의 완벽한 가이드로 사용될 수 있음은 물론이고, 반사요법을 통해 일어나는 인체의 변화를 연구하는 데도 많은 도움이 될 것이다.

저자는 이 책에서 중국의학에 대한 해박한 지식과 경락을 순환하는 에너지 이론을 통해 발반사요법과 지압 기술을 접목시키고자 하였다.

제1부 "발반사요법이 등장하게 된 배경"에서는, 대체요법으로서 발반사요법이 차지하고 있는 위치를 설명하고 있다. 환자의 질환이 치유되는 데 있어서 절반의 역할은 발반사 시술자에게 있고, 나머지는 병을 극복하고자 하는 환자 자신의 의지에 있다. 스트레스의 원인과 이에 맞서는 방법에 대해서도 논의하고 있다. 생명의 근원이요, 질병치료에 있어 중요 요인이 되는 에너지의 역할이 서술되었으며, 발반사요법을 구역치료(zone therapy)와 경락치료(meridian therapy)의 맥락에서 다루었다.

제2부 "발반사요법의 원리"에서는, 좀더 상세하게 발반사요법과 경락에 대해 체계적으로 분석하였다. 12개의 경락을 각각 심도 있게 검토하면서 이들 경로를 따라 맺혀 있는 울혈의 증상까지 다루었다. 이를 위해서는 발에 있는 반사점과 이들 반사점이 어떻게 다른 신체기관에 연결이 되는지를 서로 연관시켜서 이해할 필요가 있다. 반사요법 시술자가 이런 능력을 갖출 수 있도록 자세하게 서술하였다.

제3부 "실전 발반사요법"에서는, 단계별 치료과정이 세밀하게 설명되어 있다. 발을 잡는 자세, 지압 기법, 긴장완화 기법 등이 컬러 사진과 함께 실려 있으며, 발가락부터 발꿈치까지 단계별로 적용하는 치료과정이 자세하게 나와 있다. 146-147페이지에는 치료순서와 발을 잡는 자세, 각 반사점별 지압 기법에 대한 내용을 한눈에 알아볼 수 있도록 도표로 정리하였다.

이해를 돕기 위해 아이콘을 많이 사용하였다.

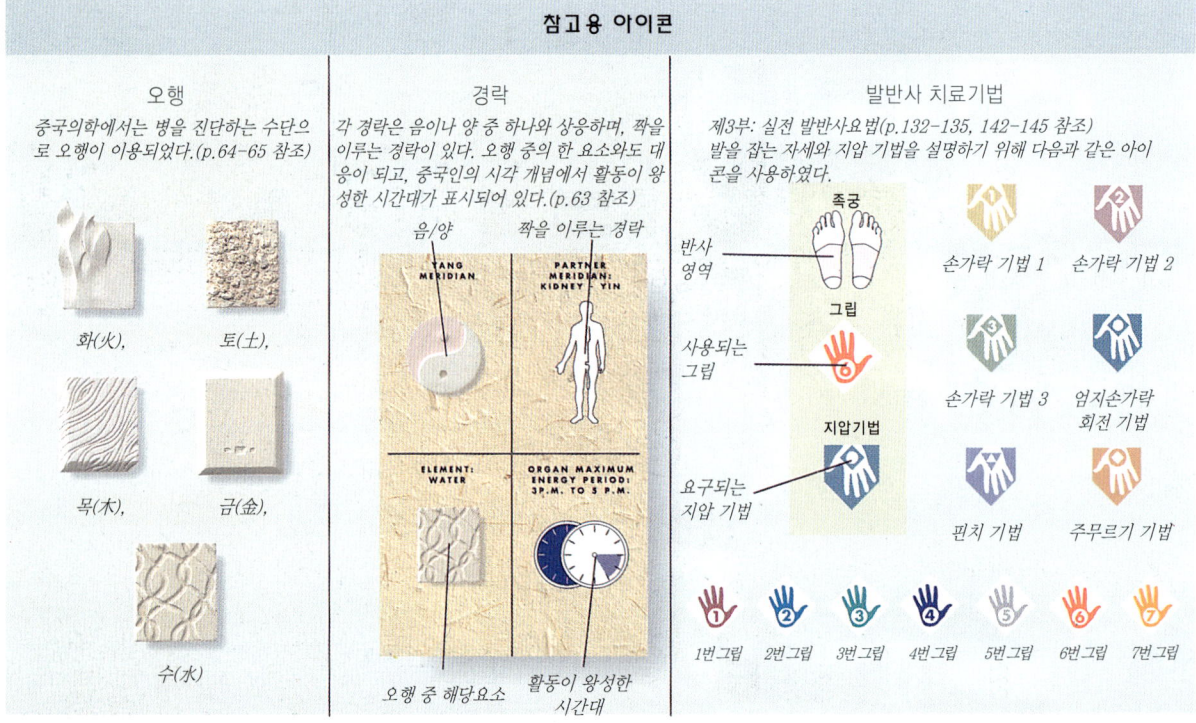

이 책의 사용방법

각 경락의 주기와 짝이 되는 경락, 오행 중 해당요소, 활동 시간대 등을 알기 쉽게 그림으로 나타내었다.

본문은 우리 몸을 지나는 각 경락의 경로를 설명하고 있다.

경락을 따라 발생하는 질환별로 발반사요법의 효과를 사례를 통해 보여 준다.

치료과정에 있어서 환자의 역할이 얼마나 중요한지 설명하고 있다.

손자세와 사용되는 기법은 아이콘으로 표시되어 있어 독자의 이해를 돕고 있다.

전체론적인 입장에서 건강에 대한 정의를 실제 사진으로 설명하고 있다.

각 발에 있는 반사점을 어떻게 치료하는지 단계별에 따라 사진과 함께 설명되어 있다.

보다 자세하고 명료한 이해를 위해 실물크기의 사진을 넣었다.

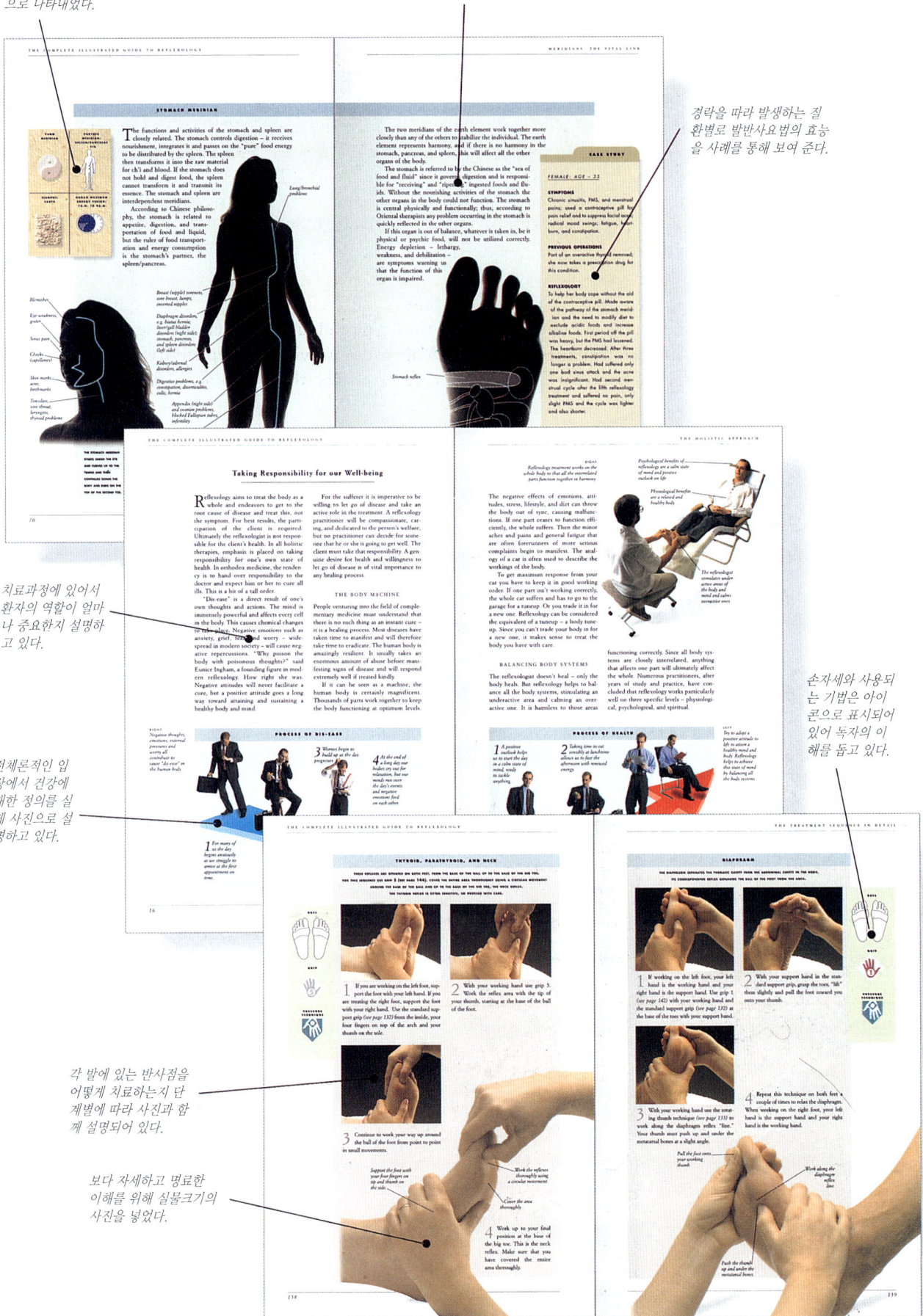

서문

발반사요법은 즉각적으로 결과가 드러나지는 않는다. 그러나 시간이 흐름에 따라 점차적으로 효과가 나타나는 치료기술인 동시에, 세인의 이목을 끌기에 충분한 과학적 근거까지 있어 대체의학 분야에서 그 효능을 인정받고 있다. 인체와 신경에 관한 이론에 바탕을 두고 있기 때문에 과학이라고 할 수 있으며, 또한 시술자가 자신의 지식을 얼마나 적절히 적용할 수 있는지에 따라, 그리고 환자와 시술자의 관계에 따라 치료결과가 좌우된다는 점에서는 기술이라고도 할 수 있다[1]

발반사요법은 전체론(全體論)적인 치료기술이다. 여기서 전체론이란 말은 그리스어의 holos(전체)에서 나온 단어이다. 즉 인간을 육체, 정신, 영혼이 한데 어우러진 전체로 보고 다룬다. 발반사요법에서는 질병의 증상만을 치료하는 것이 아니며, 인체조직 중 어느 한 곳에서 발생된 문제에 중점을 두지도 않는다. 단지 그 인간을 이루고 있는 전체를 균형과 조화의 상태로 이끄는 것이 목적이다.

주의해야 할 점은 발반사요법을 발마사지나 전신마사지와 혼동해서는 안 된다는 것이다. 발반사요법은 인체 전 영역별로 대응이 되는 발의 반사점을 정확히 찾아 압력을 가하는 기술이다. 발은 인체라고 하는 소우주를 대표한다. 따라서 인체의 각 기관, 선(腺), 그 외 다른 부분들을 모두 발 위에 나열하는 것이 가능하다.

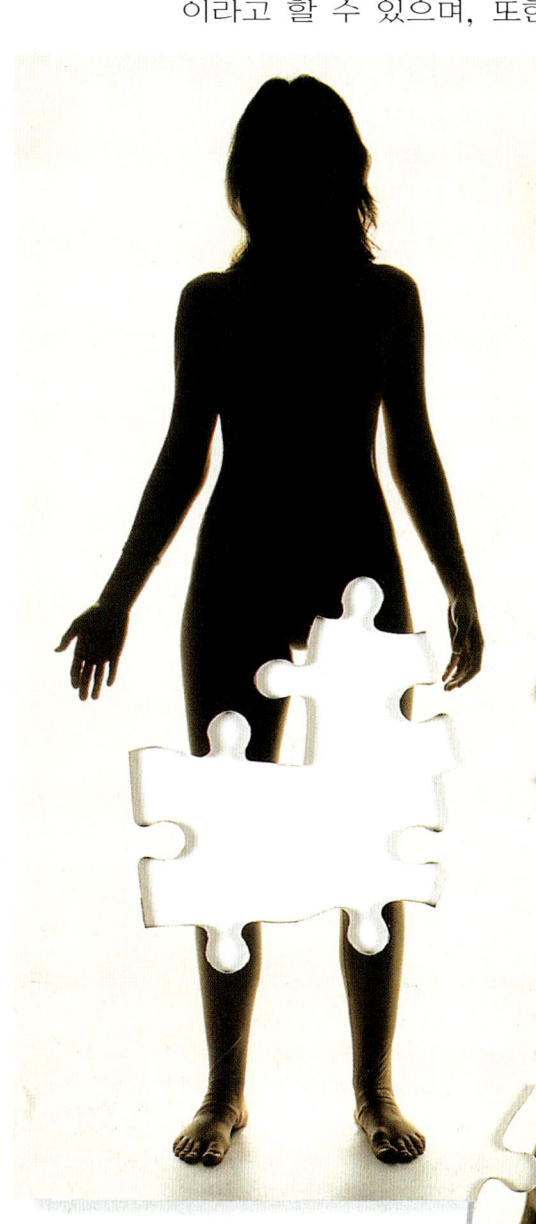

발반사요법은 전체론적인 치료기술로서 개개인의 인간을 영혼, 육체, 정신이 어우러진 전체로 본다.

발은 인체에서 가장 접근이 용이한 소우주이다.

인체의 일부분이 다른 신체 부위를 대표한다는 소우주 현상은 안구의 홍채, 귀, 손을 보아도 알 수가 있다. 하지만 발의 면적이 더 넓고 다루기가 용이하기 때문에 정확한 지점을 찾아 치료를 하기에는 가장 좋다. 반사요법을 가해야 하는 지점을 찾아 양손의 엄지와 손가락을 이용하여 강한 지압을 가하도록 한다. 이렇게 하면 인체 내에 잠재되어 있던 자가치유능력이 자극을 받아 신체적인 변화가 나타나기 시작한다. 인간의 건강을 되찾고 유지하는 데 발이 중요한 기능을 하고 있다는 뜻이다. 발반사요법을 간단히 설명하기 위해서는 그 효능을 밝히면 될 것이다. 고도로 발달된 기기나 복잡한 장비가 필요한 것도 아니다. 발반사 치료기술은 매우 간단해서 수련하는 데 그렇게 긴 시간이 걸리지 않는다. 좋은 시술자가 되기 위한 요건은 민감하면서도 강한 양손과 환자의 고통을 덜어주려는 진정한 의욕과 열정, 직관, 인간 본성에 대한 이해 정도만 있으면 된다. 여기서 환자와 시술자와의 관계는 치료를 하는 데 매우 중요한 의미를 지닌다. 시술자는 환자의 치유 잠재력을 일깨우는 중개자로서의 역할을 하기 때문이다.

발반사요법으로 효과를 볼 수 있는 사람은 어떤 환자인가?

발반사요법은 명확히 규정할 수 있는 것이 아니며, 어떤 경계나 한계가 있는 것도 아니다. 남녀노소를 막론하고 발반사요법을 받으면 좋은 결과를 얻을 수 있으며 아무런 해가 되지 않는다. 하지만 혈전증이 있는 환자에게는 신중을 기해야 한다. 시술로 인해 혈전이 다른 곳으로 이동될 수 있는 가능성이 있기 때문이다. 또한 인슐린을 투여 중인 당뇨환자의 경우도 주의를 요한다. 발반사요법으로 인해 췌장이 활성화되면 인슐린의 수치가 떨어질 수가 있기 때문이다. 그 외에도 환자가 마사지에 대해 보이는 반응이라든지 통증 정도에 따라 발반사요법을 제한할 수 있다. 노인 환자들은 일 년에 몇 차례의 치료만으로도 신체 기능이 균형을 이루는 효과를 경험한다. 어린이나 유아의 경우 결과가 좋게 나타나는 이유는 이들의 신체상태가 어른보다 이완되어 있기 때문이다.

발반사요법의 효과가 탁월하다는 사실은 이미 입증이 되었지만 모든 사람에게서 결과가 똑같이 나타나는 것은 아니다. 두 명의 사람에게 발반사요법을 시행한 후 결과를 비교해 보면, 한 사람에게서 대단한 효과가 나타났더라도 나머지 다른 사람은 그 정도의 효과를 보지 못할 수도 있다. 그 이유는 발반사요법이 환자의 상태에 따라(육체적, 정신적, 영혼의 상태에 따라) 여러 단계로 적응하기 때문이다.

특히 노인의 경우 관절이 뻣뻣한 증세나 순환기 계통의 질환에 효능이 있다.

유아들은 자연스럽게 이완되어 있는 신체상태이므로 발반사요법의 효과가 아주 뛰어나다.

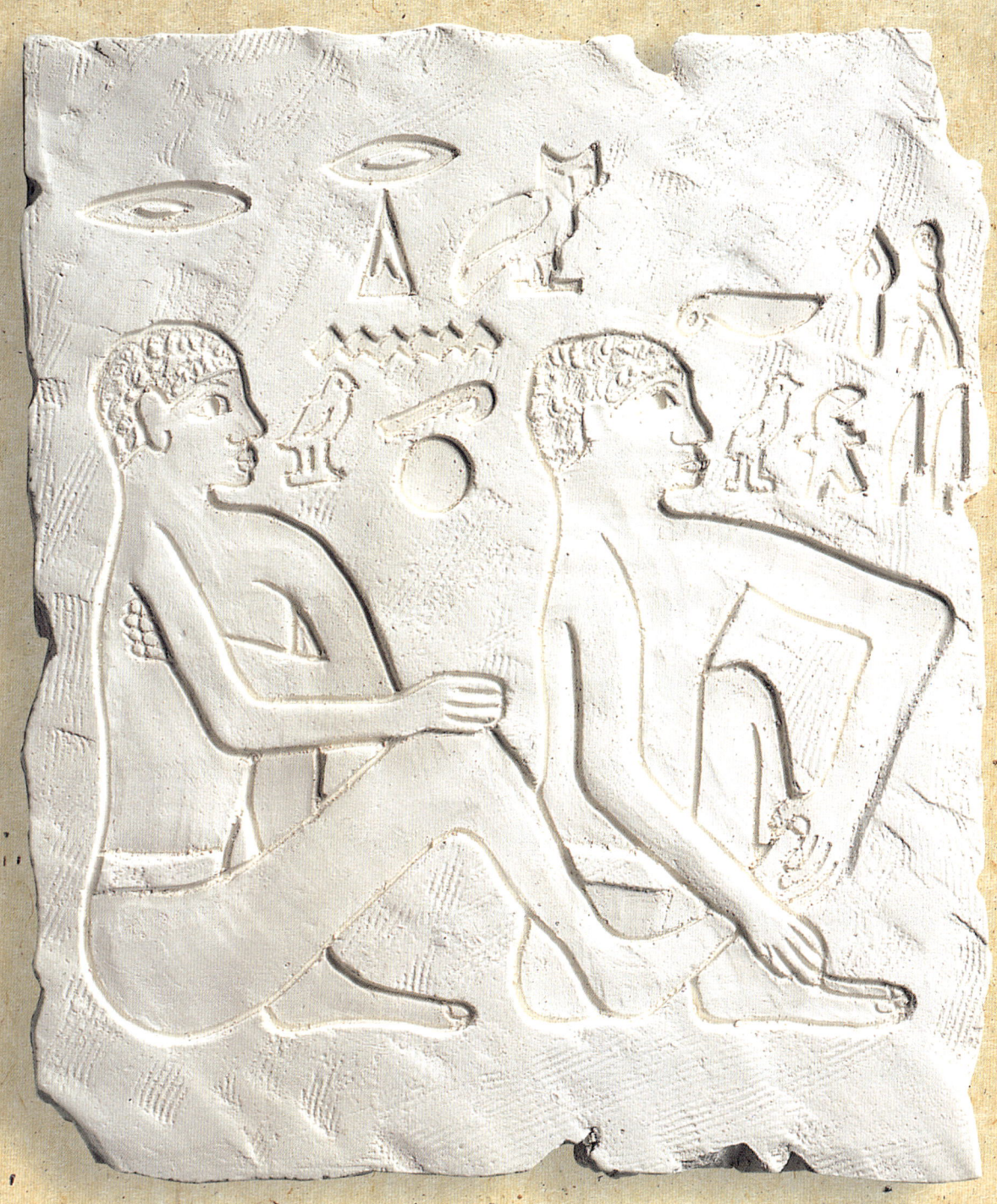

고대 이집트의 발반사요법. 상형문자를 해독해 보면, "통증을 없애 주세요."라고 환자가 말하자 "그렇게 해 드리지요."라고 시술자가 대답하고 있다.

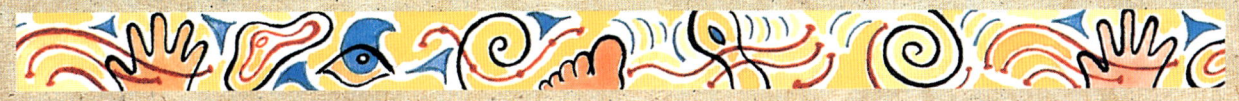

제 1 부

발반사요법이 등장하게 된 배경

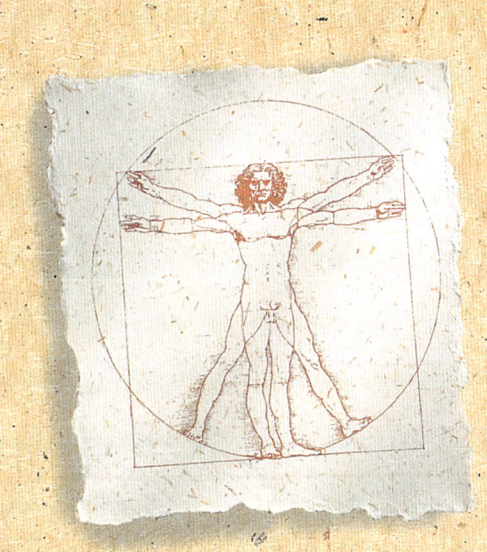

제1장 전체론(全體論)적 접근방법

대체의학은 전통의술을 근간으로 한다. 전통의술에서는 천연 허브라든가 그 밖의 다른 식물을 채취하여 즙을 내거나 분말을 내서 처방제로 사용한다.

얼마 전까지만 해도 개업의들 사이에서는 발반사요법이 단순히 육체적인 질환에 한정적으로 적용할 수 있을 뿐이라는 생각이 지배적이었다. 즉 발반사요법은 육체의 질병을 치료하는 데는 효율적일지 모르나 정서와 관련된 문제는 별 효과가 없다는 생각을 가지고 있었던 것이다. 하지만 오늘날에 이르러 좀더 "전체론"적인 관점이 대두되기 시작했다. 마음과 영혼은 육체와 조화를 이루고 있으며, 육체적인 상태야말로 인간의 정서가 안정되어 있는지의 여부를 반영한다는 생각이 광범위한 지지를 얻게 되었다.

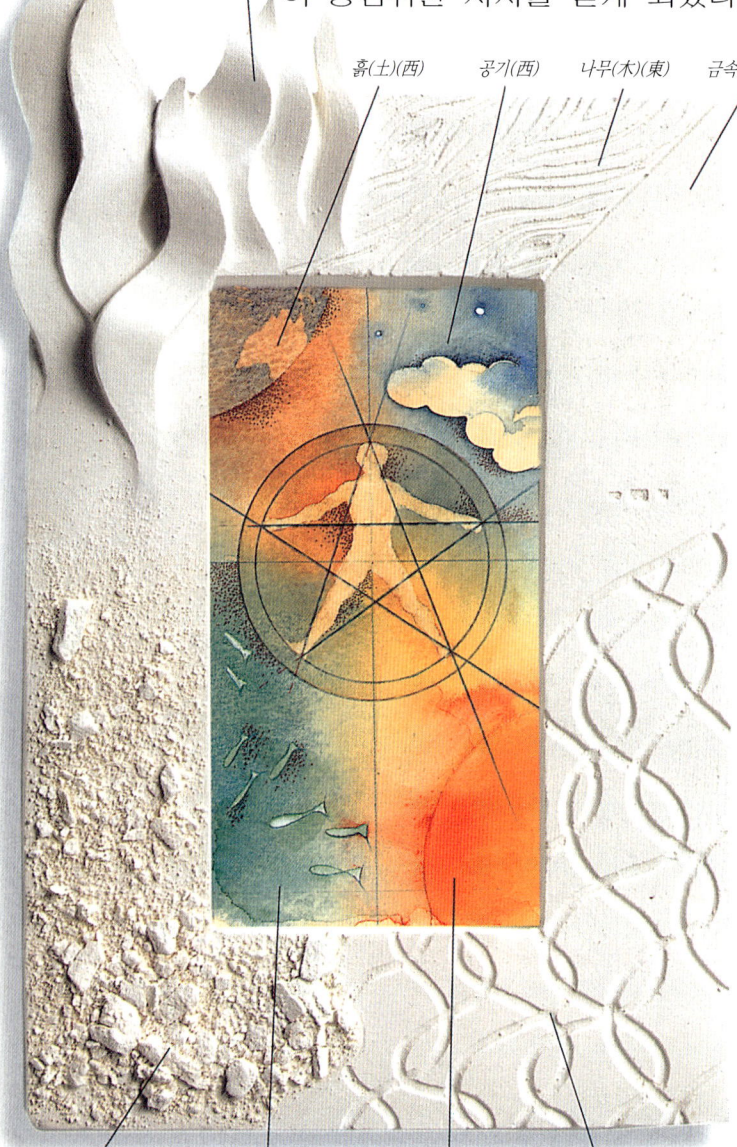

불(火)(東)
흙(土)(西) 공기(西) 나무(木)(東) 금속(金)(東)
흙(土)(東) 물(水)(西) 불(火)(西) 물(水)(東)

동양의 전통의학자들은 사람의 육체와 그 영혼은 오행의 균형 여부에 달려 있다고 믿었다.

중세 서양에서는 병을 치료하기 위해서는 흙, 물, 공기, 불의 네 가지 원소를 중시했다.

발반사요법 – 대체의학의 한 줄기

발반사요법은 대체의학의 한 영역에 속한다. 이 말은 현대 정통 서양의학의 범주에는 속하지 않는다는 뜻이다. 그러나 이 말은 잘못된 표현일지도 모른다. 오히려 의학의 역사를 살펴보면 상대적으로 그 역사가 짧은 정통의학이 "대체의학"이라고 불리는 것이 마땅할 것이다.

세계 각국의 문화마다 고유 민속에 바탕을 둔 전통적 의술이 존재하며, 현대의 의술도 여기에서 뻗어 나온 것이 많이 있다. 각 나라와 문화마다 고유한 의술체계가 존재하였던 것이다. 당시의 개념으로 본 의술이란 기술과 과학이 신화, 주술, 미신 등과 결합된 것이었다. 그러나 현대의학으로 발전해 오면서 과학이 점점 더 우위를 점하게 되었고 의술은 점차 기계적으로 변모했다. 이런 와중에 생명도 단순한 화학적 현상에 지나지 않을 뿐이라는 관점이 등장하게 되었다. 인체를 그저 여러 부분으로 이루어진 복잡한 기계로 간주하는 지경에 이르게 된 것이다. 이 때부터 자연치유법은 천대받게 되었다.

수십 년이 지난 지금은 상황이 많이 바뀌었다. 사람들이 현대의학에 환멸을 느끼게 되면서 좀더 안전한 자연치유법을 요구하고 갈망하기 시작한 것이다. 사실 정통 현대의학이나 대체의학은 상호 보완해 주는 입장에서 인류의 건강을 증진시키고자 노력할 필요가 있다. 어느 한 방법만으로 모든 질병을 치료할 수 있다고 주장하는 것은 무리가 있기 때문이다. 또한 이 중 어느 한가지만이 완벽한 치료방법이라고 주장할 수도 없다. 물론 현대의학의 좋은 점을 부정할 생각은 없다. 하지만 좀더 양질의, 혹은 좀더 고가의 치료법만을 따르다 보면 때로 아주 중요한 면(인간적인 요소)을 간과하는 경우가 있다.

인체는 각종 부품의 조합으로 작동되는 것 이상의 의미를 지닌다. 인체는 몸과 마음과 정신의 각 부분마다 생기로 가득 차 있는, 고도로 복잡한 유기체이다. 또한 정신과 영혼의 불균형도 육체적인 문제와 별개로 나누어 생각할 것이 아니라 두 영역이 서로 얽혀 있다고 생각해야 한다. 하지만 정통의학의 입장에서는 때로 이런 상호 의존관계를 인정하려 하지 않는 것처럼 보인다. 결국 사람들은 만성적 증세에 빠져 스스로 황폐해져 가는 모습을 지켜보다가 약물과 수술 등으로 인한 부작용으로 고통을 받게 될 뿐이다.

현대 의약품

현대의 의약품이라는 것은 대개 실험실에서 만들어 낸 무기 화합물이다. 우리 인간은 각 인체 조직이 생리적인 조화를 이루는 유기체이지 조제 화합물은 아니다. 따라서 약물을 지속적으로 투여하게 되면 독소의 잔해가 몸 안에 축적되는 역효과를 일으킬 수 있다. 약물은 질병을 억제하고 증세를 완화하며 통증을 경감시켜 주지만 그 원인을 제거하지는 못한다.

약물을 과용하게 되면 새로운 질병(의원병; 醫原病)을 일으키기도 한다. 이는 의학적 처치나 수술 등으로 인해 생겨나는 것이다. 여기서 의원병에 대해 상세한 설명을 하는 것은 곤란하다. 다만 이런 종류의 고통에 대해 병원측의 처치를 요구하는 사람들이 점점 많아지고 있다. 이들은 자신들이 불편한 이유가 정확히 무엇인지 알지도 못하는 상태에서 "썩 좋지 않은 느낌"을 지니고 하루하루를 보내고 있다.

상호 협력하는 관계

현대의학이 인류의 건강 증진에 지대한 공헌을 했다는 점은 분명하다. 예를 들어 페니실린을 사용함으로써 전염병으로 사람들이 한꺼번에 죽는 경우를 막을 수 있었다. 각종 상황에서 생명을 구하는 수술법 역시 현대의학이 이룬 성과이자 현대의 과학이 이룬 기적이라 할 수 있다. 하지만 이것만이 해답은 아니다. 정통의학과 대체의학 모두의 목표는 질병을 치료하여 인류에 도움이 되고자 하는 것이다. 여기서 얻어낼 수 있는 가장 긍정적인 결론은 이들의 역할이 건강관리에 있으며 인류 모두의 이익을 위해 서로 협력하는 관계를 유지하는 것이라 하겠다.

최고의 대체의학과 고도로 숙련된 의학 기술이 결합한다면 인류의 건강을 위한 위대한 돌파구가 되지 않겠는가. 세계 보건 기구가 발표한 보고서에 따르면 "전통의술과 현대의학은 상당기간 동안 서로에 대해 뿌리 깊은 반감을 지니고 있었다. 하지만 이들의 목표는 같다. 결국 인류의 건강을 증진시키고 그로 인해 삶의 질을 높이자는 것이 아닌가? 닫힌 마음으로 보면 정통의학과 대체의학은 아무 관련이 없는 듯이 보일 수도 있다."[1]

그런 면에서 발반사요법이 점점 더 큰 중요한 위치를 차지할 것이다.

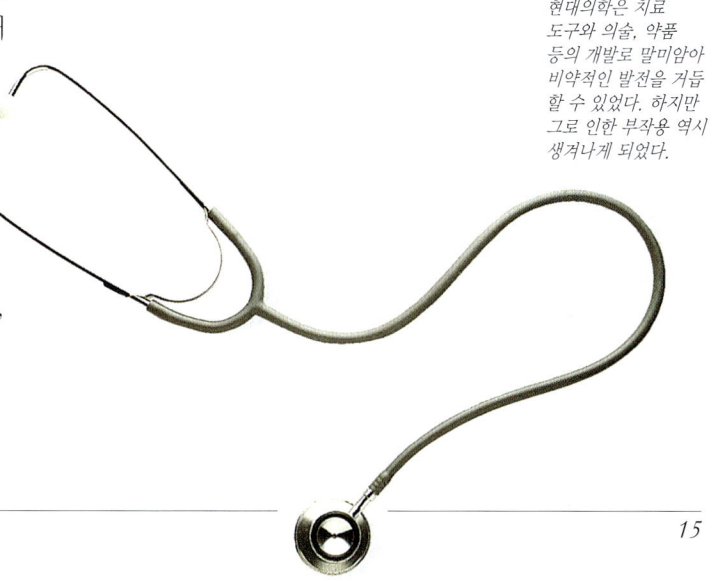

현대의학은 치료 도구와 의술, 약품 등의 개발로 말미암아 비약적인 발전을 거듭할 수 있었다. 하지만 그로 인한 부작용 역시 생겨나게 되었다.

건강을 위해 필요한 발반사요법

발반사요법은 질병의 근본 원인을 찾으려고 노력을 한다는 점에서 우리 인간의 몸 전체를 다루는 치료법이다. 최선의 결과를 얻기 위해서는 치료받을 사람의 적극적인 협력이 필수적이다. 궁극적으로 보아 발반사요법 시술자가 환자의 건강을 책임지는 것은 아니다. 전체론적인 치료법의 견해에서는 오히려 환자의 건강상태에 중점을 둔다. 서양의학에서는 의사에게 모든 책임을 지우고 그 의사가 병을 치료하도록 기대하는 경향이 있다.

"질병"은 그 병에 걸린 사람의 생각과 행동으로 인해 직접적으로 나타난 결과이다. 사람의 마음이 건강하다면 신체의 모든 세포까지도 그 영향을 받게 되어 있다. 이로 인해 화학적 변화가 발생한다. 현대 사회에 만연되어 있는 걱정이나 슬픔, 두려움, 근심 따위의 정서는 부정적인 결과를 가져온다. 현대 발반사요법의 체계를 확립한 유니스 잉햄(Eunice Ingham)에 의하면 "부정적인 사고방식을 가지고 있으면 그 몸에도 좋지 않은 영향이 미친다" 고 하였다. 정말 정확한 지적이 아닐 수 없다. 부정적인 생활태도로는 절대로 병을 치유할 수 없다. 건강한 몸과 정신을 유지하고자 한다면 긍정적인 생활태도를 지녀야 한다.

환자가 질병에서 벗어나기 위해서는 치료과정에 능동적으로 참여하는 태도를 지니는 것이 필수적이다. 발반사요법 시술자가 열정을 지니고 신중한 태도로 환자의 건강을 위해 헌신을 다한다고 해서 어느 누구도 그 환자가 나아질 것이라고 확신할 수는 없다. 환자 스스로 병을 떨쳐 버리고 건강을 되찾고 싶다는 열망을 가지는 것이 치료과정에서 가장 중요한 요소가 된다.

인체라는 기계

건강보조요법을 찾는 사람들이 명심해야 할 점은 바로 즉각적인 치료효과를 기대해서는 안 된다는 점이다. 이 역시 치료의 한 과정이기 때문이다. 대부분의 질병은 병세를 진단하는 과정에 시간이 필요하며 완전히 근절시키는 데에도 시간이 걸린다. 인체는 놀랄 만큼의 회복력을 가지고 있다. 대개의 경우 질병의 증세가 명확히 파악되기 전에 많은 양의 약을 남용하는 것이 일반적이지만 증세에 알맞게 처치되었다면 인체는 그에 맞게 적응하게 되어 있다. 인체를 기계에 비유하기도 하지만 사실 인체는 매우 위대한 것이다. 인체는 수천 개에 달하는 부분이 어우러져 가장 최적의 상태로 기능할 수 있게끔 유지가 되고 있다. 부정적인 감정상태, 태도, 스트레스, 생활습관, 식

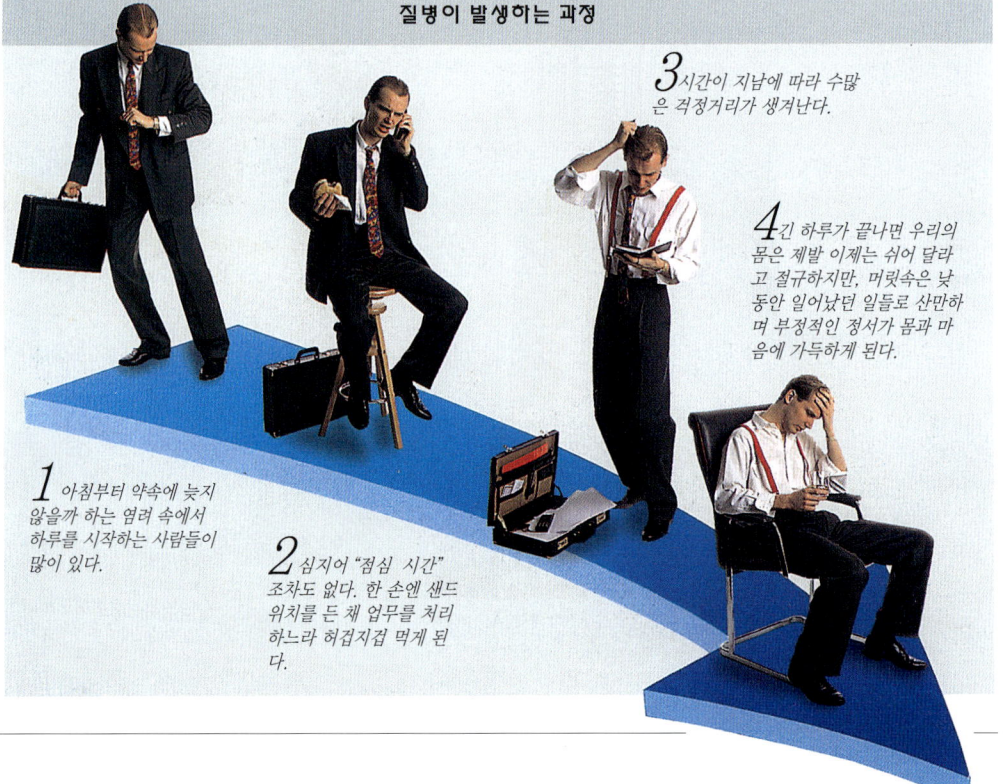

부정적인 생각과 정서, 외부의 압력과 근심 등이 모두 "질병"을 일으키는 원인이 된다.

질병이 발생하는 과정

1 아침부터 약속에 늦지 않을까 하는 염려 속에서 하루를 시작하는 사람들이 많이 있다.

2 심지어 "점심 시간" 조차도 없다. 한 손엔 샌드위치를 든 채 업무를 처리하느라 허겁지겁 먹게 된다.

3 시간이 지남에 따라 수많은 걱정거리가 생겨난다.

4 긴 하루가 끝나면 우리의 몸은 제발 이제는 쉬어 달라고 절규하지만, 머릿속은 낮 동안 일어났던 일들로 산만하며 부정적인 정서가 몸과 마음에 가득하게 된다.

1. 전체론적 접근방법

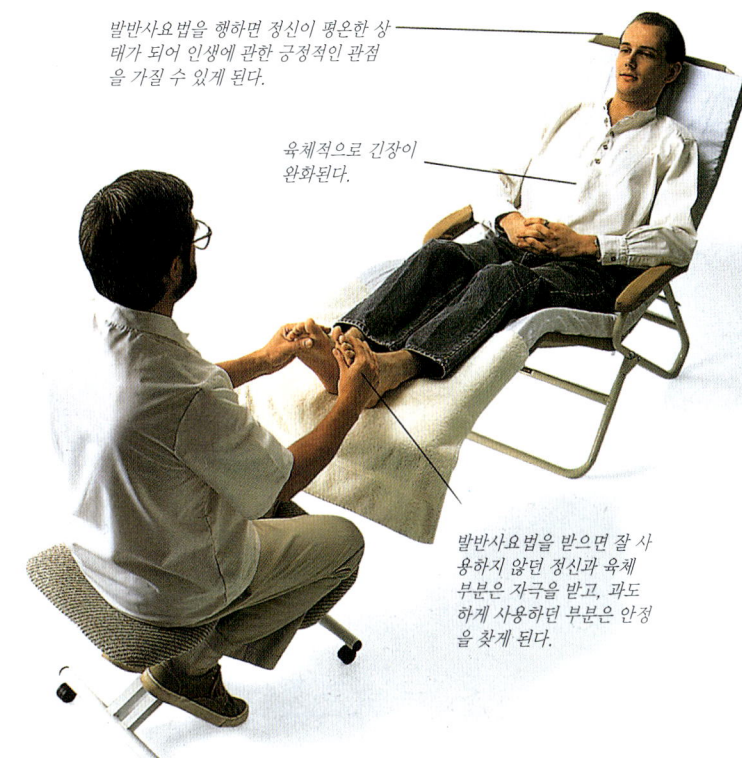

발반사요법은 인체를 하나의 유기체로 보고 있다. 그래야 상호 연관관계에 있는 각 부분이 조화롭게 기능을 할 수 있다.

발반사요법을 행하면 정신이 평온한 상태가 되어 인생에 관한 긍정적인 관점을 가질 수 있게 된다.

육체적으로 긴장이 완화된다.

발반사요법을 받으면 잘 사용하지 않던 정신과 육체 부분은 자극을 받고, 과도하게 사용하던 부분은 안정을 찾게 된다.

이요법 등은 우리 몸의 균형을 깨뜨려서 역기능을 하게 만든다. 인체의 어느 한 부분이 제기능을 하지 못한다면 몸 전체가 고통을 받으며, 나중에는 경미한 통증이나 일상적인 피로까지도 더 심각한 증세로 나타나기 시작한다. 종종 자동차에 인체를 비유하는 이유도 여기에 있다.

자동차가 제대로 작동하기 위해서는 늘 정비를 해 두어야 할 필요가 있다. 어느 한 부분이라도 제대로 작동하지 않는 경우는 자동차 전체가 말썽을 일으켜 결국 정비공장에 가서 고치든지 아니면 새차로 바꾸어야 한다. 발반사요법을 자동차에 비유하자면 정비와 마찬가지라고 할 수 있다. 인간의 몸을 제대로 정비하는 것이다. 자기 몸을 새것으로 바꿀 수 있는 사람은 어디에도 없다. 따라서 자기 자신의 몸에 관심을 가지고 제대로 관리할 필요가 있다.

인체기관의 균형 유지

발반사요법 시술자는 치료를 하는 것이 아니다. 치료를 하는 주체는 바로 우리의 몸이다. 발반사요법 시술자는 단지 활동성이 떨어지는 부분에 자극을 가하고 지나치게 많이 사용되고 있는 부분에는 안정을 찾아 줌으로써 인체 기관의 균형을 유지할 수 있도록 도움을 주는 존재에 불과하다. 이들 기관의 기능을 바로잡아 주는 것이 인체에 해를 끼칠 리는 전혀 없다. 우리 몸의 모든 기관은 상호 밀접하게 연관되어 있기 때문에 어느 한 부분에 영향을 끼칠 수 있는 요소라면 결국 몸 전체에 그 영향이 미치게 된다. 수년 간의 학습과 수련을 마친 시술자들이 내린 결론에 의하면 발반사요법이 육체적, 정신적으로 그리고 영혼에까지 3단계로 특화된 장점을 지닌 것으로 나타났다.

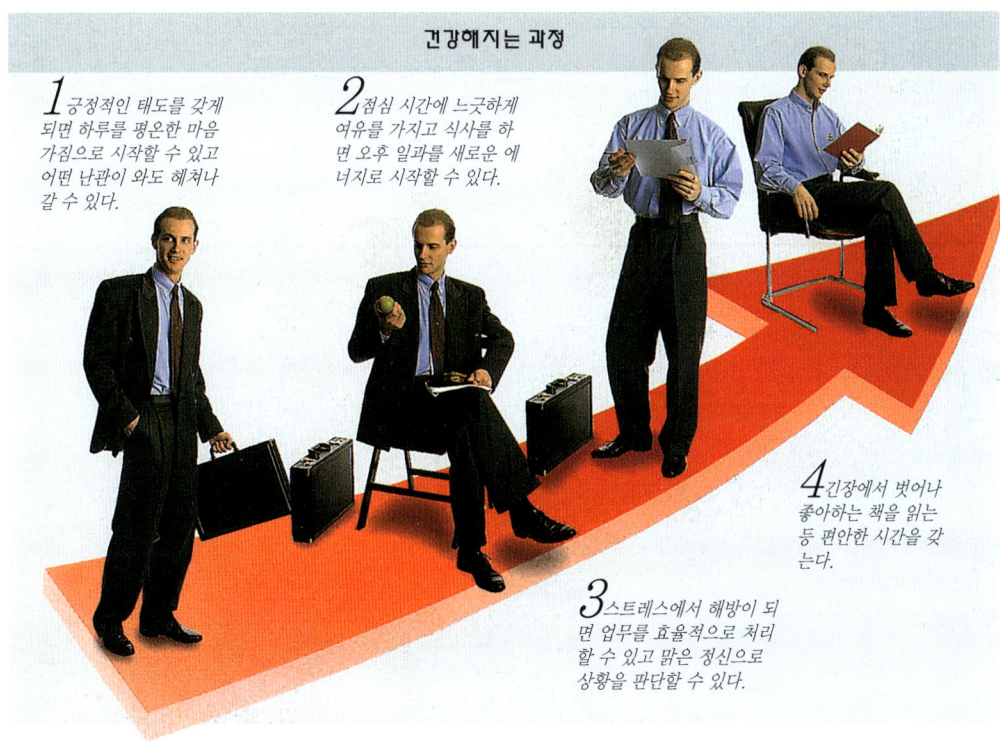

건강해지는 과정

1 긍정적인 태도를 갖게 되면 하루를 평온한 마음 가짐으로 시작할 수 있고 어떤 난관이 와도 헤쳐나갈 수 있다.

2 점심 시간에 느긋하게 여유를 가지고 식사를 하면 오후 일과를 새로운 에너지로 시작할 수 있다.

3 스트레스에서 해방이 되면 업무를 효율적으로 처리할 수 있고 맑은 정신으로 상황을 판단할 수 있다.

4 긴장에서 벗어나 좋아하는 책을 읽는 등 편안한 시간을 갖는다.

건강한 정신과 육체를 원한다면 인생에 대해 긍정적인 태도를 갖도록 노력하라. 발반사요법은 모든 인체 기관의 균형을 찾아 줌으로써 긍정적인 정신상태에 도달할 수 있도록 도움을 준다.

긍정적이고 균형잡힌 생활습관을 유지하려면

인체의 세포는 주기적으로 교체된다. 매년 우리 몸의 98%가 완전히 교체된다.

서양인들은 자신이 건강한 것을 당연시하면서 여러 가지 방법으로 스스로의 건강에 해를 입히는 경우가 있다. 우리는 수천 년의 세월이 흐르는 동안 질병이 우리 몸의 내부에서 비롯된 것이라는 생각에서 벗어나지 못하였다. 이후 서양의학의 접근방식을 따라 세균이론이 지지를 받기 시작했다. 이 이론은 프랑스의 화학자이자 생물학자인 루이 파스퇴르에 의해 발전하기 시작했고 후일 세균학의 기초가 되었다. 세균학은 현대의학에서 가장 중심이 되는 분야이다.

경미한 질병의 상당 부분이 미생물로 인한 예가 많은 것은 사실이지만 미생물이 있다는 사실만으로 병에 걸렸다고 할 수는 없다. 우리들 주변 환경은 질병을 일으키는 많은 미생물로 둘러싸여 있다. 하지만 그 중 일부의 사람들만이 이런 미생물에 감염된다. 예를 들어서 만일 세 명의 사람들이 동시에 같은 장소에서 같은 세균을 흡입하였다고 하자. 이 중 한 명은 폐렴에 걸릴 수도 있지만 다른 한 명은 감기만 걸릴 수도 있으며, 나머지 다른 한 명은 세균이 있는 것조차 인식하지 못할 수도 있다.

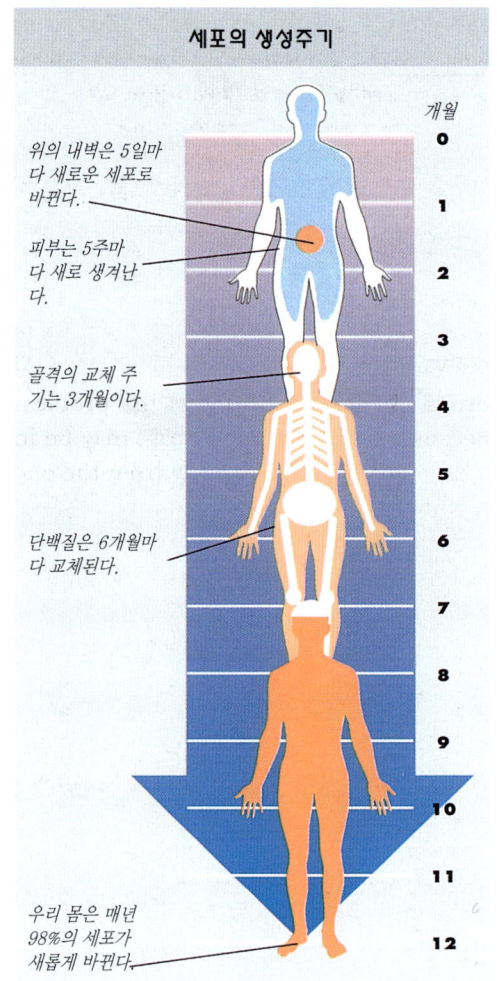

위의 내벽은 5일마다 새로운 세포로 바뀐다.

피부는 5주마다 새로 생겨난다.

골격의 교체 주기는 3개월이다.

단백질은 6개월마다 교체된다.

우리 몸은 매년 98%의 세포가 새롭게 바뀐다.

정신적 상태

질병의 발병은 인체 내부와 외부환경 모두에 기인한다. 전체론적인 치료법에서 추구하는 궁극적 목적이라면 사람들로 하여금 병에 쉽게 걸리게끔 만드는 생활환경을 바꿀 수 있도록 도움을 주자는 데 있다. 병을 일으키는 요소는 수없이 많이 있다. 그 중에서 가장 중요한 요인이 바로 정신적 상태이다.

인간의 정신은 그 영향력이 매우 강력한 것이므로 정신과 육체의 관계를 무시해서는 절대로 안 된다. 그 이유는 모든 생명의 기초가 되는 것은 에너지이기 때문이다. 우리는 육체 내의 에너지가 조화를 이루어 작용하는 상태를 일컬어서 건강하다고 말한다. 그런데 부정적인 사고방식과 정서는 이러한 에너지의 자유로운 흐름을 방해한다. 이 상태를 바로잡지 못하면 결국 병에 걸리게 되는 것이다. 요즘에 이르러서는 긍정적인 생활태도가 건강한 신체를 갖기 위한 첫걸음이라는 인식이 널리 호응을 얻고 있다. 랜돌프 스톤

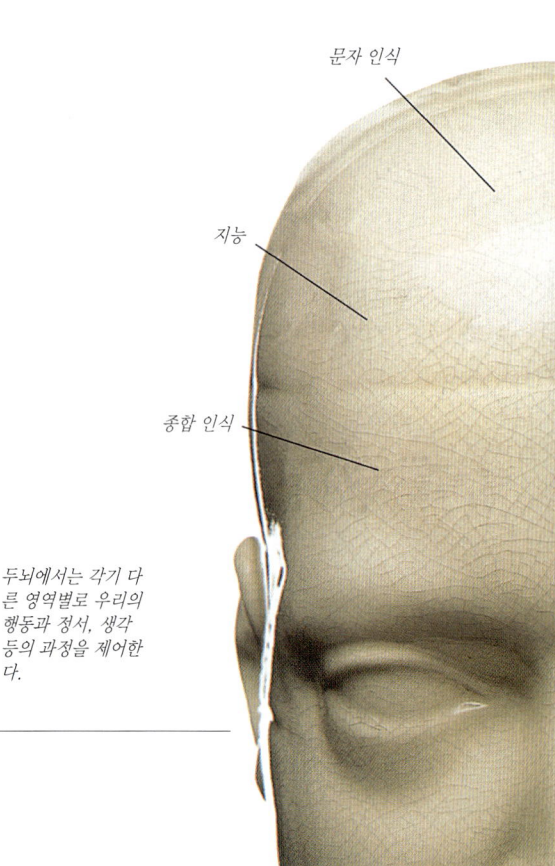

문자 인식

지능

종합 인식

두뇌에서는 각기 다른 영역별로 우리의 행동과 정서, 생각 등의 과정을 제어한다.

1. 전체론적 접근방법

발자국을 보면 육체와 정신의 상태가 어떤지 잘 알 수가 있다. 여기 나타난 발자국은 단단하고 균형이 잡혀 있는 것으로 보아 신체가 건강하고 인생에 대한 정열과 에너지가 충만함을 느낄 수 있다.

(Randolph Stone) 박사는 이 이론을 아주 잘 표현하고 있다. "여러분이 스스로에 대해 생각하고 있는 상태가 바로 여러분의 모습입니다."

모든 생각과 정서는 몸에 있는 세포 하나하나를 통해 육체로 구현된다. 예를 들어 화가 치밀고 혼란스러운 상태에 있는 사람은 수소 양이온[2]이 많아져서 체조직이 산성을 띠게 된다. 정서상태는 호르몬의 균형을 바꾸기도 하고 혈액을 불충분하게 공급하거나 혈압을 떨어뜨리기도 한다. 또한 소화를 방해하고 체온을 변화시키기도 하며, 지속적인 정서적 스트레스 상태에 놓이게 되어 질병에 이르게 된다.[3] 우리의 인체 내에서 어떤 일이 일어나고 있는지는 질병을 통해 자연스럽게 나타난다. 따라서 병을 일시적으로 덮어보려는 의도에서 고안해낸 약물을 필요 이상으로 복용하는 것은 좋은 방법이라고 할 수 없다. 그 질병의 원인은 우리가 증세를 발견하고 진단을 내린 부분이 아닌 전혀 다른 부분에서 기인한 것일 수 있기 때문이다.

"새로운" 인체의 창조

인간의 몸은 대략 1조에 달하는 세포로 이루어져 있으며 이 모든 세포가 하는 역할은 공통적으로 건강한 몸을 유지하는 데에 있다.[4]

그리고 이 모든 세포는 끊임없이 생성된다. 우리 몸과 두뇌를 이루는 물질이 주기적으로 새것으로 교체되고 있다는 말이다. 몸 안에 있는 단백질은 매 6개월마다 교체되고 간 같은 조직의 단백질은 교체 주기가 더 빨라진다.[5]

우리 몸은 5일마다(위벽 세포의 심층부는 음식이 소화되는 대로 분 간격으로 교환되고 있다) 새로운 위벽으로 교체된다. 피부는 5주에 한 번씩 새로운 피부로 바뀐다. 골격의 경우는 3개월에 한 번씩 완전히 새것으로 교체된다. 매년 우리 몸을 이루고 있는 세포의 98%가 새것으로 교체된다.[6] 그리고 만 7년마다 우리몸의 모든 세포가 교체된다. 노쇠한 세포가 죽고 난 후에는 여전히 부정적인 사고방식으로 프로그램되어 있는 세포로 그 자리를 채울 것이 아니라 긍정적이면서도 풍부한 영양을 함유한"새로운" 세포로 교체시켜야 할 것이다. 이건 절대 불가능한 일이 아니다. 단지 건강을 바라는 진지한 열망과 헌신적인 노력만 뒷받침되면 가능한 일이다.

사람은 누구나 완전한 건강을 누릴 만한 잠재력을 가지고 있다. 이 일은 노력과 헌신을 요하는 일일지도 모른다. 하지만 그 보답은 어마어마하다. 스톤 박사는 진정한 "건강"의 상태를 다음과 같이 요약하면서 발반사요법과 기타 모든 전체론적인 치료법이 목표로 삼아야 할 것을 다음과 같이 적고 있다. 즉 "건강이란 단지 육체에만 국한되는 것이 아니다. 육체와 정신과 영혼이 한몸이라는 뜻이다. 진정한 건강이란 마음의 평화와 행복을 유지하는 것을 말한다. 건강이란 신체적 운동만을 가리키는 것이 아니라 한 사람의 영혼이 그의 정신과 몸을 통해 표현해 내는 결과를 말한다. 이런 사람에게서는 평화와 행복이 자연스럽게 넘쳐 주변의 모든 사람까지도 행복과 안정을 느낄 수가 있다."[7]

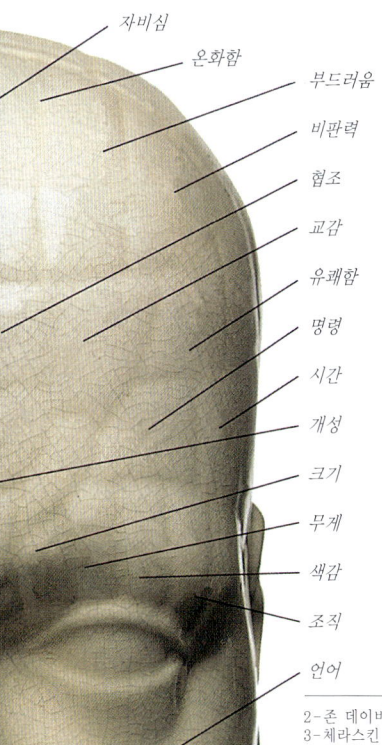

- 자비심
- 온화함
- 부드러움
- 비판력
- 협조
- 교감
- 유쾌함
- 명령
- 시간
- 개성
- 크기
- 무게
- 색감
- 조직
- 언어

2- 존 데이비슨 "잠재 에너지" p 126
3- 체라스킨 박사와 링스도르프 박사 공저 "다이어트 심리학" p 17
4- 라이알 왓슨 "초자연을 넘어" p 117
5- 해롤드 색스톤 버 "영생을 위한 청사진" p 12
6- 디팩 코프라 박사 "완전한 건강" p 12
7- 프랭클린 실스, "양극화의 과정" p 91

제2장 스트레스

현대인의 바쁜 생활양식에서는 긴장과, 근심, 두려움을 연속적으로 접하게 마련이다. 하지만 스트레스란 우리 몸 안에서 생겨나는 것이지 외부에서 오는 것이 아니다.

발반사요법은 우리의 몸과 생활습관을 이완시켜 줌으로써 과도한 스트레스에서 벗어나게 해 준다.

발반사요법과 이완

발반사요법의 가장 좋은 점이라고 한다면 스트레스를 감소시킨다는 점이다.

질병의 발병이유 중의 70% 이상이 스트레스와 신경과민에 의한 것이다. 반사요법을 이용하면 몸의 긴장이 풀어지기 때문에 다른 신체기능에까지 영향이 미치게 되어 있다. 인체의 각 부분은 모두 척추와 신경으로 연결되어 있다. 비정상적으로 긴장되면 척추의 근육이 경직되고 이로 인해 신경이 영향을 받으며, 그 결과로 통증이 뒤따른다. 이 때 긴장을 풀어 주면 근육이 경직된 상태에서 벗어나며, 혈관도 이완되어 혈액순환이 원활해진다. 그 결과 모든 체조직과 신체기관이 필요로 하는 산소와 영양분의 이동이 용이해지며, 결국 이 모든 과정이 우리 몸의 독소와 불순물을 정제하는 데 도움을 주는 것이다.

스트레스에서 벗어나는 일은 쉽지 않다. 현대인의 생활에서 아무리 떼어 내려고 해도 절대로 떨어지지 않는 부분이 바로 스트레스이다. 스트레스 증후군이 전문 경영인 정도의 계층만 나타나던 시대도 이미 지난 지 오래다. 요즘에는 어린아이, 여성, 남성, 노인층에 이르기까지 다양한 종류의 스트레스에 노출되어 있다. 급박한 현대사회에서 살아남아야 한다는 것 자체가 이미 스트레스이다. 현대의 기술력과 급박한 변화속도로 인해 우리의 몸과 정신은 제 기능을 다하지 못하고 있다. 교통 상황, 텔레비전, 소음, 업무로 인한 스트레스, 가족 문제, 전쟁, 기근, 질병, 환경 문제,

몸이 긴장에서 벗어나게 되면 표정으로 나타난다. 즉 근육이 이완되고 주름이 사라지며 행복한 표정을 짓게 된다.

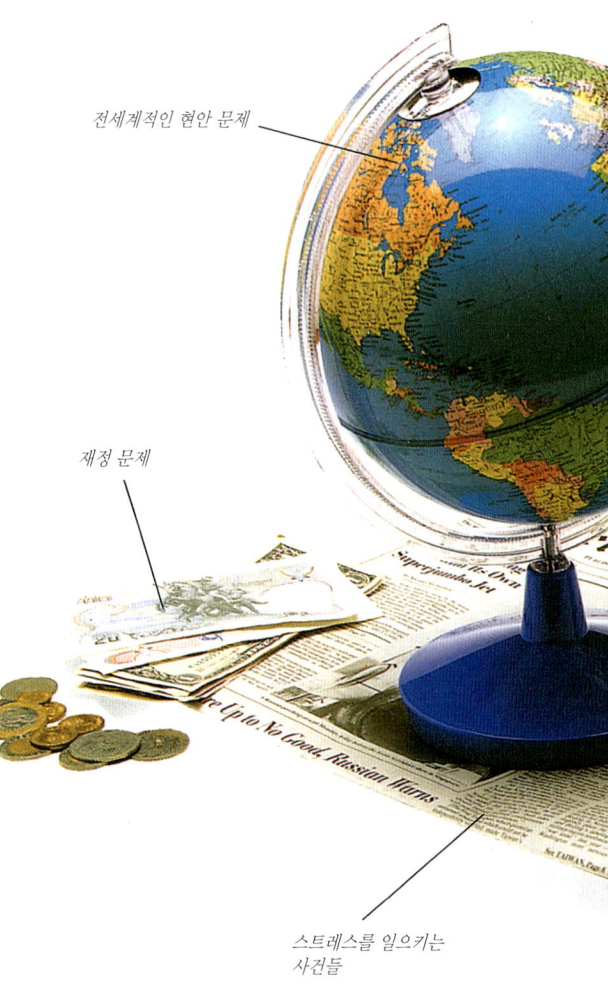

전세계적인 현안 문제

재정 문제

스트레스를 일으키는 사건들

2. 스트레스

전파 스모그, 경제적 문제, 세계적 현안 문제, 공해 등등 스트레스를 일으키는 요인들을 일일이 나열할 수도 없다.

심장 계통의 질병과 고혈압을 앓고 있는 사람들이 급격히 늘고 있는 이유도 스트레스 때문이다. 다른 증세들 역시 치명적이긴 마찬가지이다. 끊임없이 스트레스에 노출되어 있는 경우 나타나는 만성적인 증상으로 피로, 근심, 우울증 등을 들 수 있다. 이렇게 되면 신경조직이 메마르고 소모되어 면역체계가 파괴되므로 면역 결핍성 질환에 걸리기 쉽게 된다.

스트레스라고 해서 모두 다 부정적인 영향만 가져오는 것은 아니다. 스트레스도 어느 순간에는 자극이 될 수 있다. 인간의 몸은 잠깐 동안의 스트레스에는 대처할 만한 준비를 하고 있다. 하지만 지속적이고 장기적으로 스트레스에 노출되면 우리의 몸도 황폐해지게 마련이다.

스트레스는 사람마다 각기 다른 방식으로 정도를 달리 해서 영향을 끼친다. 심장 혈관 계통에 문제가 있는 사람은 소화불량, 식욕부진, 심계 항진, 발한, 두통 등 언급하기도 힘든 증세가 나타날 수 있다. 심장 혈관 계통과 소화기관이야말로 스트레스의 공격을 가장 쉽게 받는 부분이다. 고혈압, 위궤양, 소화불량 등이 주 증세이다. 스트레스는 면역 계통 질환과도 깊은 관련이 있다. 우리 몸에 남아 있는 스트레스와 싸우다 보면 인체 내로 침투하는 세균에 대항할 힘이 없어지기 때문이다.[1]

발반사요법은 깊은 휴식을 취할 수 있도록 함으로써 스트레스가 감소한다. 이로 인해 신경조직이 제 기능을 찾고 인체는 스스로 항상성을 회복하게 된다. 발반사요법이야말로 강력한 스트레스 해독제인 것이다. 긴장에서 벗어난 인체는 스스로 치유를 하고 생리적 균형을 찾도록 해준다. 발반사요법을 받았을 경우 나타나는 반응이 모두 다르다. 궁극적으로는 활력과 건강을 찾는 것이 목적이지만 전반적인 신선한 느낌이 환자의 정신과 잠재의식까지 전달되는 것이다. 발반사요법을 받는 것은 그 동안 환자의 정신을 옭아매고 있던 것에서 벗어나 스스로 질병과 싸우겠다는 긍정적인 생각을 갖게 되는 첫걸음을 의미한다.

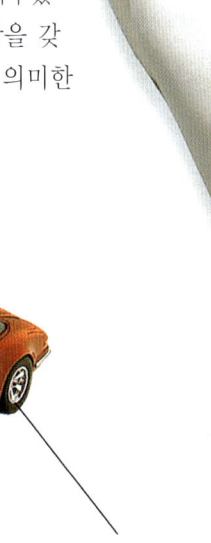

스트레스를 받게 되면 안면근육이 긴장되고 주름이 깊어지며 표정이 찡그린 상태로 굳어진다.

가족 문제

공해

우리가 살고 있는 현대사회는 어린아이부터 노인에 이르기까지 모든 사람이 스트레스에 노출되어 있다고 할 수 있다.

1-케빈 쿤즈, 바바라 쿤즈 공저 "발반사요법 완전 가이드" p 16

스트레스의 작용원리

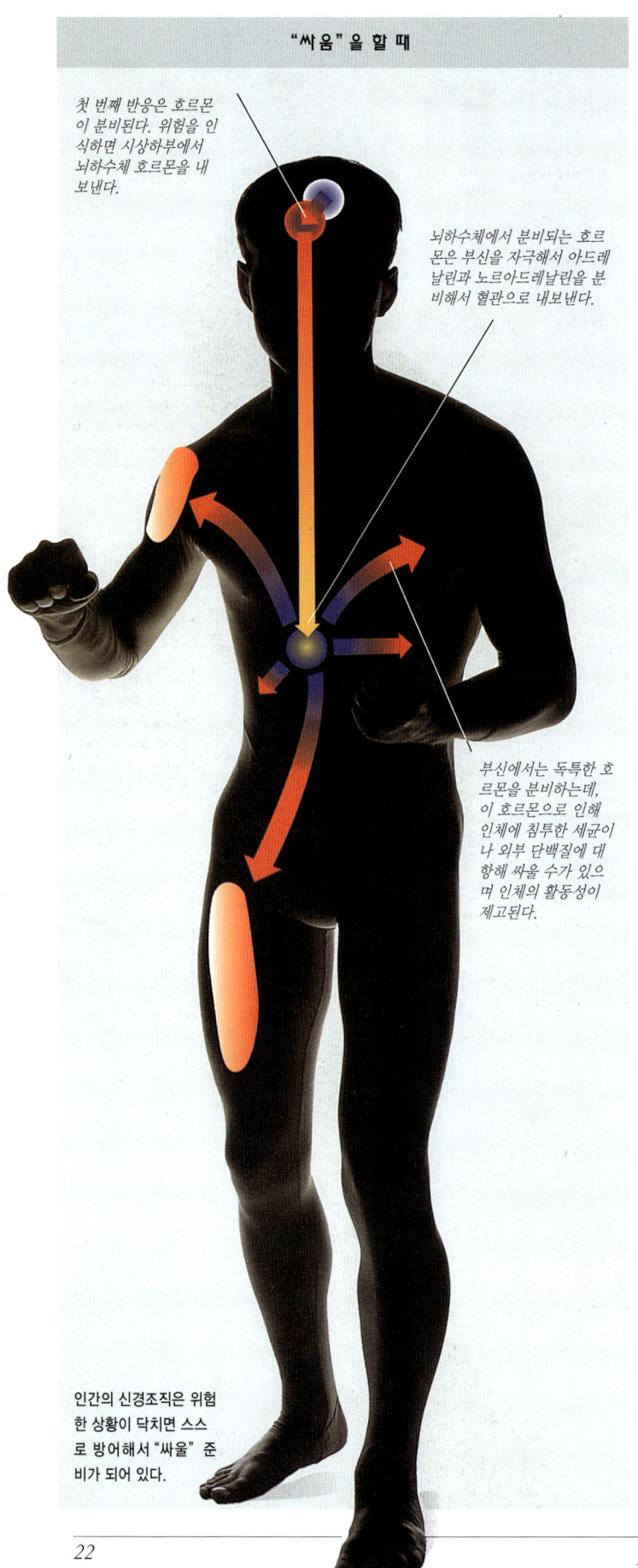

"싸움"을 할 때

첫 번째 반응은 호르몬이 분비된다. 위험을 인식하면 시상하부에서 뇌하수체 호르몬을 내보낸다.

뇌하수체에서 분비되는 호르몬은 부신을 자극해서 아드레날린과 노르아드레날린을 분비해서 혈관으로 내보낸다.

부신에서는 독특한 호르몬을 분비하는데, 이 호르몬으로 인해 인체에 침투한 세균이나 외부 단백질에 대항해 싸울 수가 있으며 인체의 활동성이 제고된다.

인간의 신경조직은 위험한 상황이 닥치면 스스로 방어해서 "싸울" 준비가 되어 있다.

스트레스에 대해 취하는 반응은 외부의 위협이나 위기에 처했을 때 보이는 원초적 반응과 다르지 않다. 이것은 오랜 세월 동안 인류가 존속할 수 있었던 이유라고도 할 수 있다. 우리 인간은 수천년 동안의 진화를 거듭한 결과 만들어졌다. 우리 인간이 생존할 수 있었던 원인은 각종 위기에 재빠르게 대응할 수 있었던 신체 반응의 결과에 있다. 스트레스에 대한 반응을 한마디로 표현하자면 "싸움을 하든지, 도망을 가든지"라는 말로 요약할 수 있다.

원시시대에는 생사를 건 싸움을 하거나 위험에서 피하는 등의 신체적 행동을 통해 에너지가 발산될 수 있었다. 하지만 오늘날은 이런 종류의 행동반응이 어울리지 않는다. 당신에게 스트레스를 준다는 이유로 사장이나 판매원에게 대들다가는 법적인 소송에 휘말리게 된다. 갑갑한 회의가 싫다고 피하기만 한다면 당장 정신상태에 이상이 있는 사람으로 몰릴 것이다.

스트레스에 대한 반응론

최근까지만 해도 모든 스트레스는 외부의 압력으로 인한 것이라는 생각이 지배적이었다. 하지만 이 이론은 비슷한 상황에 처했을 경우 이 사람은 침착하게 대응을 하는데 왜 저 사람은 황폐해지는지에 대한 이유가 설명되지 않는다. 근래 새롭게 대두된 이론에서는 스트레스에 대한 반응이 그 당사자와 그 사람이 처한 환경간의 상호 작용에 달려 있다는 점을 강조하고 있다. 즉 스트레스의 강도는 위기를 헤쳐나가는 당사자의 느낌에 의해 결정된다.

스트레스로 인해 나타나는 생리적 영향은 정확하게 무엇일까? 우리는 위협적인 상황에 처하게 되면 자신 스스로와 그 상황에 대한 생각을 두 갈래의 중앙신경조직(교감신경계와 부교감신경계)으로 전달한다.

교감신경계에서는 우리 몸의 모든 주요 기관을 움직이게 만드는 무조건반사를 촉발한다. 첫 번째로 나타나는 반응은 호르몬의 분비이다. 위험을 인식하면 시상하부에서 뇌하수체 호르몬을 분비한다. 이 호르몬이 부신을 자극해서 아드레날린 분비량을 늘리고 노르아드레날린을 혈관으로 방류한다. 이 두 가지 호르몬은 인체 내의 수많은 신경조직을 자극한다는 점에서 역할이 비슷하다고 할 수 있다. 스트레스의 종류가 아무리 다양하더라도 부신피질에서 취하는 반응은 마찬가지이다. 주로 코르티코 스테로이드 같은 특수 호르몬을 부신에서 분비하고 이 호르몬으로 인해 인체에 침투한 세균이나 외부 단백질에 대항해 싸우면서 인체의 활동성을 제고하는 것이다. 스트레스에 대해 보이는 반응으로 면역체계가 활성화된다.

생리적 반응

스트레스로 인해 생겨난 화학물질은 생리적 변화를 일으킨다. 두뇌로 공급되는 혈액량이 증가하면 처음에는 판단력과 의사 결정능력이 향상된다. 심박수가 빨라지고 글루코스와 지방, 혹은 혈당 등에서 분리된 에너지가 혈관으로 분비되어 추가로 에너지를 만들어 내며, 더 많은 양의 혈액이 근육으로 보내져서 즉각적인 행동을 취할 수 있다. 기도를 느슨하게 해 주면 호흡률과 호흡기능이 더욱 개선된다. 자극에 대한 감각이 생겨나며 혈압이 올라간다. "위급한" 상황에서는 소화라든가 배설이 그다지 중요한 문제가 아니기 때문에 아드레날린이 혈관의 수축을 일으켜 위와 장으로 가는 혈류가 줄어든다. 혈관은 어떤 부분에서는 팽창하기도 하고 어떤 부분에서는 수축하기도 한다. 예를 들어 근육에서 혈액을 필요로 하는 경우에는 피부로 가는 혈액이 줄어들게 되어 있다.

우리 몸이 "싸우든지, 도망가든지"를 결정할 때는 활동성이 고조되어 있다는 것을 의미한다. 현대사회에는 스트레스를 일으키는 요인이 무수히 많기 때문에 이런 반응이 있을 수 있다. 하지만 이와 같이 단시간에 분출시켜야 하는 활동성에 익숙한 사람은 거의 없다. 때로 스트레스가 끊이지 않아서 이에 대한 반응작용을 준 경계상태로 유지하고 있을 수도 있지만 이렇게 억압받는 상황이 언제까지나 이어질 수는 없는 일이다. 스트레스는 결국 신체 내로 침투해서 인체의 균형을 깨뜨리고 육체적·정신적인 탈진상태로 이끌 것이다.

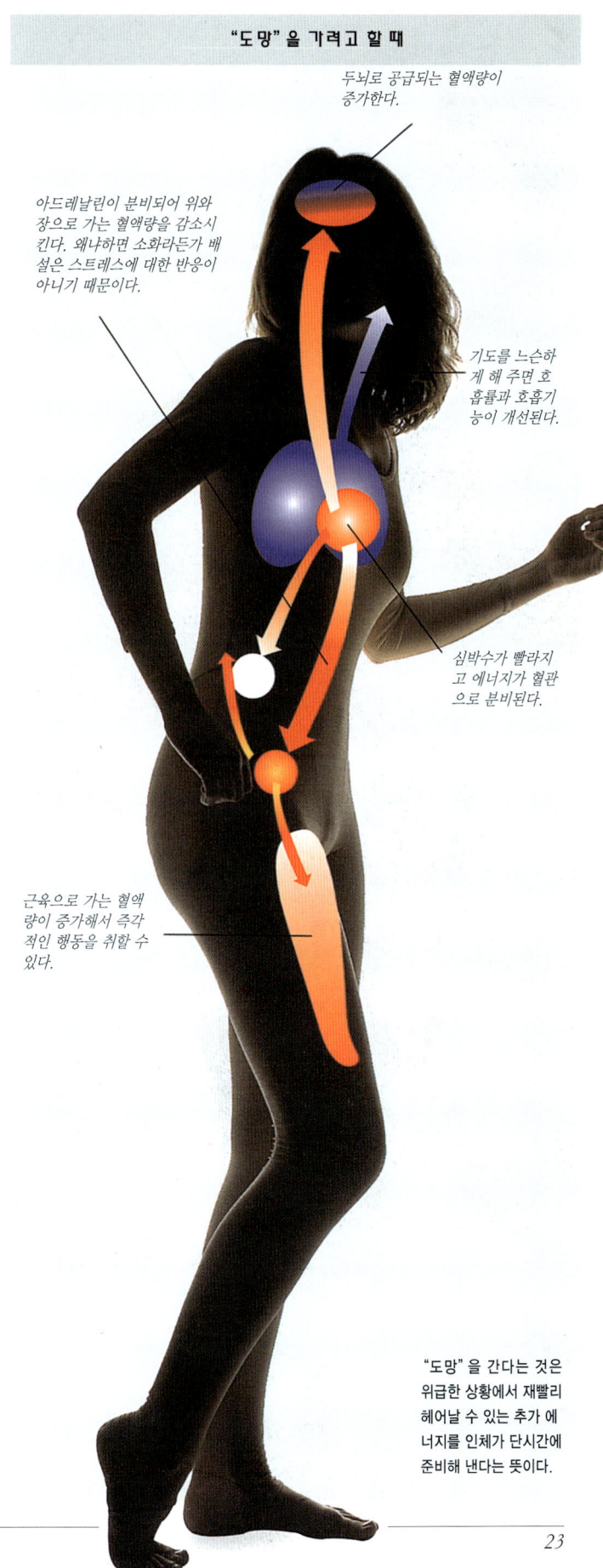

"도망"을 가려고 할 때

두뇌로 공급되는 혈액량이 증가한다.

아드레날린이 분비되어 위와 장으로 가는 혈액량을 감소시킨다. 왜냐하면 소화라든가 배설은 스트레스에 대한 반응이 아니기 때문이다.

기도를 느슨하게 해 주면 호흡률과 호흡기능이 개선된다.

심박수가 빨라지고 에너지가 혈관으로 분비된다.

근육으로 가는 혈액량이 증가해서 즉각적인 행동을 취할 수 있다.

"도망"을 간다는 것은 위급한 상황에서 재빨리 헤어날 수 있는 추가 에너지를 인체가 단시간에 준비해 낸다는 뜻이다.

계속되는 스트레스에 대한 반응

부교감신경 조직이 하는 일은 스트레스에 접했을 때 인체의 긴장을 완화시키는 것이다. 하지만 만일 어떤 한 사람이 끊임없는 스트레스로 시달리고 있다면 부교감신경이 반응하도록 만드는 것은 쉽지 않은 일이다. 그리고 만일 그 스트레스의 강도가 전혀 줄어들지 않는다면 인체는 스스로 기력을 잃고 주변에 만연되어 있는 질병에 걸리기 쉬운 상태가 되어 버린다.

에너지의 방출 없이 아드레날린 자극이 장기간 이어지면 중요한 미네랄과 비타민이 소실된다. 예를 들어 비타민 B와 비타민 C는 면역체계가 제 기능을 하는 데에 필수적인 요소이다.[2]

그 결과 저항력이 떨어져 면역체계 관련 질병에 걸릴 위험성이 높아진다.

장기간에 걸쳐 아드레날린이 축적되면 혈압에 영향을 미치고 혈관벽에 지방질이 쌓일 뿐 아니라 소화기능이 저하된다.

우리의 체조직이 지속적인 스트레스에 접하게 되면 이에 대한 반응 역시 만성 상태에 처하게 되어 인체의 저항력이 떨어지고 기력이 쇠해진다. 이런 만성 신체상태가 직접적인 원인이 되는 질병도 있다. 하지만 무엇보다 중요한 것은 감염에 대항할 힘, 또 암에 저항할 힘을 빼앗기는 데에 있다.[3]

사람은 누구나 항상 스트레스로 가득찬 상황에서 살아간다. 정서상태가 필요 이상으로 긴장되어 있으면 스트레스의 영향을 받기 쉬워진다. 정신적인 고민거리야말로 저항력을 떨어뜨리는 원인이다. 일군의 건강 문제 전문가들이 주장하는 견해를 따르면 이외에도 몇 가지 중요한 스트레스 요인으로 출생, 사망, 결혼, 급증하는 이혼 문제 등과 같은 인생의 커다란 변화를 든다.

하지만 이들 사건이 어느 정도로까지 건강을 악화시키게 되는지는 그 사람이 당면한 스트레스에 어떻게 대처해 나가느냐에 달려 있다. 사람이 자기가 처한 상황을 받아들이는 방법에 따라 스트레스에 대처하는 방식도 크게 달라진다. 자신의 대처 능력이 어느 정도라고 '알고 있는 것'과 실제 '대처 능력'은 별개 문제다.

스트레스 반응 조절

우리는 살아가면서 스트레스를 유발하는 상황을 변화시킬 수는 없겠지만 스트레스에 대한 대처방법은 바꿀 수가 있다. 명상, 식이요법, 운동처럼 자연치유력을 증진시키고 긴장을 풀어주는 치료기술(발반사요법도 여기 포함됨)은 스트레스에 대한 반응을 감소시키고 제어하는 데 도움이 된다. 따라서 스트레스와 관련된 질환에 걸릴 가능성도 줄어든다.

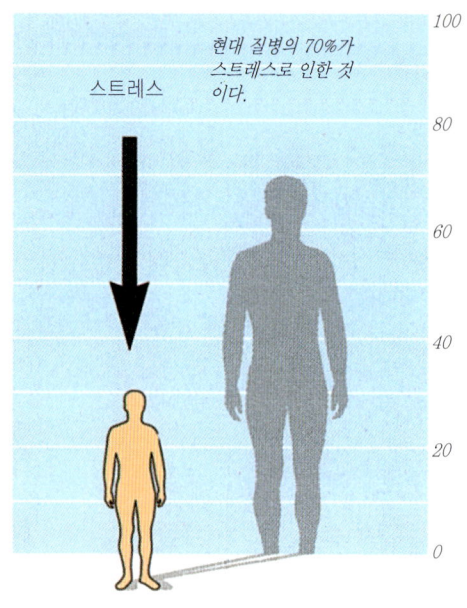

스트레스를 받는 환경에 있는 사람이 병에 걸릴 확률

현대 질병의 70%가 스트레스로 인한 것이다.

스트레스는 인체의 저항력을 저하시켜 병에 걸리기 쉽게 만든다.

심전도

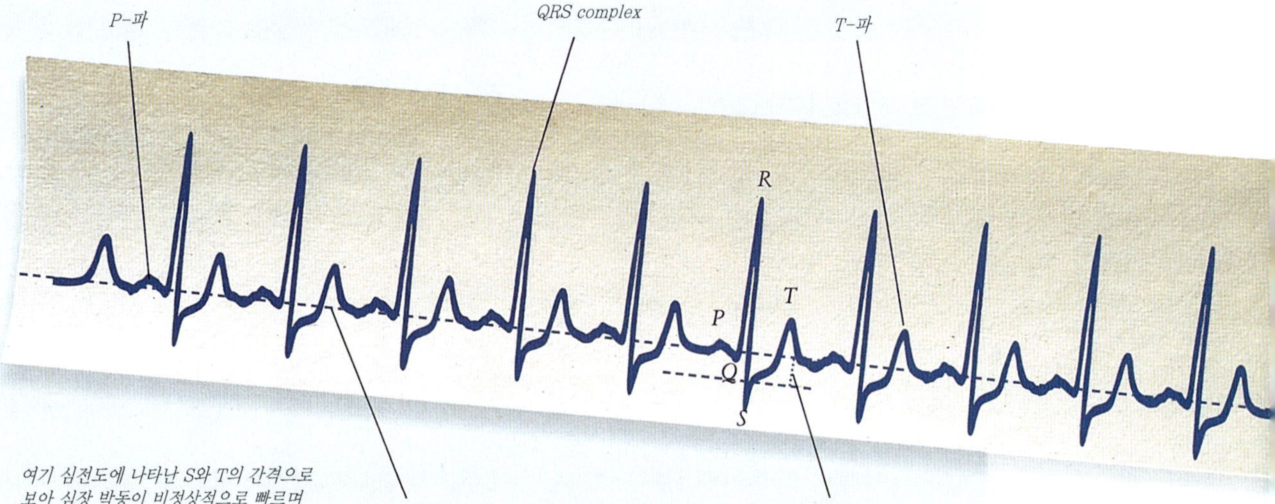

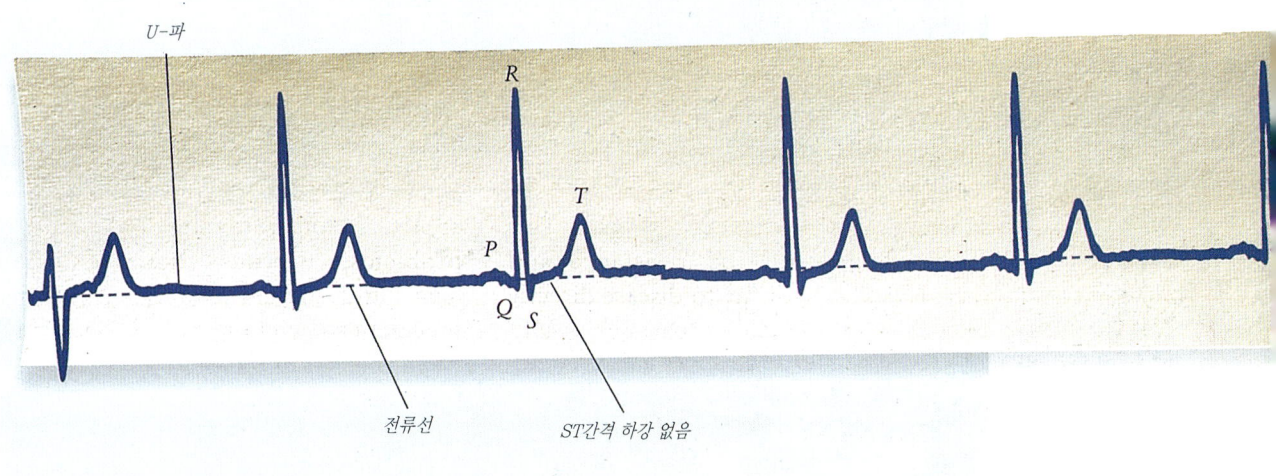

여기 심전도에 나타난 S와 T의 간격으로 보아 심장 박동이 비정상적으로 빠르며 공급되는 혈액량 부족으로 인한 근육의 긴장이 심한 것을 알 수 있다.

이 심전도는 정상적인 심장박동을 보여 주고 있다. 심장박동이 규칙적이고 한 단위의 심장박동을 나타내는 PQRST가 동일하다.

심전계는 심장박동의 변화를 전기신호로 나타내는 기기로서 인체가 받는 스트레스의 강도가 얼마나 되는지 보여 주는 데 도움이 된다.

제3장 에너지란 무엇인가?

시중에 나와 있는 발반사요법 관련 서적이 고대 중국의학과 맥락을 같이 하고 있으나 이 책은 그것들과는 차별되는 점이 있다.

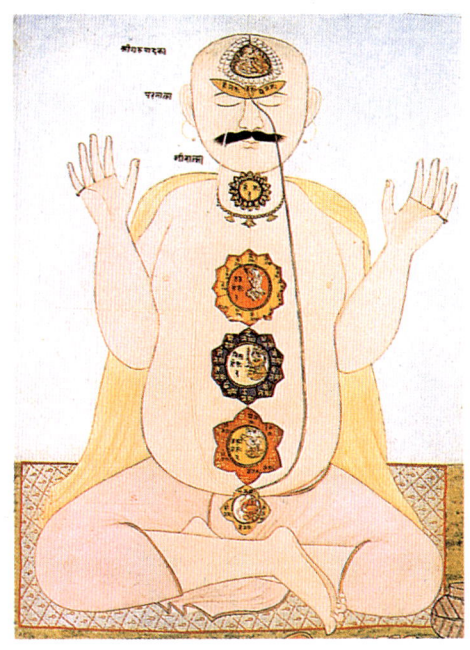

고대의학에서는 인체를 둘러싼 기(氣)가 원활히 흐르는 상태를 일러 건강하다고 정의하였다. 중국에서는 이 기가 경락에서 나온다고 믿고 있었으며, 힌두교의 요가 사상에서는 이 그림과 같이 인간의 몸에서 에너지가 나오는 지점으로 7군데를 지적하였다.

생명력

인체를 구역별로 나누어 치료를 하는 방법과 경락을 이용하는 치료 방법은 모두 에너지가 나오는 경로가 인체의 중요 기관을 통과한다는 믿음에서 출발한 것이었다. 발반사요법도 이와 같아 에너지의 흐름을 자극하고 회복시키는 결과를 가져온다는 점에서 효용가치를 인정받게 되었다. 따라서 에너지의 오묘한 개념을 먼저 짚고 넘어갈 필요가 있다.

에너지란 모든 생명의 근간이 되는 것으로 병을 치유할 때 없어서는 안될 중요한 요소이다. 우리 발반사요법 시술자들은 인체 내부의 에너지에 중점을 두고 있다. 이 에너지에 대한 보다 포괄적인 지식이 있어야 온 우주에 존재하는 만물의 상호 연관성을 잘 이해할 수 있다. 결국 에너지를 이해하면 전체론적 치유 철학을 좀 더 잘 알게 된다는 뜻이다.

만물은 에너지로 이루어져 있다. 전체론적 치유 철학에서는 인체를 끊임없이 변화하고 있는 에너지 역학으로 이해한다. 우리는 모두 이 에너지가 밖으로 표출된 것이며, 모든 살아 있는 유기물은 이 에너지로 충만되어 있다. 육안으로 확인할 수 없는 에너지를 이해를 하는 데에는 무리가 있는 것이 사실이지만 우리가 눈으로 볼 수 없다고 해서 존재하지도 않는다고 말할 수는 없는 것이다.

중국의학이나 식물성 약품을 사용하는 인도의 민간요법에서는 인체 깊숙이 있는 에너지가 유연하고 조화롭게 활동하고 있는 상태를 일러 건강하다고 하였다. 동양에서는 에너지가 다양한 명칭으로 쓰이고 있다. 인도의 요가에서는 '프라나(Prana)'라고 하며, 티벳의 라마교에서는 '룽곰(Lung-gom)'이라고 한다. 일본의 신토에서는 '사키아 툰드라(Sakia-tundra)', 혹은 '키(Ki)'라고 불리며 중국에서는 '기(氣)'라고 하였다. 서양에서는 생명 에너지(vital energy), 생명력 등으로 번역되기도 한다.

기(氣)란 무엇인가

　　기(氣)를 한마디로 정의하기는 어렵지만 『Golden Flower의 비밀: 생명에 대하여』를 보면 훌륭하게 설명되어 있다. "하늘은 기(氣)를 통해 물을 만들어 낸다. 인간은 기가 있어야 생명이 있다고 할 수 있다. 만일 인간이 기를 잃게 되면 죽는다. 사람은 기 속에서 살아감에도 불구하고 그 기를 직접 볼 수는 없다. 마치 물고기가 물 속에 살면서도 그 물을 볼 수 없는 것과 마찬가지다. 물고기가 물이 없으면 죽는 것과 같이 사람도 기를 잃으면 죽는다. 사람이 이 에너지를 유지하게 되면 삶을 이어갈 수 있고 영원히 죽지 않는 방법도 얻을 수 있다."[1]

　　생명력이란 전류의 형태와 같다고 표현할 수 있다. 그렇다고 기가 바로 전류라는 의미는 아니지만 그 행태나 반응방식을 보면 전기법칙 중의 상당 부분이 기에도 적용됨을 알 수 있다. 동양적 전통에서는 기가 내장이나 피부 속을 돌아다니다가 중국에는 모든 살아 있는 세포와 조직에 가득 차게 된다고 생각했다. 여기서 에너지는 혈액이나 림프액의 순환처럼 명확하게 구분되는 경로를 가지고 정해진 방향으로 흐르는 행태적 특성을 지니고 있다.[2]

음과 양

지난 수십 년 간 기와 경락치료에 관해 많은 연구가 이루어졌다. 확실히 중국의 학자들은 생명 에너지의 기본 특성에 관심이 많다. 지금까지 이들이 밝혀 낸 기(氣)에는 전기, 자성, 적외선, 초저주파 등 네 가지 특성이 있다는 것이다. 중국에는 이 분야에 열중하고 있는 과학자들이 많기 때문에 여기서 갈라져 나온 특수 분야도 많이 있다. Chiconology가 바로 그것이다. 에너지의 운동은 두 가지 상반되는 요소인 "상극"을 기본으로 이루어진다. 중국 철학에서는 이러한 양극을 "음과 양"의 관계라고 칭한다. 테드 캡척(Ted Kaptchuk)이 자신의 저서 『The Web That Has No Weaver』에서 설명하듯이 "음양사상은 어둠과 밝음이라는 상반되는 개념으로 이루어진 철학에 기원을 두고 있다. 이 두 가지 상반되는 개념은 어떤 힘을 말하는 것이 아니며 물질적인 실재도 아니다. 합리성을 벗어난 신화적 개념은 더더욱 아니다. 오히려 물질이 우주에 대해, 그리고 상호간의 관계에서 어떻게 작용하는지 설명을 해 준다. 끊임없이 계속되는 자연의 변화를 설명해 주는 것이다.[3]

　　물질적 개념으로 본다면 인간이란 전자기장의 조합에 지나지 않는다. 우리가 단단한 물질이라고 알고 있는 것도 사실은 수많은 원자가 모여 만들어진 화학물질의 세포덩어리인 것이다. 원자는 모두 양성자(양전하), 중성자, 전자(음전하)로 이루어져 있다. 전자가 양성자에 비해 원자에서 분리되기 쉽기 때문에 전하를 운반하게 된다.[4]

　　이렇듯 원자 단위에서 보면 인체는 서로 영향을 주고받는 에너지의 집합체임을 알 수 있다.

음과 양이 차지하는 비중은 똑같다.

양은 음을 향해, 음은 양을 향해 끊임없이 흐르고 있기 때문에 이와 같은 곡선으로 나타낸다.

중국의 음양사상에서는 음과 양이라는 정반대되는 두 가지 개념이 상호 보완하는 관계를 이룬다고 집약 설명하고 있다.

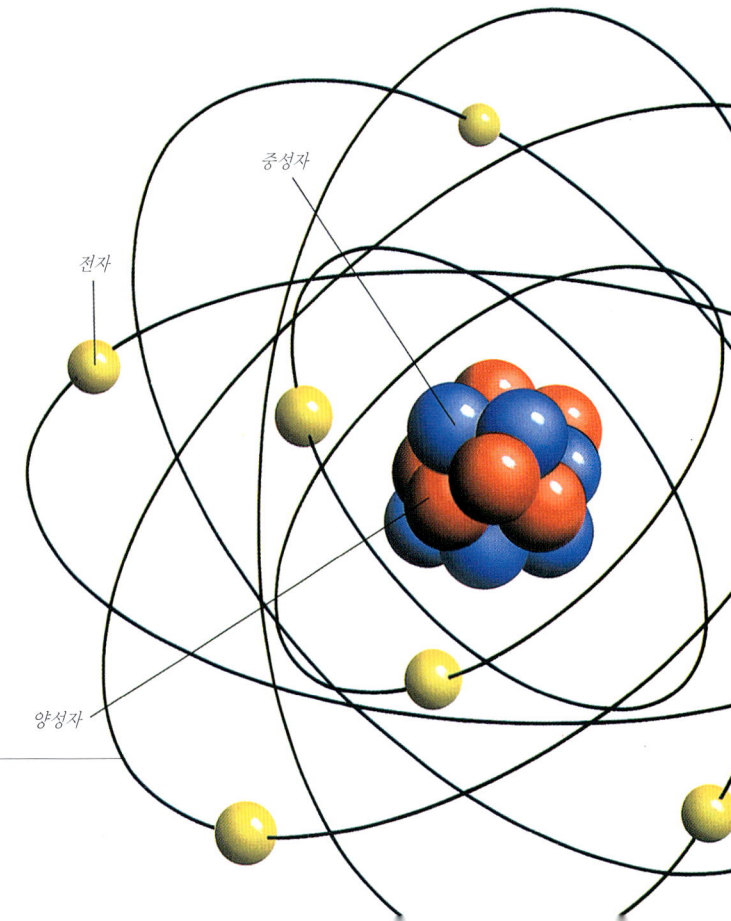

탄소 원자는 6개의 양성자와 6개의 중성자를 포함하는 핵으로 이루어져 있는데, 6개의 전자가 이 핵 주변에서 빠른 회전 운동을 하고 있다. 탄소는 모든 생명체의 기본 원소이다.

중성자

전자

양성자

---

1 - 제프 파이크 "기(氣)의 힘" p 9
2 - D&J 로슨 우드 "중국식 안마와 침술의 다섯 가지 요인" pp 70 & 20
3 - 테드 캡척 "The Web That Has No Weaver" p 8
4 - 로버트 벡커 박사, 게리 셀던 공저 "인체와 전기" pp 79-80

과학과 생명력

가장 최초로 에너지와 인체를 과학적이고 "현대적"인 방법으로 증명했던 사람은 1930년대 예일대의 해부학 교수였던 해롤드 색스톤 버(Harold Saxton Burr) 박사였다. 그는 "동물에도 전류가 흐른다"고 확신하고 미생물에 있는 이런 잠재 전류를 측정하기 위해 기계까지 제작하였다. 그 결과 인간, 식물, 동물을 감싸고 있는 L 자기장(Life-Field)을 발견하였다. 이들이 각각 전기장을 만들어 내는 데 일정 정도 떨어진 거리에서도 전기장이 관측되며 따라서 인체 내에서 일어나는 변화를 반영하는 동시에 이를 제어하고 있다. "동물과 식물"은 기본적으로 전기가 내재되어 있으며 생리적 활동에 따라 전류의 변화가 일어난다.[5]

버 박사는 월경과 배란, 수면, 성장, 치료, 질병의 생체 전자기학을 설명하는 논문을 28여 편 발간하기도 하였다. 버 박사와 그 연구팀은 L 자기장에서 일어나는 변화가 그 생명체의 건강상태, 질병의 예후 등을 나타내는 도표가 되며, 상처가 치유되는 과정과 배란주기 및 정신적 쇼크도 진단할 수 있고, 최면 상태도 측정 가능함을 알아낼 수 있었다.[6] 이와 같은 에너지장이나 "기류"는 키를리안 촬영으로 존재가 "증명"되었고 민감한 사람만이 감지할 수 있다.

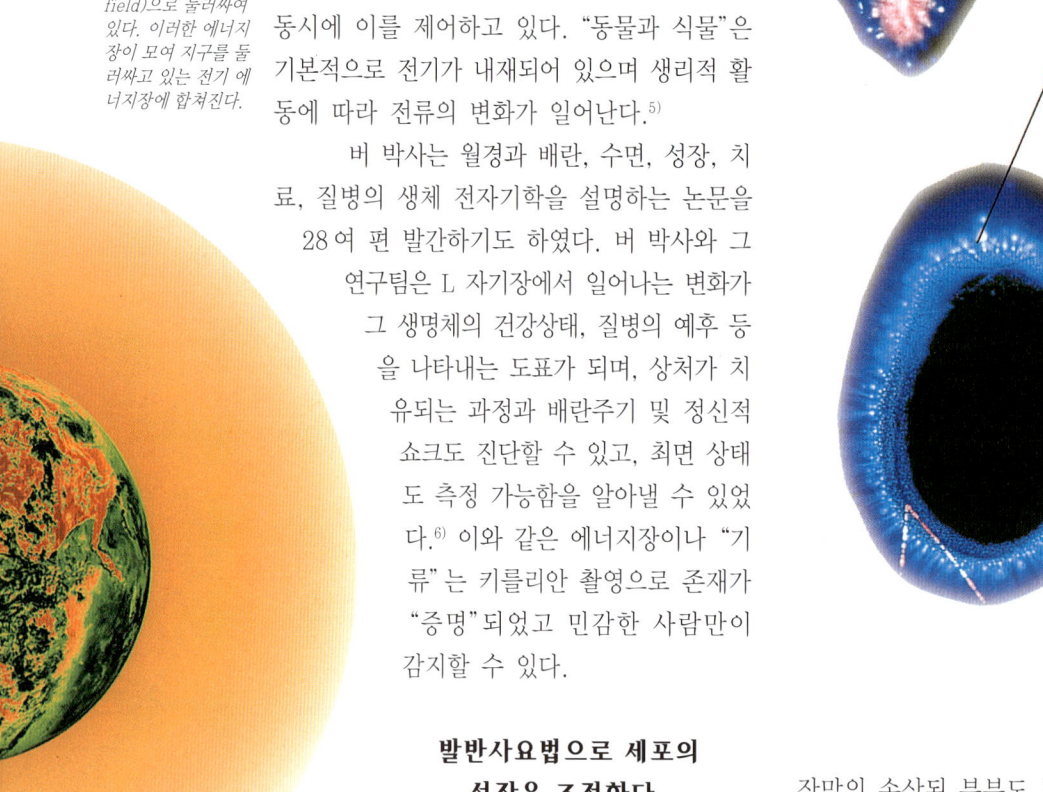

모든 생명은 자기만의 에너지장(energy field)으로 둘러싸여 있다. 이러한 에너지장이 모여 지구를 둘러싸고 있는 전기 에너지장에 합쳐진다.

키를리안(Kirlian, 생체 에너지를 사진으로 찍어 신체의 기능 이상을 진단하는 기술)을 연구하는 학자들은 사진에서 나타난 색깔과 밀도로 보아 환자의 신체적·정신적 상태에 대한 진단을 내릴 수가 있다고 주장한다.

발반사요법으로 세포의 성장을 조절한다

외과의인 로버트 벡커(Rebert O. Becker) 박사는 치료과정에 전기 에너지를 응용하는 방법을 개발했다. 그는 정형외과 전문의였는데 골절된 뼈를 전기를 이용해서 고치는 데 관심이 있었다. 요즘에는 심각한 골절을 입은 환자들도 음전하를 유지하는 소형 배터리만으로 매우 좋은 결과를 얻는 경우가 많다. 벡커 박사는 세포의 변이나 성장에도 전기가 중요한 영향을 끼친다는 사실에 관심을 기울인 결과 감염방지, 통증 감소, 골수염의 진행 방지뿐 아니라, 근육 조절 능력을 되살리며, 심장막의 손상된 부분도 회복시키고, 신경 코드를 되살리며, 뇌의 유실 부분까지도 살릴 수 있음을 증명하였다.[7]

극성을 이용한 치료법

동양과 서양의 지식을 결합시켜 극성 치료법(Polarity therapy)을 개발한 랜돌프 스톤 박사는 1981년 91세의 나이로 인디아에서 사망하였다. 그는 숙련된 정골요법사이자 카이로프랙터로서 자신의 동양의학 지식과 우주에 대한 지식, 힌두어로 설명이 되어 있는 gunas 등을 응용하여 인체 내에 흐르고 있는 에너지를 조화

5 - 라이알 왓슨 "초자연을 넘어" pp 92-97
6 - 같은 책
7 - 같은 책

3. 에너지란 무엇인가?

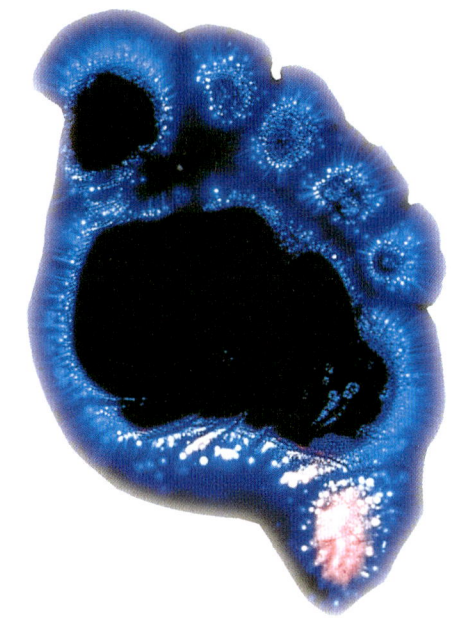

곤 그저 조각 하나에 불과하다. 왜냐하면 생명에 대한 개념이 우리의 오감에 한정되어 있기 때문이다.

　　살아 있는 유기체는 주변에 넘쳐나는 전자기파 중에서 자신의 생존에 필요한 전자기파만을 선택해서 감지할 뿐이다. 우리 두뇌로 텔레비전의 전파나 라디오 전파, 초음파 등을 감지할 수 없다고 해서 이들 전자기파가 존재하지 않는다고 말할 수는 없는 것이다. 즉 우리가 눈으로 전기 에너지를 볼 수 없기 때문에 그것이 존재하지 않는다고 말할 수 있을까.

키를리안 촬영으로 인체를 둘러싸고 있는 에너지장이나 '기류'를 볼 수 있다. 사진에는 발과 전기장 사이에 에너지 교류가 많이 일어나고 있음이 확연히 드러나 있다.

자연스런 조화를 위해

발반사요법을 행하면 우리의 몸은 매우 좋아질 수 있다. 그리고 치료가 진행되는 과정을 우리 몸이 최대한 수용할 준비가 되어 있을 때 효과가 극대화된다. 이 말은, 즉 우리가 살아가는 모습이 조화롭지 못하면 치료효과가 사라져 버린다는 뜻이다. 식이요법이나 운동, 흡연, 스트레스 등으로도 변화가 있을 수 있으나 바람직한 균형 상태에 도달했을 때의 효과란 실로 어마어마한 것이다. 우리는 발반사요법으로 최대의 효과를 얻을 수가 있다.

지구 환경은 전자파로 이루어져 있지만 인간은 이를 감지하지 못한다.

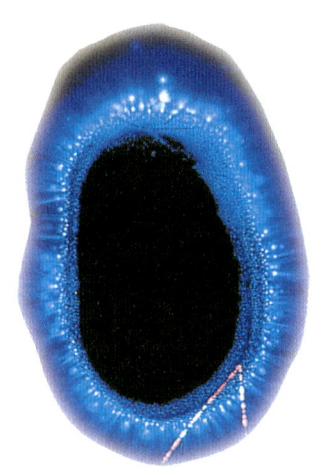

　　지구상의 모든 생명체는 자연의 리듬에 맞게, 그리고 우주의 법칙에 어긋나지 않도록 정교하게 얽혀 있다. 모든 유기물은 지구, 태양, 달의 운동주기에 맞는 신진대사활동을 한다. 우리 인간도 마찬가지로 직간접적으로 우주의 영향을 많이 받는다. 이런 영향력은 인간의 통제범위를 넘어선다. 인간 개개인이 살아가기에 알맞은 최적의 상태는 자연과 완전한 조화를 이루는 것이다. 그리고 이런 완전한 조화를 이루게끔 만드는 것이 발반사요법 시술자가 해야 할 역할이다. 전체론적 치유 철학으로써 환자가 조화로운 상태에 이를 수 있게 도와야 한다.

시키는 기술에 대한 정의를 내렸다. 그 결과 캘리포니아와 인도 등지에서 극성 치료법을 개발, 발전시키고 전수하여 큰 성공을 거두었다.[8]

생명의 근원

전기 에너지가 생명의 근원이라는 사실을 마침내 서양에서도 인정하게 되었다. 물질세계란 더 큰 전체의 일부분에 불과하다는 사실을 사람들이 받아들이기 시작한 것이다. 하지만 여기서 말하는 전체란 대부분의 사람들이 물질적으로 감지할 수 없는 세계이다. 우리가 주변을 둘러싸고 있는 전체 중에서 감지할 수 있는 것이라

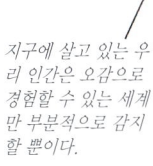

지구에 살고 있는 우리 인간은 오감으로 경험할 수 있는 세계만 부분적으로 감지할 뿐이다.

8-존 데이비슨 "잠재 에너지" pp 122-123

우주의 에너지

우리가 살고 있는 행성은 우주의 자연법칙에 따라 호흡하고 생명을 이어가는 에너지의 집합체이다. 우리 인간도 결국은 유기물이기 때문에 지구의 전자 에너지에 얽혀 살아갈 수밖에 없다. 인간의 생리적 순환구조는 지구의 전자기장에 의해 조절되므로 전자기장의 변화에 따라 영향을 받는다. 지구의 자기장은 태양과 달의 운동에 따라 다양하게 변화한다. 그렇기 때문에 태양과 달이 우리 인간에도 영향을 미친다고 말할 수 있다. 이와 같은 우주현상이 생명체에 미치는 영향은 무엇인지 이해하기 위해서 지구, 태양, 달에 대해 간략히 살펴보고 넘어가도록 하자.

인간의 생리주기는 지구의 자기장에 의해 조절된다.

지구

지구의 자기장은 지구 내부의 니켈과 철로 이루어진 핵과 전리층에서 나오는 가스 사이에서 일어나는 상호작용의 결과로 생긴 것이다.[9]

이 자기장은 달과 태양의 변화에 따라 영향을 받으며 지구상의 생명체에도 큰 영향을 끼친다. 우리 인간이 어떻게 태양과 달의 영향권에 든다는 말인가? 이와 관련된 흥미 있는 정보들이 밝혀졌다.

그 첫번째는 지구의 자기장이 매초 8회~16회 정도로 진동하는데 바로 우리의 뇌와 그 리듬이 같다는 사실이다.[10]

또한 이 자기장의 미세한 진동빈도는 우리 인간의 생리주기와 일치한다. 송과선(松果腺)을 다룬 연구에서도 이러한 사실이 증명되고 있다. 송과선은 두개골의 정중앙에 위치한 기관으로 멜라토닌과 세라토닌이라고 하는 두 가지 신경호르몬을 만들어 낸다. 이 신경 호르몬이 하는 일 중에 가장 주된 일이 바로 생리주기를 조절하는 것이다. 자기장에 미세한 변화라도 나타나면 송과선에 영향을 미쳐 멜라토닌이나 세라토닌의 생산량이 줄어들거나 늘어난다.[11]

이런 현상이 일어나게 되는 원인은 아마도 자기의 영향 때문일 것이다. 인체에서 자기가 가장 많이 모여 있는 부분은 사상(篩狀)의 송과선과 뇌하수체 부근, 그리고 코와 눈 뒤편의 두개골 정중앙에 있는 해면모양의 뼈 부근이다. 지구의 자기장이 미세하게 진동을 하면 자기가 모여 있는 부분에 전달이 되고 송과선에서 생리주기를 바꾸게 되는 것이다.[12]

해롤드 색스톤 버 박사가 설명했던 L 자기장을 생각해 보면 더욱 잘 이해할 수 있다. 그는 태양광선, 어둠, 달의 공전주기, 자기장, 태양의 흑점 등으로 인한 변화를 설명하면서 나무의 자기장을 예로 들었다. 나무는 오랜 세월을 살면서 움직이지 않고 한 곳에만 있기 때문에 상당기간 동안 장치를 장착하는 것이 가능하기 때문에 아주 좋은 실험대상이다. 지구 밖에서 나무의 L 자기장에 심각한 영향을 미치는 힘이 있다는 사실로 미루어 인간의 복잡한 L 자기장도 그 영향 하에 있으리라고 가정할 수 있다.[13]

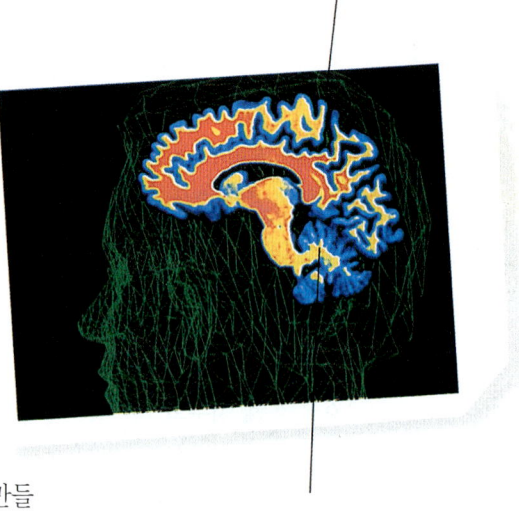

대뇌는 기억과 의식을 통제한다.

뇌간에서는 심장박동과 혈압, 호흡, 무의식 세계를 통제한다.

인간의 뇌는 지구의 자기장이 진동함에 따라 자극을 받는다. 오른쪽 사진에서는 자기공명영상(MRI)으로 찍은 것이다.

9-로버트 벡커 박사, 게리 셀던 공저 "인체와 전기" p 247
10-라이알 왓슨 "미지의 세계가 준 선물" p 105
11-벡커 p 249
12-같은 책 p 255
13-해롤드 색스톤 버 "불로장생을 위한 청사진" p 14

3. 에너지란 무엇인가?

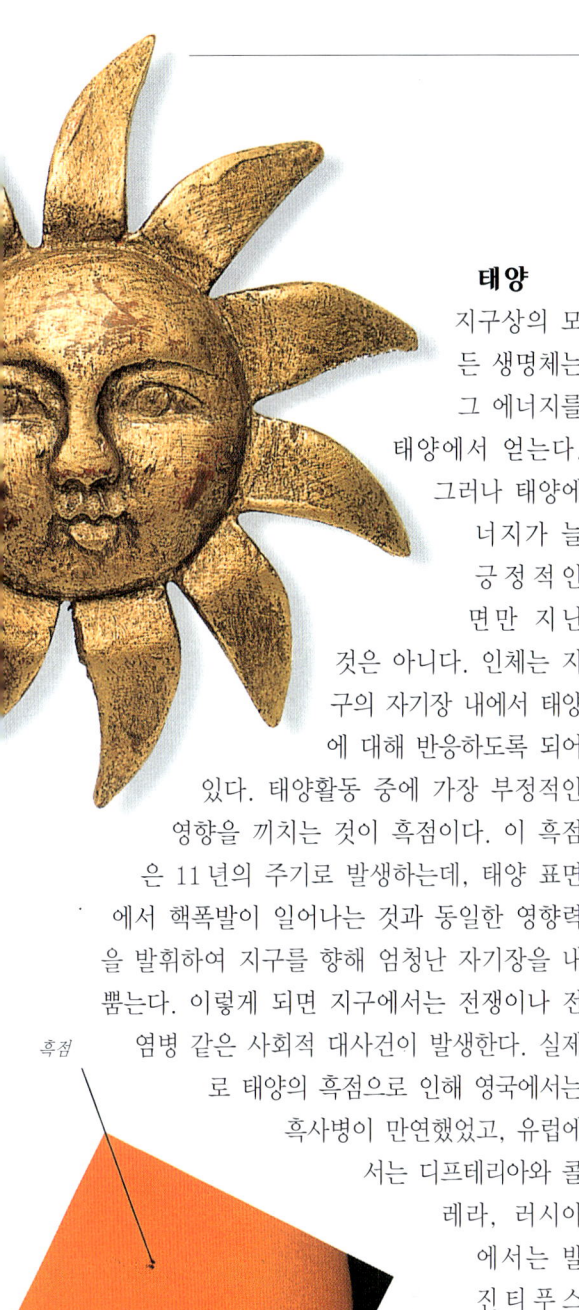

흑점

태양의 흑점활동은 두뇌의 자기반응에 영향을 준다.
흑점은 태양 표면에 있는 검은 부분으로 11년마다 최고 활동기에 이르며 이 사진은 최고 활동기에 이르기 직전에 관측한 것이다.

태양

지구상의 모든 생명체는 그 에너지를 태양에서 얻는다. 그러나 태양에너지가 늘 긍정적인 면만 지닌 것은 아니다. 인체는 지구의 자기장 내에서 태양에 대해 반응하도록 되어 있다. 태양활동 중에 가장 부정적인 영향을 끼치는 것이 흑점이다. 이 흑점은 11년의 주기로 발생하는데, 태양 표면에서 핵폭발이 일어나는 것과 동일한 영향력을 발휘하여 지구를 향해 엄청난 자기장을 내뿜는다. 이렇게 되면 지구에서는 전쟁이나 전염병 같은 사회적 대사건이 발생한다. 실제로 태양의 흑점으로 인해 영국에서는 흑사병이 만연했었고, 유럽에서는 디프테리아와 콜레라, 러시아에서는 발진티푸스와 천연두가 유행했었다.[14]

11년에 한 번씩 돌아오는 흑점의 활동주기 중 지난 여섯 번 동안은 독감이 대유행이었다.

로버트 벡커(Rebert O. Becker) 박사는 태양의 "우주 광선" 자기장으로 인해 지구의 자기장이 받게 되는 방해현상과 정신과 환자 입원비율 사이의 상관관계를 밝혀 냈다. 그 결과 지구의 자기장이 안정되어 있을 때보다 자기장의 방해를 받은 이후 정신과 환자가 현저히 증가했음을 확인할 수 있었다. 또한 정신분열증 환자의 경우 우주 광선이 감소된 이후도 하루 이틀 정도 증세가 계속된다는 사실도 알아냈다. 이는 태양에서 발생된 우주 광선의 약한 에너지가 하루 이틀 정도는 지구의 자기장에 강한 영향을 미치기 때문이다.[15]

태양에너지로 인해 지구 자기장이 변화를 일으킬 수 있다

달

달도 인간에게 지대한 영향을 끼친다. 지구가 달에 미치는 영향력도 매우 강력해서 달은 지구의 궤도에서 벗어나지 못한다. 그리고 지구의 물은 그 규모가 크든 작든 달의 영향을 받게 되어 있다. 인간의 몸도 대략 75% 이상이 물로 되어 있으므로 달의 직접적인 영향을 받는다.

달은 생식활동에도 영향을 끼친다. 평균 월경 주기는 보름달이 뜨는 주기와 같다. 그래서 어떤 나라에서는 달을 가리켜 "산파"라고도 한다. 달과 정신이상 사이에 연관관계가 있다는 사실은 익히 알려진 내용이다. 달의 모양에 따라 강도를 달리 하는 "간헐성 정신병"이란 용어가 있을 정도이니 말이다. 미국 기후학 연구소의 학자들은 보름달이 인간의 행동에 어떤 영향을 미치는지를 발표한 적이 있다. 이 보고서에서는 방화, 병적인 도벽, 난폭 운전, 살인 가능성이 있는 알코올 중독 등의 정신적 동기가 강력한 범죄는 모두 보름달이 뜰 때 발생률이 가장 높았다고 적고 있다.[16]

달은 인간의 생식주기와 범죄율 등에 영향을 미친다. 또한 간헐성 정신병의 발병 원인 중 하나로 알려져 있다.

14-라이알 왓슨 "초자연" p 52
15-벡커 pp 244-245
16-라이알 왓슨 "초자연" p 50

인공에너지

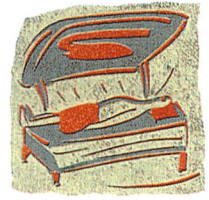
태양광선
자외선

지구의 전자기 활동으로 인해 생명체는 큰 영향을 받는다. 그렇다면 인공에너지로 인해 어떤 것이 영향을 받았을까? 지난 2차 세계대전 이후로 인간 세계는 전자기 환경으로 인해 급속한 왜곡 현상을 겪었다. 지금 우리는 이상한 에너지 바다에 완전히 둘러싸여 있다고 해도 과언이 아니다. 이로 인한 현상도 이제야 조금씩 밝혀지기 시작하고 있다.

현대의 생명체들은 쓸데없는 전기 제품들에 둘러싸여 있다. 서양에서는 일반적인 "설비", 즉 라디오, 텔레비전, 컴퓨터, 전자시계, 전자레인지, 오디오, 전자 개폐식 현관, 냉장고, 오븐, 전화기, 레이더, 전철, 전기담요, 도난 방지 시스템 등이 없는 집이나 사무실을 찾아보기가 힘들 정도다. 라디오나 텔레비전 같은 가전제품들이 등장하기 이전만 해도 지구는 조용했으며 모든 생물들은 자연의 영향력에 의해 통제되었다. 오늘날의 세상은 비정상적인 자기장으로 연결된 네트워크 세상이다. 라디오 전파 하나만도 태양에서 오는 자연 전파의 1억배 내지 2억배에 달한다.[17]

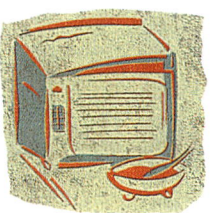
전자레인지
극초단파

이렇게 만들어진 자기장은 인간과 동물 모두가 비정상적인 반응을 하도록 만든다.

전자파

전자파에는 감마선, X선, 자외선, 적외선, 극초단파(통신에 이용함), 전파 등이 모두 포함되며 크게는 고주파와 저주파로 나눈다. 이 중 건강에 가장 해가 되는 전자파는 극저주파이다.[18]

전자파는 스트레스에 대한 잠재적인 반응을 활성화시키지만 이것이 전부는 아니다. 인간에게 그리 친숙하지 않은 인공 에너지는 거의 모든 인체 기능을 변하게 만든다.

러시아에서 쥐를 대상으로 서서히 자기장에 노출시키는 실험을 하였더니 뇌세포가 죽고 혈액에서는 상당히 많은 양의 부신피질호르몬인 코르티손이 분비되었다. 이것은 아드레날린이 분비되는 "싸우느냐 도망가느냐"의 스트레스 반응이 아니라 지속될 가능성이 높은 "서서히 가해지는" 스트레스 반응이다. 하

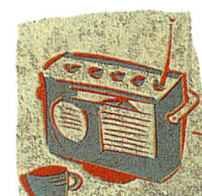
라디오
전파

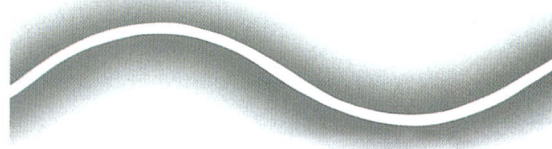

전파는 라디오 방송을 통해 전달되며 수신기나 전기음향장치를 통해 들을 수 있다.

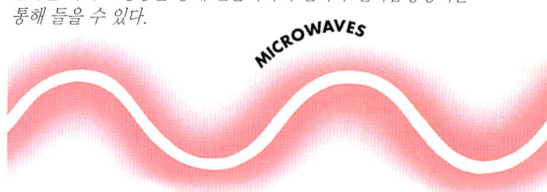

극초단파는 물에 흡수되고 강철에 반사되는 성질이 있다. 전자레인지를 이용하면 에너지를 전달해 수분을 데우기 때문에 음식을 빨리 데울 수 있다.

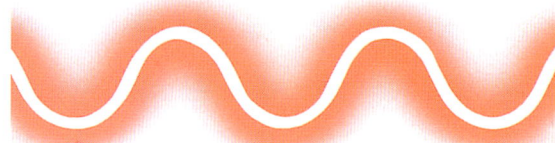

적외선이란 열기구나 오븐, 태양에서 느끼는 열을 말한다. 따뜻한 것은 무엇이든지 적외선을 발산한다. 특수 카메라인 적외선 카메라는 이런 성질을 응용한 것이다.

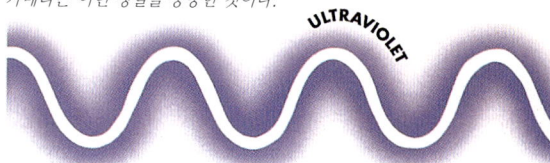

태양에서 발산되는 자외선은 인간에게 해롭다. 하지만 자외선 광선은 우유 속의 박테리아를 살균시키는 데 이용된다.

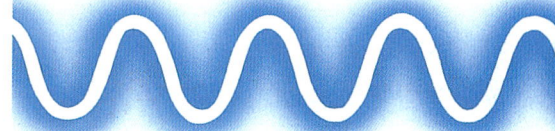

X선은 인체 내부를 촬영하는 데 이용된다. 대부분의 X선은 인체를 통과하지만 어떤 종류는 피부나 뼈에 흡수되는 경우도 있다.

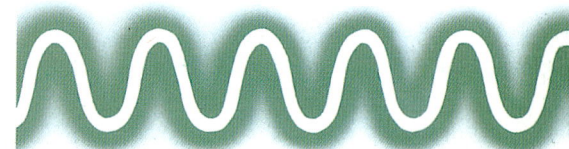

감마선은 방사선 물질에 의해 만들어진다. 보호 장구를 착용하지 않으면 해롭다.

전기난로
적외선

17-벡커 p 275
18-벡커 p 272

루에 네 시간씩 자기장에 노출시켰던 원숭이 네 마리의 코르티손 수치에서도 스트레스 반응을 관찰할 수 있었다. 이 현상은 실험이 끝난 뒤에도 6일 동안이나 지속되었다. 이 결과로 미루어 볼 때 처음에는 전자파를 수용할 수도 있지만 지속적인 스트레스에는 견딜 가능성이 없었다.

한스 셀라이(Hans Selye) 박사의 경우는 스트레스에 중점을 두고 다음과 같은 결론

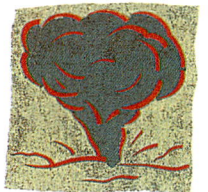
핵 반응
감마선

을 내리고 있다. 처음에는 스트레스로 인해 호르몬이나 면역체계가 정상보다 활성화되어 위험상황에서 대피하거나 질병과 싸우는 경우도 있다. 하지만 스트레스가 계속되면 호르몬이나 면역체계가 정상수준으로 돌아온다. 그러다가 스트레스 상황이 계속 이어지면 호르몬과 면역체계가 정상수준보다 훨씬 아래로 떨어진다. 의학용어로는 스트레스 대상부전이 되어 그 외 다른 스트레스 요인에도 쉽게 영향을 받는 상태가 된다.[19]

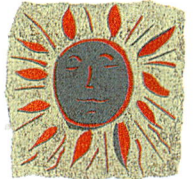
태양
자외선/적외선

전기 공해

사람들은 매일 소위 전기공해에 노출된 채 살아간다. 특히 도시에 거주하는 사람들의 경우는 저주파에서 극초단파에 이르는 각종 전파에 시달리고 있다. 온갖 전자파의 위험이 도사리고 있는 것이다.[20]

모든 도시는 전력이 모여드는 중심이라고 할 수 있으며, 지구 중심에서 발산된 전자파가 투과하는 정글과도 같다.[21] 모든 생명체가 지구의 시간에 리듬을 맞추긴 하지만 요즘은 인공 전자파가 범람하는 나머지 자연적인 리듬이 무색해졌다.

어떻게 하면 전파 불청객의 영향권에서 벗어나 건강하게 살 수 있을까? 이 지경까지 이르게 된 원인을 밝혀 내는 것도 중요하지만, 그보다는 우리 인간의 에너지를 더욱 강화시키려는 노력과 전기공해로

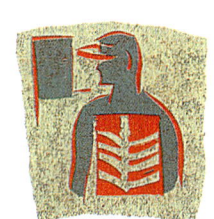
X-ray 촬영기
X선

인해 계속되는 스트레스에 적절히 대처해 나가는 능력을 갖추는 것이 더욱 중요하다. 발반사 요법이 필요한 이유가 바로 여기에 있다.

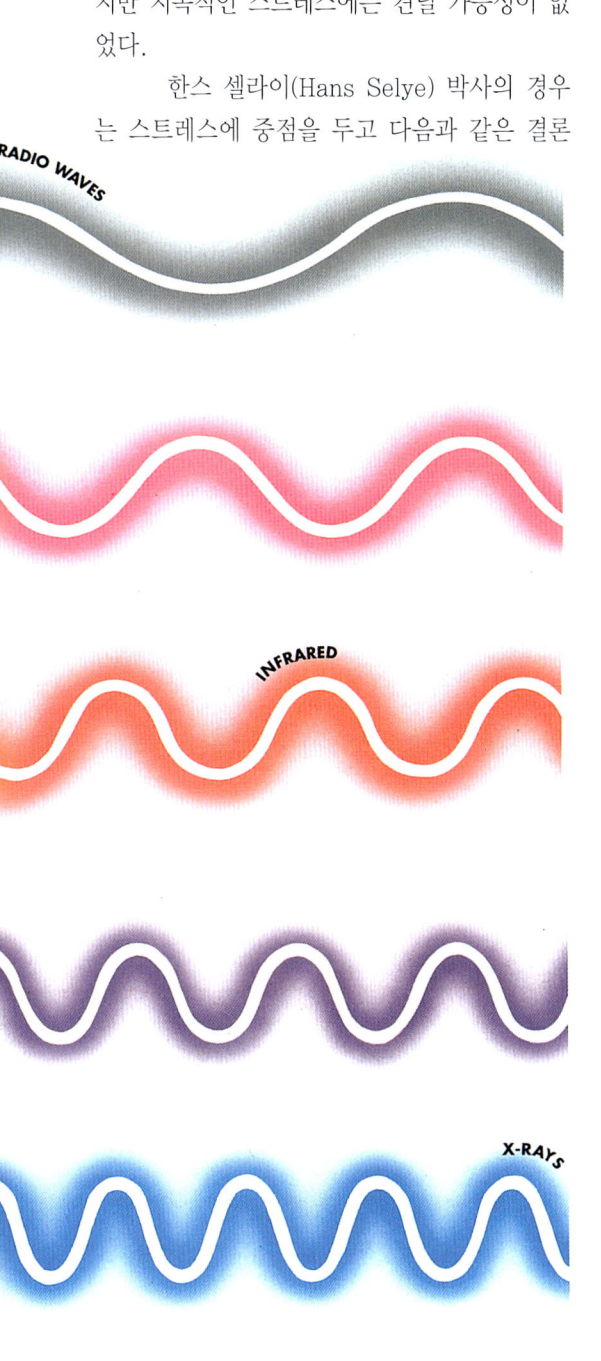

19-벡커 p 277
20-같은 책 p 313
21-같은 책 p 327

긴장 이완 훈련

긴장 이완 훈련은 스트레스를 푸는 가장 좋은 방법이다. 요즘에는 발반사요법이나 요가와 같이 긴장을 푸는 치료법에 관심이 높아지고 있다.

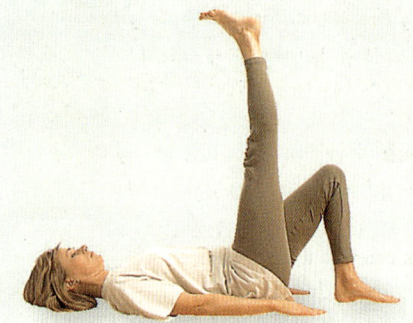

부드럽게 몸을 스트레칭하면 근육의 긴장이 풀어진다.

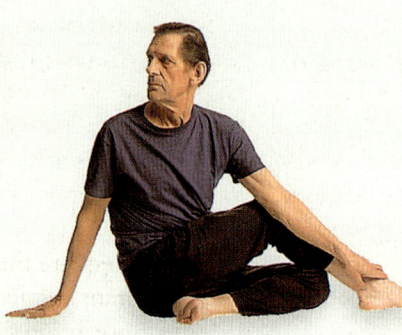

진보된 스트레칭은 소화기능을 돕고 척추가 보다 유연해진다.

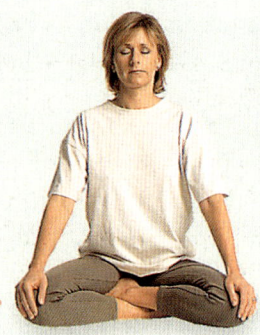

이와 같은 자세는 명상에 가장 좋은 자세이다. 몸은 움직이지 않되 혈액순환이 척추를 따라 자유롭게 이루어지며 깊고도 자유로운 호흡을 할 수 있다.

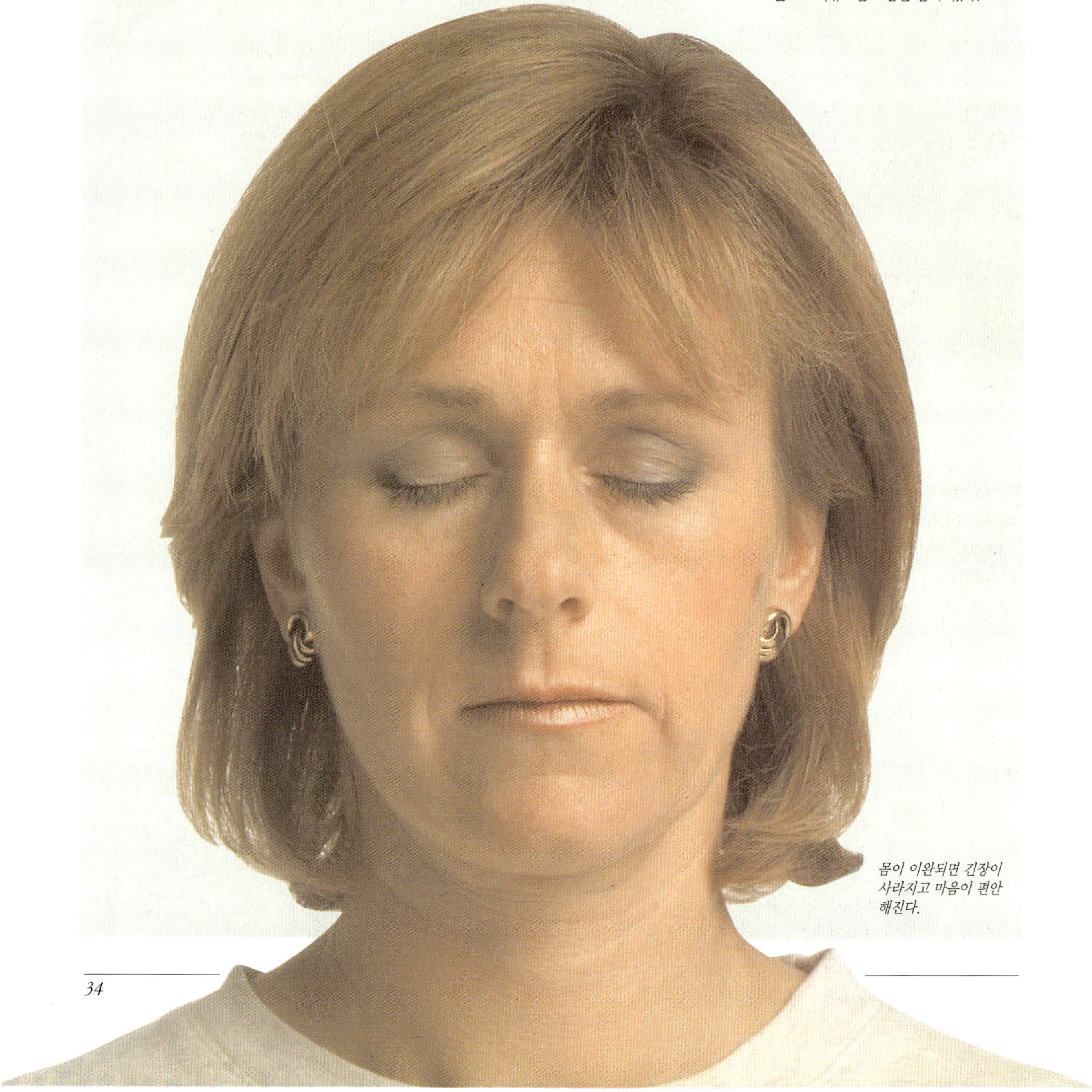

몸이 이완되면 긴장이 사라지고 마음이 편안해진다.

에너지와 건강 식이요법

경미한 통증이나 알러지도 전혀 없이 자신의 건강 상태를 완벽하다고 생각하거나 기분이 우울했던 적이 한 번도 없다고 말할 수 있는 사람은 거의 없다. 우리는 병이 없는 상태를 건강하다고 단순하게 생각하고 있었다. 서구에서는 병을 치료하는 데 엄청난 돈을 들이고, 매년 사소한 질병과 장애로 손실되는 노동시간이 수천 시간에 달한다. 하지만 이들 질병의 대다수는 식이요법이나 영양을 보충하면, 비용과 시간을 줄일 수 있는 경우에 속한다.

특히 식이요법은 스스로 관리할 수 있는 부분이다. 이는 건강을 유지하는 데 가장 중요한 요인인 동시에 병이 진행되는 것을 막는 가장 좋은 방법이라고 할 수 있다. 인체는 섭취하는 음식으로 유지가 된다. 우리는 음식을 통해서 에너지를 섭취하는 것이다. 따라서 먹는 음식은 우리 몸이 요구하는 전기 에너지에 적합해야 하며 인체 내의 에너지 흐름을 방해해서는 안 된다.

오늘날의 음식은 이미 "죽어 있는" 음식이 매우 많다. 살충제, 비료, 방사선 노출, 화학 첨가물 등은 음식 자체에 있는 고유 에너지와 건강한 몸이 필요로 하는 생명력을 파괴한다. 현대인의 삶에서 점차 증가하고 있는 스트레스 역시 건강한 에너지의 흐름을 방해하는 요소이다.

우리는 에너지가 몸 전체를 순환하고 있다는 사실을 알고 있다. 이 에너지는 인체의 모든 기관과 각 부분에 영향을 미친다. 신체기관은 정확히 필요한 에너지가 정확한 기능을 해야 유지된다. 에너지가 충분하지 않거나 소실되면 신체기관은 손상되고 손상된 기관은 결국 나머지 신체부분에 정상적인 에너지를 공급할 수 없게 만든다.

이 에너지는 불(火)과 같다. 불은 역동적으로 살아 있는 것이다. 밝게 타오르기 위해서는 양질의 땔감이 필요하다. 질이 떨어지는 땔감은 잘 타지 않기 때문에 충분한 열을 내지 못하며, 결국 계속해서 더 많은 땔감만 소비하게 되는 것이다.

인체도 마찬가지이다. 생명 에너지를 불에 비유한다면 땔감은 음식에 비유할 수 있다. 우리 몸에 계속 영양가 없는 음식을 공급하게 되면 효율적인 기능을 위한 비타민과 무기질은 섭취할 수가 없다. 그 결과 두뇌에서 영양을 보충해 달라는 신호를 보내게 된다. 이런 욕구가 강해질수록 우리는 카페인이나 알코올, 탄산음료 등을 더 많이 섭취한다. 불난 곳에 석유를 들이붓는 행동과 유사한 것이다. 잠깐 동안은 에너지가 생성될지 몰라도 금세 사라져 버리며 오히려 더 급속히 연소된다. 이후에는 불꽃을 살리기 위해 더 많은 석유가 필요해진다. 인체에도 해가 될 뿐이다. 불이 계속해서 강하게 타오르기 위해서는 적절한 영양분을 공급할 필요가 있다. 그래야 건강한 몸과 마음을 유지하는 데 필요한 에너지를 만들 수가 있는 것이다.

집마다 찬장을 가득 채우고 있는 비타민, 미네랄 보충 제제들은 천연 에너지가 자유롭게 우리 몸을 순환할 때 흡수될 수 있다. 건강하게 식사를 하는 것이 가장 좋은 방법이다.

부적절한 식이요법으로 인한 결과

영양분이 없는 자극적인 음식과 음료는 우리 몸에 스트레스를 준다. 이런 스트레스 중에는 피하려 해도 피할 수 없는 경우가 있다. 심장병, 관절염, 신부전증, 담낭이상, 암, 위산과다 등의 질병은 부적절한 식이로 인해 생기는 경우가 많다. 영양 부족과 행동발달상의 문제점, 공격적 성향, 학습 부진 등의 상관 관계는 매우 중요함에도 불구하고 그다지 신경을 쓰지 않는 경향이 있다.

오늘날 시중에서 판매되고 있는 음식 중에는 "유독성" 이라고 표시를 해 주어야 할 음식이 매우 많다. 정제 탄수화물류는 "요주의 식품"(지나치게 많이 먹으면 병이 날 우려가 있는)으로 분류해야 할 것이다. 전반적으로 정제 탄수화물은 비타민과 무기질, 필수 지방산, 단백질 함유율이 매우 낮다. 이런 정제 탄수화물로 만든 음식에는 "칼로리가 없는" 음식이라는 표시를 붙여야 정확할 것이다. 여기에는 각설탕, 아침 대용 씨리얼, 흰 밀가루, 백미, 당분이 많이 함유된 음식(디저트, 가당음료 등)과 흰 밀가루로 구워낸 음식(가당이든 무가당이든 흰 밀가루를 사용한 것이면 모두) 등이 모두 포함된다.

오늘날 우리가 섭취하는 음식은 대개 일정한 과정을 거쳐 생산된 것들이다. 음식을 처리하는 과정은 크게 두 가지의 효과를 지닌다고 말할 수 있다. 그 첫째는 처리과정에서 음식 자체의 나트륨과 칼륨 성분 비율이 변화되거나 뒤바뀌는 경우가 있다. 원래 천연의 과일과 야채는 칼륨 함유율이 높고 나트륨 함유율이 낮다. 인체는 나트륨이 많이 축적되어 있기 때문에 일부러 섭취할 필요는 없다. 반대로 칼륨은 인체에 잘 축적되지 않고 쉽게 소실되는 특성이 있다. 따라서 칼륨 함유율이 높으면서 나트륨 함유율은 낮은 식단을 계획할 필요가 있다. 두번째로 음식을 처리하는 과정에서 비타민 함량이 현저히 감소된다는 사실이다. 어떤 경우 열 배로 증가되는 경우도 있긴 하지만 대부분의 경우는 절반으로 줄어든다. 따라서 풍요 속에서도 비타민이 결핍될 가능성[22]도 있는 것이다.

*음식을 섭취하는 것은 불을 지피기 위해 연료를 공급해 주는 것과 같다.
연료는 음식에 해당되고 불은 에너지에 해당된다.*

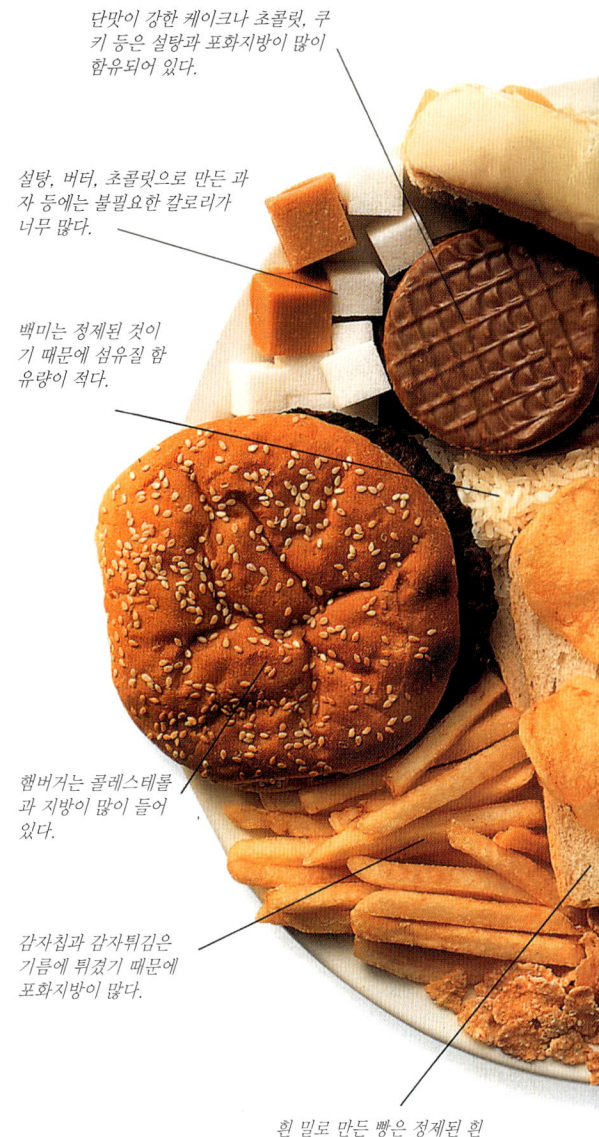

단맛이 강한 케이크나 초콜릿, 쿠키 등은 설탕과 포화지방이 많이 함유되어 있다.

설탕, 버터, 초콜릿으로 만든 과자 등에는 불필요한 칼로리가 너무 많다.

백미는 정제된 것이기 때문에 섬유질 함유량이 적다.

햄버거는 콜레스테롤과 지방이 많이 들어 있다.

감자칩과 감자튀김은 기름에 튀겼기 때문에 포화지방이 많다.

흰 밀로 만든 빵은 정제된 흰 밀가루를 사용한 것이기 때문에 "칼로리가 없는" 식품의 대명사이다.

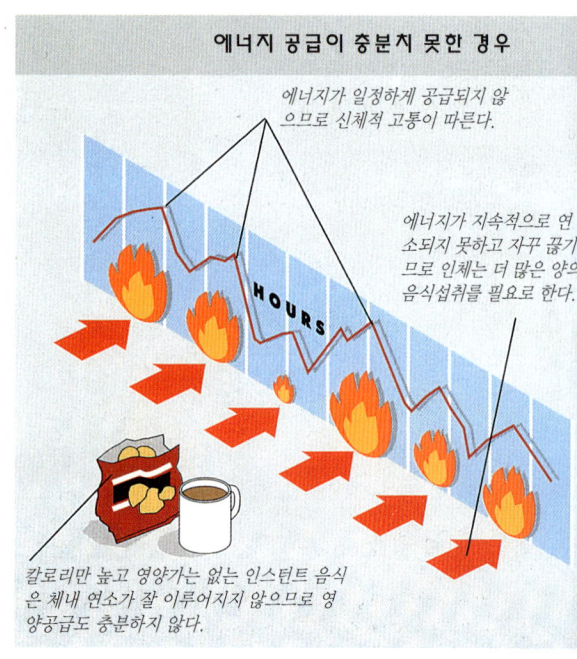

에너지 공급이 충분치 못한 경우

에너지가 일정하게 공급되지 않으므로 신체적 고통이 따른다.

에너지가 지속적으로 연소되지 못하고 자꾸 끊기므로 인체는 더 많은 양의 음식섭취를 필요로 한다.

칼로리만 높고 영양가는 없는 인스턴트 음식은 체내 연소가 잘 이루어지지 않으므로 영양공급도 충분하지 않다.

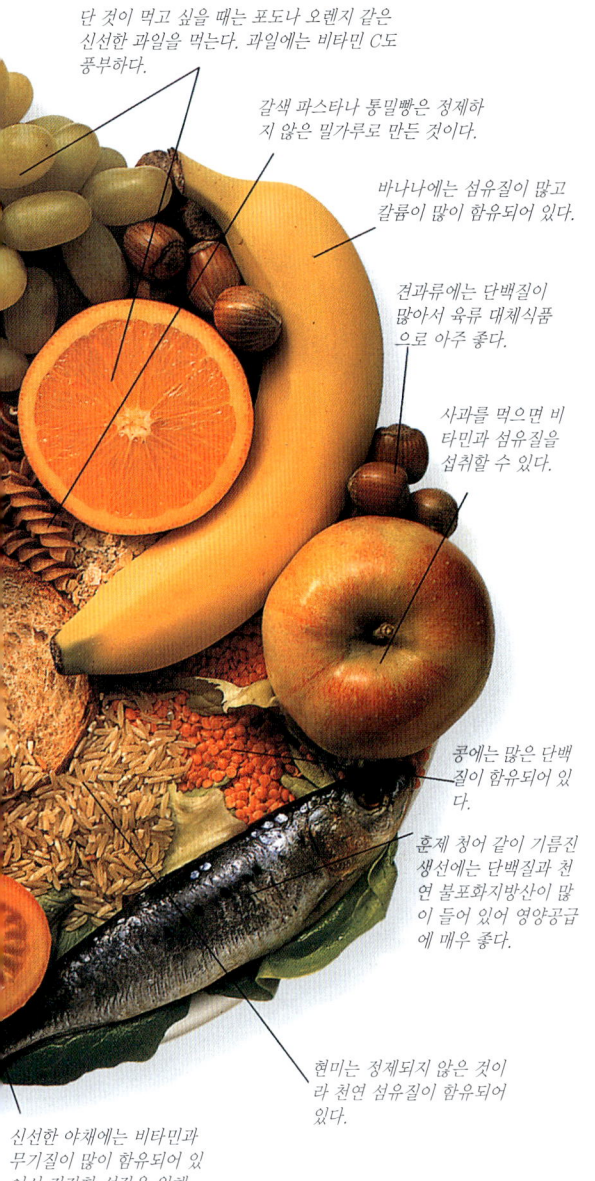

화학 첨가물

정제음식에 덧붙여 화학 첨가물에도 주의를 기울일 필요가 있다. 화학 첨가물은 인체에 매우 해로운 것이어서 다른 무엇보다도 민감한 반응을 일으킬 염려가 있는 물질이다. 화학첨가물로 인한 오염은 두 가지 부문에서 발견된다. 그 첫번째가 제초제나 살충제의 잔존물질이 과일, 야채 등에 묻어 있는 경우와 합성 호르몬이나 항생제가 육류에 남아 있는 경우이다. 두번째는 음식의 모양을 좋게 해서 상품성을 높이려고 첨가하는 화학물질이 있다.

　1년 동안 평균적으로 사람이 코로 들이마시는 오염물질이 28g 이고, 식품 첨가물은 453g 을 먹으며, 과일과 야채에 묻어 있는 제초제와 살충제는 3.8ℓ 를 먹는다. 음식이나 물로 섭취하는 것에는 질산염과 호르몬도 있다. 우리가 먹는 음식, 우리가 사는 집, 우리가 사는 세상에 지난 10년간 새로 생겨난 화학 물질만도 6,000 여 종이 넘는다. 비록 우리 몸에는 이런 모든 독성 물질을 해독할 수 있는 기능이 있다해도 우리 몸이 처리할 수 있는 한계를 넘어서게 되면 이들 독성물질이 뼈 속과 지방질, 뇌, 그 외 다른 체조직에까지 침투한다. 공해물질이 몸 속에 누적되는 것이다.[23]

공해물질의 영향

공해물질과 관련이 있는 질병에는 관절염, 알러지, 칸디다증, 반복적으로 일어나는 감염, 위산과다, 고혈압, 천식, 여드름, 습진, 정신분열증 등이 있다. 인체에 공해물질이 쌓이게 되면 무기력증, 졸음, 우울증세가 생기고, 집중력이 떨어지며, 지방질 음식이나 술을 먹고 싶은 욕구를 참지 못하거나, 피부가 메마르고, 몸에서 냄새가 나며, 두통이 있고, 구역질, 피부 발진, 감염 증세가 빈번해지고, 복합적인 알러지 증상이 나타난다. 물론 이들 질병이 다른 원인으로 인해 발병한 것일 수도 있지만 대체로 충분한 영양을 공급받지 못한 사람에게서 나타날 가능성이 높다.[24]

23-패트릭 홀포드 "여기에 건강이 있다" 1989, 8월호중 p 13 "공해로부터 안전하려면"
24-같은 책 p 13

발반사요법으로 어떻게 기(氣)를 회복할 수 있을까

우리가 이미 살펴본 바와 같이 인체는 역동적으로 순환하는 에너지로 이루어져 있다. 이 에너지(氣)가 인체 내 12군데의 경락(meridian pathway)을 따라 순환한다는 사실이 밝혀지게 된 것은 중국의학에 의해서였다. (이에 관한 자세한 내용은 제7장에서 상세히 알아보도록 하겠다.) 이 중에서 인체의 주요 기관을 통과하는 경락 6군데는 발에 있다. 더 자세히 말하면 발가락 끝에 있다. 발에 있는 경락을 마사지하면 에너지가 순환하는 경로를 막고 있는 부분을 없애서 인체 내 에너지의 흐름이 원활해진다.

전기 자극

근래에 와서 과학자들과 의사들도 우리의 몸을 움직이도록 하는 것이 바로 에너지라는 이론에 동조를 하는 경우가 많아졌다. 그리고 발반사요법을 행하면 이 에너지가 활기를 찾게 된다는 사실도 밝혀졌다.

앤 질랜더스(Ann Gillanders)의 말을 인용하자면 "양극과 음극으로 나뉘는 전기 회로처럼 인체에도 전류가 순환하고 있다. 발반사요법은 우리 몸에 전기를 넣어주는 것과 마찬가지라고 할 수 있다. 각종 신체기관과 선(腺), 세포에서 이어지는 부분이 발에 있기 때

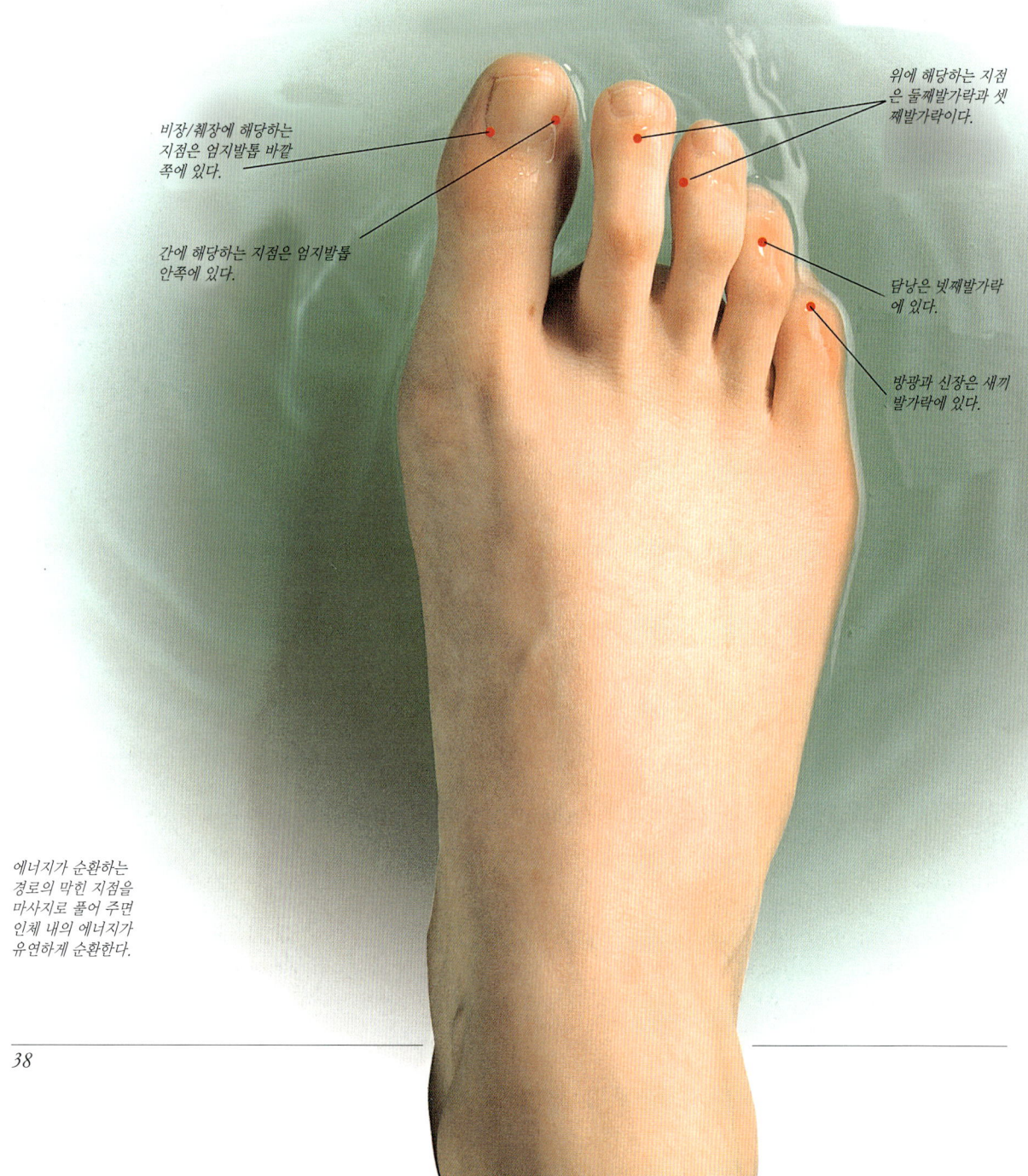

비장/췌장에 해당하는 지점은 엄지발톱 바깥쪽에 있다.

위에 해당하는 지점은 둘째발가락과 셋째발가락이다.

간에 해당하는 지점은 엄지발톱 안쪽에 있다.

담낭은 넷째발가락에 있다.

방광과 신장은 새끼발가락에 있다.

에너지가 순환하는 경로의 막힌 지점을 마사지로 풀어 주면 인체 내의 에너지가 유연하게 순환한다.

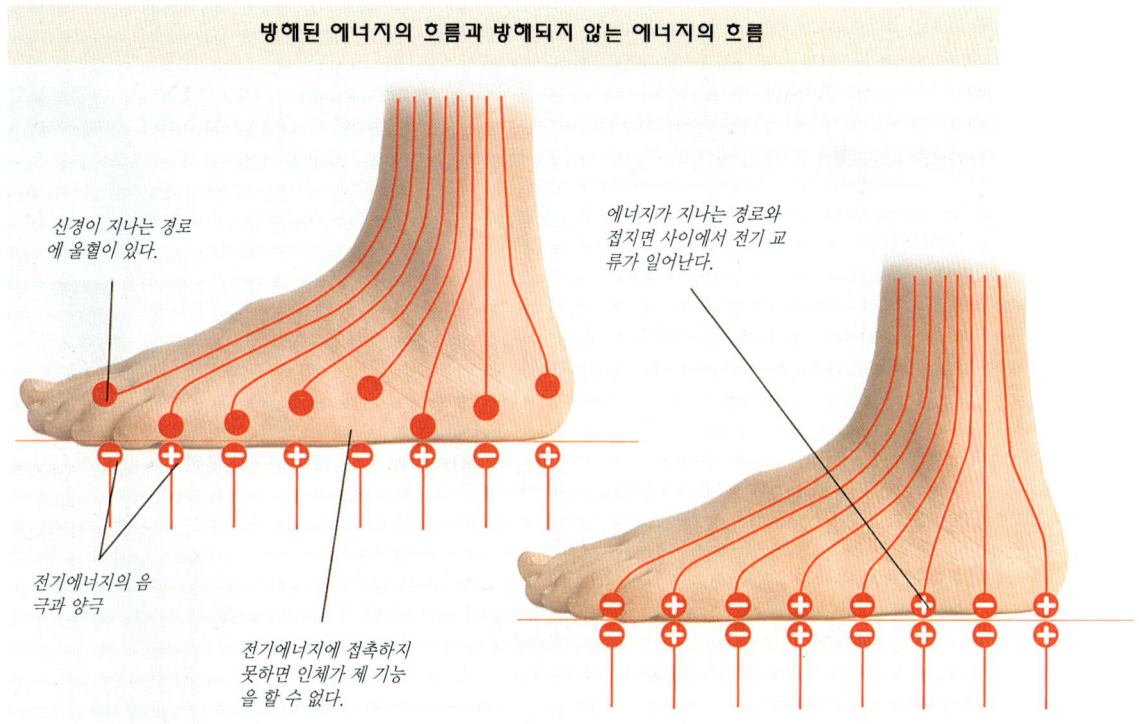

방해된 에너지의 흐름과 방해되지 않는 에너지의 흐름

신경이 지나는 경로에 울혈이 있다.

에너지가 지나는 경로와 접지면 사이에서 전기 교류가 일어난다.

전기에너지의 음극과 양극

전기에너지에 접촉하지 못하면 인체가 제 기능을 할 수 없다.

문에 일정 지점을 자극하면 원활한 에너지 흐름이 가능하다."[25]

도렌 베일리(Doreen Bayley)는 다음과 같이 말한다."부드럽게 지압을 가하면 확실히 전기자극을 준 것 같은 힘이 환자에게 전해지면서 잠재되어 있던 에너지가 흐르기 시작한다. 내 생각에는 이러한 자극이 마치 갑자기 불을 비췄을 때 안구의 홍채에서 일어나는 현상과 같다고 본다. 이 경우 시신경까지는 자극이 전해지지 않았지만 시상하부에서 뇌하수체로 자극을 전달하고 이것이 다시 하부로 전달되어 온 몸의 기능을 활성화시키는 것이다. 반사요법도 이와 같은 효과를 갖고 있다는 것이 내 지론이다."[26]

"현대 발반사요법의 어머니"라고 불리는 유니스 잉햄(Eunice Ingham)은 다음과 같은 말을 했다."우리 몸의 신경은 전기와 비슷하다. 주위 환경 요인으로부터 전기에너지를 얻는 것은 개인의 능력이고 각 기관이 정확한 기능을 하도록 만드는 것은 에너지의 세기이다. 발에서 이러한 신경의 전달이 제대로 이루어지도록 하는 것은 전기기구를 충전하는 것과 같은 원리이다."[27]

경 로 개 방

인체기관의 기능을 최적화하기 위해서는 에너지의 순환이 막힘 없이 이루어져야 하며, 음에너지와 양에너지가 상호 보완적인 역할을 해야 한다. 발반사요법을 하면 에너지가 지나는 경로가 개방됨으로써 환자의 육체적, 정서적, 정신적 측면에 이르기까지 에너지를 전달할 수 있다. 인체 각 부분을 순환하는 에너지 경로를 치유하기 위해서는 발에 지압을 가하는 특수한 기술이 있다. 우리 몸이 "균형을 잃었을 때"는 효율적인 기능을 하기가 힘들다. 발반사요법은 우리의 몸을 역동적인 조화 상태로 돌려놓는 역할을 한다. 발에 반사요법을 취해 자극을 주면 에너지 경로나 경락에 연결된 신체기관에서 무의식적으로 반응을 보이게 되어 있다. 그 다음엔 인체의 모든 기관에서 연쇄반응이 일어나는 것이다.

신경경로가 울혈되어 있으면 지표면과 인체 사이에서 이루어지는 에너지 흐름이 막히게 된다. 발반사요법은 이런 막힌 부분을 풀어 줌으로써 에너지를 자유롭게 흐르도록 해 주는 역할을 한다.

25- 질랜더스 "발반사요법-현대의 질병을 향해 보내는 고대의 해법" p 25
26- 앤드류 스탠웨이 "대체의학" p 36
27- 제프 파이크 "氣의 힘" p 9

제4장 발반사요법이 어떻게 도움이 되는가?

발반사요법이 긴장을 완화시키고, 인체에 활력을 불어넣으며, 전체 조직의 균형을 찾아줌으로써 스트레스를 경감시키는 효과가 있다는 사실은 이미 살펴보았다. 이번 장에서는 구체적인 부위별로 자세히 설명하기로 한다.

신경조직

신경조직은 우리 몸의 "전기 시스템"에 해당하며 인체 중 가장 복잡한 조직이라고 할 수 있다. 신경이 없으면 우리 몸은 기능을 하지 못한다. 신경경로를 따라 앞뒤로 전달되는 메시지가 우리 몸의 모든 부분을 움직이게 만드는 것이기 때문이다. 신경조직은 크게 중앙신경조직, 말초신경조직, 자율신경조직의 세 부분으로 나눌 수 있다. 발반사요법으로 가해지는 자극은 자율신경조직과 연결된다고 알려져 있다.

자율신경조직은 체내기관, 근육, 선(腺) 등의 무의식적인 행동을 관장한다. 우리가 이미 살펴본 대로 신경조직에는 교감신경과 부교감신경이 있다. 이 두 신경계는 모두 정상적인 상태를 유지하기 위해 인체가 내보내는 미세한 자극이긴 하지만 그 결과는 정반대로 나타난다. 하지만 스트레스를 일으키는 상황에서는 교감신경의 자극이 좀더 강해진다. 스트레스가 사라지면 부교감신경계에서 역할을 이어받아 신체 기능을 정상으로 돌려놓는다.

반응 촉진

발반사요법 전문가 중에는 발 부분의 반사기능을 촉진시키는 것이 단순한 반사작용이긴 하지만 체내기관에 영향을 끼친다고 생각하는 사람이 많이 있다. 여기서 반사(reflex)란 자극에 대해 무의식적으로 나타나는 반응을 말한다. 반사행동은 빛을 눈에 비췄을 때의 동공 반응이나 무릎을 쳤을 때 다리에서 경련이 일어나는 것처럼 단순하고 보편적인 것이다.

반사작용이 일어나기 위해서는 자극이 있어야 한다. 발반사요법의 경우처럼 발에 있는 반사점을 지압하여 자극을 줄 수 있다. 이런 방법은 신경을 자극함으로써 감각 뉴런을 통

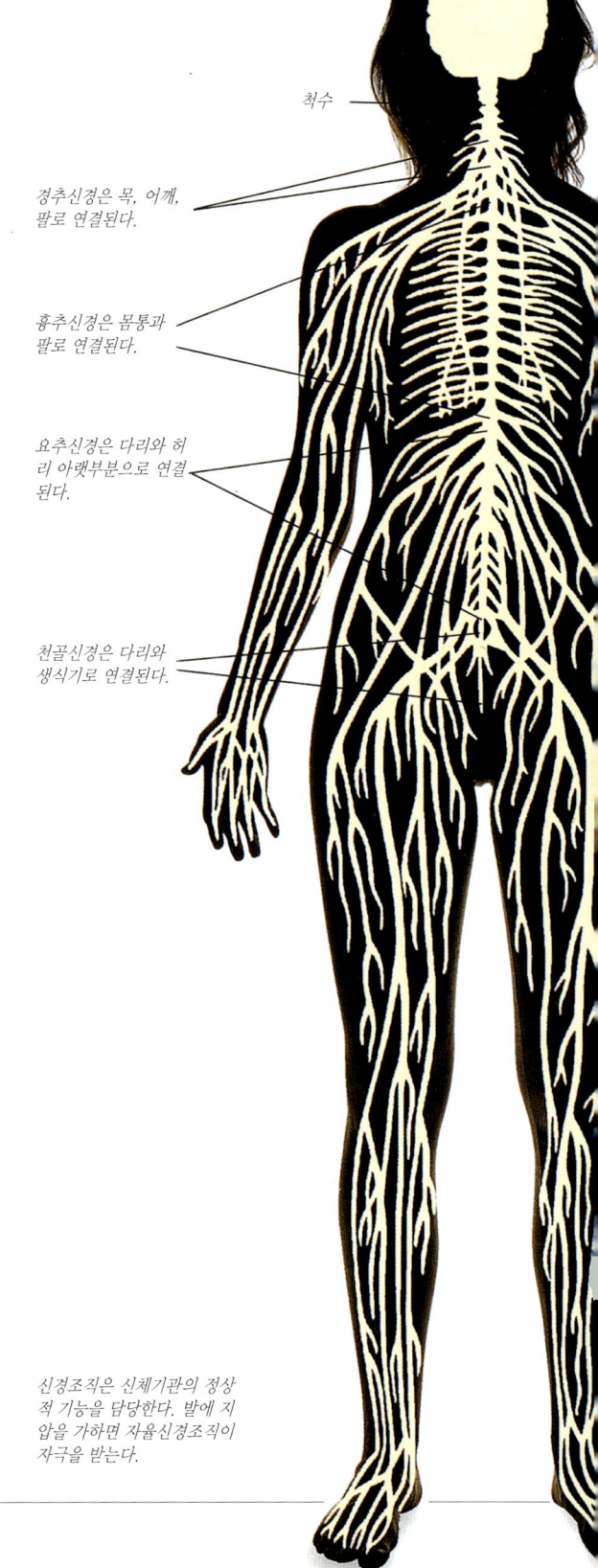

신경조직은 신체기관의 정상적 기능을 담당한다. 발에 지압을 가하면 자율신경조직이 자극을 받는다.

4. 발반사요법이 어떻게 도움이 되는가?

반사작용

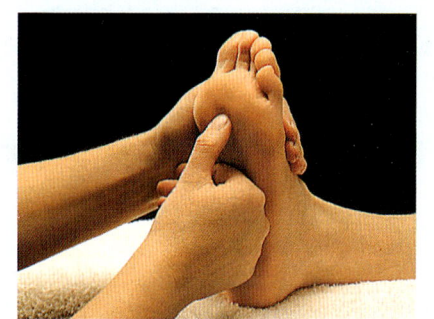

발반사요법 전문가가 자극을 가하고 있다.

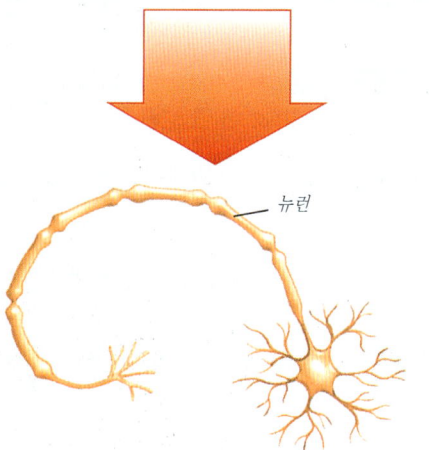

전기화학적 자극은 감각 뉴런을 통해 중앙 신경조직에 전달된다.

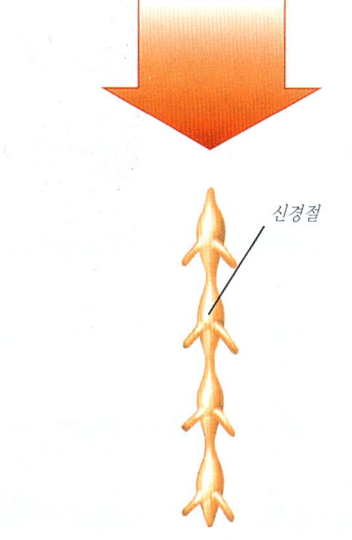

신경절에서 받아들인 메시지는 운동 뉴런에 의해 전달되어 반응을 일으킨다.

해 중앙신경조직으로 전달이 된다. 이 메시지를 운동 뉴런이 전달받으면 반응이 일어나는 것이다.

자율신경조직은 신경체계에서 멀리 떨어져 있지 않다. 감각신경을 통해 큰 소리를 듣게 되면 심장박동이 빨라지고, 따라서 전체 순환체계에까지 영향이 미치게 된다. 무의식부분에서의 만성적인 걱정, 근심, 두려움이나 흥분 등으로 인해 신경체계의 자율신경에도 병리적 증상이 생길 수 있다.[1]

신경경로

신경경로는 생체조직과 전기적 경로, 그리고 많은 요인에 의해서 충돌되거나 오염될 수 있다. 신경경로가 손상되면 신경이 제 기능을 다하지 못하고 전달되어야 할 메시지가 지연되거나 부정확할 수 있고 체내 관리과정이 최적의 상태를 유지할 수 없게 된다. 발에 있는 수천 개의 신경말단조직을 자극하는 발반사요법은 신경경로를 막고 있는 불순물을 제거하고 개방하는 효과가 있다.

발반사요법은 단순한 반사행동으로 체내기관에 자극을 촉진하는 방법이다.

1-크리스틴 잇셸 "발반사요법: 기술, 과학, 그리고 역사" p 114

순환

유니스 잉햄이 가장 즐겨 쓰는 말 중에 "순환을 해야 살아 있는 것이다. 정지되어 있는 것은 죽은 것이다."라는 말이 있다. 모든 사람들이 원활한 순환작용이 얼마나 중요한지 인정하고 있다. 한군데 혹은 그 이상의 부분에서 순환이 이루어지지 못하고 막히게 되면 여기저기서 통증이 나타난다. 인체의 모든 조직은 적당량의 혈액이 공급되어야 제대로 기능을 할 수 있으며, 발반사요법은 인체의 순환작용을 돕는 효과가 있다.

우리 몸의 혈액은 9만 6천 km가 넘는 길이의 동맥과 정맥을 하루에 1,000회 이상 순환하고 있다. 매일 심장에서 뿜어내는 혈액의 양이 무려 90,000ℓ에 이른다. 적혈구의 수명은 120일로 우리 몸 구석구석으로 산소를 운반하고 있다. 백혈구는 세균을 제거함으로써 질병에 대항해 싸우고 있다.

혈액은 산소와 영양분을 세포에 전달하고 노폐물과 독소를 제거한다. 이 과정에서 혈관은 수축과 팽창을 반복한다. 그러므로 혈관이 제 기능을 다하기 위해서는 탄성력과 복원력이 가장 중요하다고 할 수 있다. 스트레스와 긴장은 심장 혈관 조직을 압박하여 혈액의 원활한 흐름을 방해하므로 고혈압이나 저혈압을 일으키는 원인이 된다.

발반사요법을 행하면 긴장이 완화되어 체조직이 효율적으로 기능할 수 있는 동시에 체내에 축적된 불순물과 독소가 제거된다. 스트레스와 긴장이 줄어듦으로써 혈액이 자연스럽고 원활하게 혈관으로 흐를 수 있게 되는 것이다.

발반사요법의 지압기술이 순환작용에 영향을 줄 수 있다. 이는 캘리포니아 폴리스 올림픽에서 있었던 혈압 관련 학회에서도 입증된 바 있다. 1987년 게임 당시 발반사요법 전문가들이 참석했던 적이 있다. 이보다 규모는 작지만 새크라맨토 밸리 발반사요법 회의도 있었다. 당시 사례 연구결과 발반사요법으로 수축시 혈압은 75%까지 개선이 되었으며, 팽창시 혈압은 61%까지 개선되었다.[2]

침전물

발의 신경말단부분에 낟알모양의 침전물이 쌓여 있는 경우 치료 도중 통증을 동반할 수 있다. 이 침전물은 피부 표면 바로 아래에 칼슘이 쌓여 생긴 것이다. 혈액 중에 산성물질이 과다해지면 이처럼 칼슘이 축적된다. 나중에는 산성 침전물로 발전해서 정상적인 혈류를 방해할 수도 있다.

신경말단부분이 끝나는 곳이 바로 발이기 때문에 침전물이 고여 있기 쉽다. 게다가 발은 늘 신발로 조여 있어서 자유롭게 움직일 수도 없다. 따라서 신경이나 혈액이 정상적으로 공급되지 못하고 그 속도도 둔화되기 마련이다. 또한 발은 순환작용이 끝나는 지점이며, 혈액이 다시 돌아가기 위해서는 중력과 반대로 움직여야 한다. 그러나 울혈로 인해 순환작용이 방해를 받으면 독성 성분만 쌓인다. 발반사요법은 이러한 침전물을 분해하여 혈류 찌꺼기를 제거하는 효과가 있다.

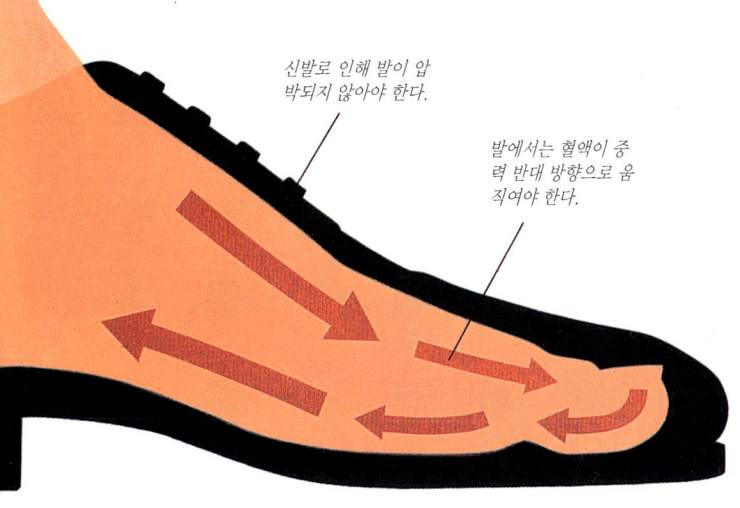

신발로 인해 발이 압박되지 않아야 한다.

발에서는 혈액이 중력 반대 방향으로 움직여야 한다.

잘 맞지 않는 신발은 혈액순환을 방해할 염려가 있다.

내분비체계

시상하부에서 뇌하수체를 관장한다. 뇌하수체에서는 성장호르몬과 체내 수분조절을 위한 항이뇨 호르몬을 분비한다.

갑상선에서는 생명을 유지하는 데 필수적인 갑상선 호르몬을 분비한다.

정맥(vein)

부신에서는 아드레날린과 노르아드레날린을 분비하여 우리 몸이 스트레스에 대처할 수 있도록 돕는다.

췌장에서는 체내 혈당 농도를 유지하기 위한 인슐린을 분비한다.

난소(남자의 경우는 고환)에서는 에스트로겐, 프로게스테론, 테스토스테론 등의 생식 호르몬을 분비한다.

자궁

신경이 인체의 "전기 시스템"이라면 내분비선은 "화학 시스템"에 해당한다. 내분비선은 호르몬을 혈액으로 분비하는 과정을 관장하는 복잡한 연결망으로 이루어져 있다. 호르몬은 아주 강력한 화학물질이다. 주요한 호르몬 분비선은 7개로, 이 중 하나만 이상이 있어도 모든 관리체계가 무너지고 결국 전신이 균형을 잃는다.

내분비 조직은 호르몬을 혈액으로 분비하는 인체의 화학체계에 해당한다.

췌장이 아주 좋은 예이다. 췌장의 주요 기능은 글루코스 혹은 혈당의 비율을 균형적으로 유지하는 것이다. 인슐린은 체세포가 혈액으로부터 글루코스를 흡수하도록 돕는 역할을 한다. 체세포는 이 글루코스를 이산화탄소와 물로 분해해서 에너지를 생산하며 글리코겐의 형태로 간에 저장한다.

인슐린이 없으면 글루코스가 소비되지 못하고 부적절한 형태로 저장이 된다. 이것이 혈액에 축적되면 당뇨병이 되는 것이다. 한편 인슐린이 연소작용을 통해 글루코스를 분해하면 글리코겐 저장량이 늘어나면서 혈액이 소모된다. 그 결과 혈당이 떨어지는 저혈당증이 되는 것이다. 모두 호르몬의 균형 파괴로 인해 생겨난다.[3]

내분비선의 기능

인체의 기관과 체조직은 복잡한 화학작용으로 관리된다. 우리 몸을 주로 관장하고 있는 호르몬은 뇌하수체 전엽에서 분비되는 것으로 알려져 있다. 그런데 뇌하수체 전엽은 시상하부의 영향을 받는다. 흉선과 비장을 시상하부와 직접 연결하는 것이 신경이다. 시상하부는 면역체계에 영향을 끼친다. 요약하자면 면역체계를 관장하는 곳이 바로 뇌라는 사실이다.[4]

우리의 생각과 감정은 호르몬의 영향을 받는다. 우리의 성격이 호르몬을 분비하는 내분비선의 기능에 따라 결정되는 것이다. 내분비선이 균형을 이루고 있으면 그 사람의 외모는 긍정적인 행복한 표정을 짓게 되는 것이고, 내분비선의 균형이 깨지게 되면 우울한 모습이 되는 것이다. 발반사요법은 전기 에너지를 자극하여 화학 에너지를 보충해 주는 효과가 있다.

3-케빈 쿤즈, 바바라 쿤즈 공저 "발반사요법 완전 가이드" p 17   4-잇셀 p 119

통증 관리

발반사요법을 행하는 동안 우리 몸에서는 많은 화학적 변화가 일어난다. 그 변화 중에는 자체 내에 통증을 없애는 엔돌핀이라는 물질이 생성되는 것도 해당된다. 이 엔돌핀은 몰핀보다 5배 내지는 10배나 강한 효력이 있다고 알려져 있다. 뇌하수체에서 만들어지는 엔돌핀은 통증이 척수를 통해 뇌에 전달되지 못하도록 막는다.

통증은 척수 후면의 신경경로를 따라 전달되는 것으로 알려져 있으며, 매우 복잡한 행동반응을 촉발한다. 척수로 전달된 자극이 다시 시상으로 전해져 열기, 한기, 통증, 촉감 등을 감지한다. 시상에서 다시 대뇌피질로 자극을 전달하면 대뇌에서 통증의 세기나 위치 등을 인식한다. 대뇌에서는 이 신호를 다시 척수로 보내 엔돌핀을 분비하게 한다. "게이트 이론(gate control theory)"에 의하면 신경조직은 한 번에 받아들일 수 있는 감각정보가 어느 정도 제한되어 있다고 한다. 신경조직에 무리가 가면 전달되는 감각정보가 줄어들기 때문에 통로가 폐쇄되고 순환과정을 완료하지 못하게 된다. 발반사요법을 행하면 대뇌가 엔돌핀을 더 많이 생산할 수 있도록 도와주며, 체내에서 감지해야 할 자극이 너무 많아져서 우리 몸이 스스로 "통증을 전달하는 통로"를 막는 효과가 있다.[5]

이 과정으로 통증의 순환과정이 중단되고 통증이 줄어들어 몸의 긴장이 완화되는 것이다.[6]

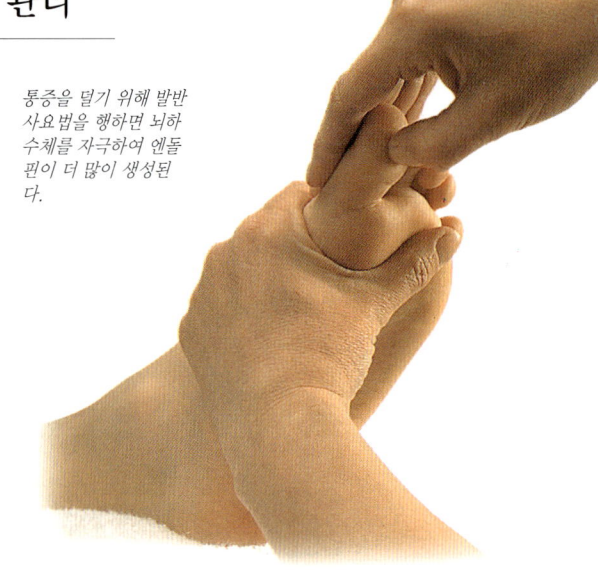

통증을 덜기 위해 발반사요법을 행하면 뇌하수체를 자극하여 엔돌핀이 더 많이 생성된다.

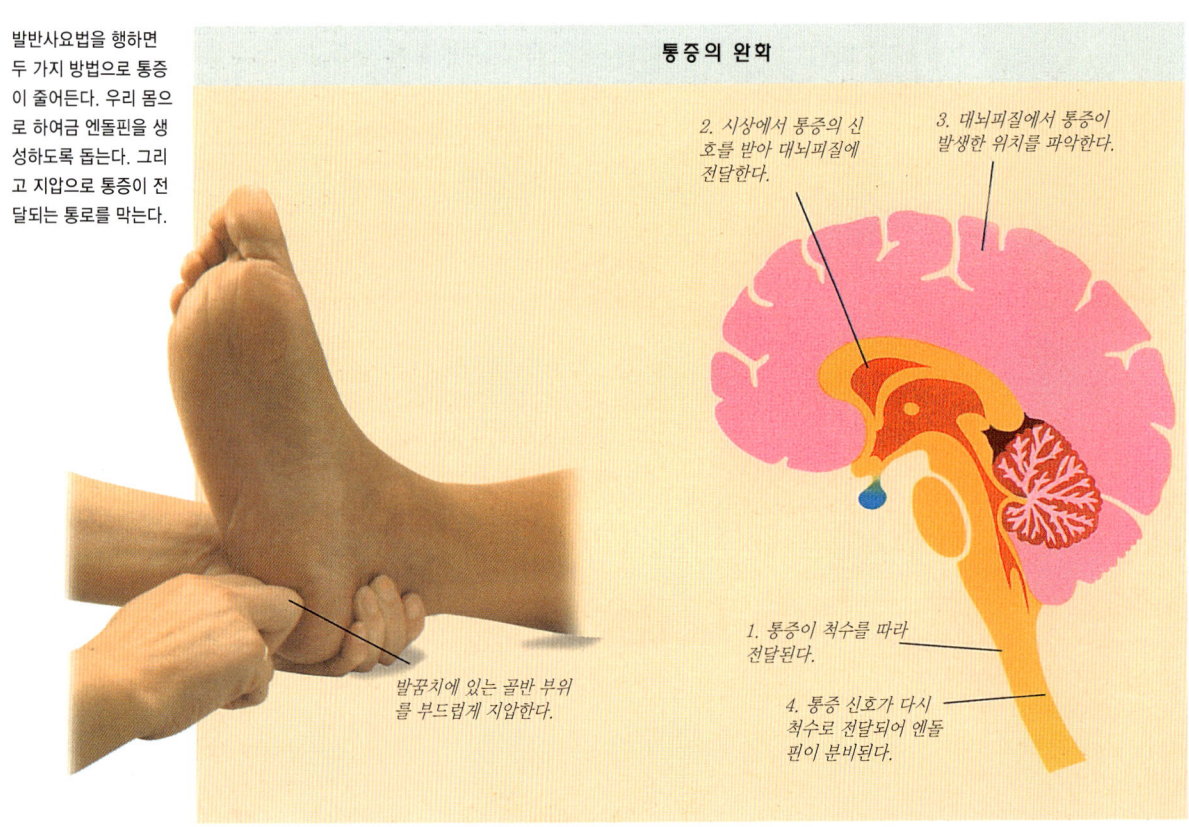

통증의 완화

발반사요법을 행하면 두 가지 방법으로 통증이 줄어든다. 우리 몸으로 하여금 엔돌핀을 생성하도록 돕는다. 그리고 지압으로 통증이 전달되는 통로를 막는다.

발꿈치에 있는 골반 부위를 부드럽게 지압한다.

1. 통증이 척수를 따라 전달된다.
2. 시상에서 통증의 신호를 받아 대뇌피질에 전달한다.
3. 대뇌피질에서 통증이 발생한 위치를 파악한다.
4. 통증 신호가 다시 척수로 전달되어 엔돌핀이 분비된다.

말기 질병

암이나 다발성골수염, 에이즈 같은 말기질환의 경우 발반사요법으로써 질병의 원인까지 제거될 수는 없겠지만 환자가 겪는 고통을 조금은 덜 수 있다. 배설기관의 기능을 원활히 하고 호흡기관을 자극함으로써 일반적으로 나타나는 증세가 훨씬 호전되며 방광과 내장의 기능도 통제할 수 있다. 다발성골수염에서 나타나는 근육경련 현상도 그 빈도수나 정도가 줄어들 수 있으며 나약한 몸이 개선된다. 발반사요법이 면역체계의 기능을 회복시키는 효과도 있으므로 에이즈에 걸린 사람의 생명을 연장하는 데 도움이 된다.

오늘날은 의약이 고도로 발달된 시대이므로 신기술과 기적의 치료법이 널려 있어 만성질환을 앓고 있는 환자들을 유혹하고 있다. 하지만 좀더 현실적이고 환자를 고려하는 입장에서 생각해 본다면 하루하루를 살아가는 사람들의 삶의 질을 높여 주는 것이 진보된 치료 철학이 아니겠는가. 발반사요법은 그런 면에서 아주 중요한 역할을 하고 있다고 말할 수 있다.

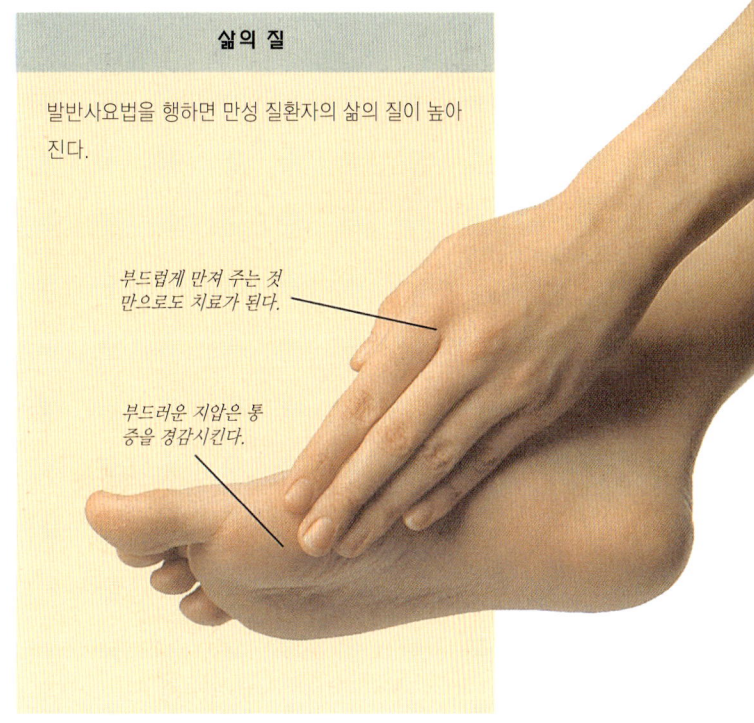

삶의 질

발반사요법을 행하면 만성 질환자의 삶의 질이 높아진다.

부드럽게 만져 주는 것만으로도 치료가 된다.

부드러운 지압은 통증을 경감시킨다.

예방치료로서의 발반사요법

현대사회는 곳곳에 건강을 위협하는 위험이 도사리고 있다. 오염된 대지와 공기, 물, 음식, 환경 등등. 여기에 더해 스트레스까지 우리의 하루하루를 위협하고 있으니(좋지 않은 식습관, 생활태도와 생활습관 등) 가히 병을 일으키는 요소들로만 섞여 있는 칵테일을 마시는 것과 마찬가지라고 할 수 있다. 사람들은 대부분 병이 악화될 때까지 기다린다. 이제는 우리 몸의 신호에 늘 귀를 기울이며 신호를 보내 올 때 즉시 행동을 취해야 한다. 여기에 더해 음식을 먹을 때 좀더 신중을 기하고 운동을 하며, 마음과 몸을 평온한 상태로 유지하면서 명상기술을 익히고 가끔씩 발반사요법 시술자를 찾아 치료를 받는다면 많은 효과가 있을 것이다.

예방치료는 일정 정도의 치료를 마친 후 병의 재발을 막고 싶은 사람들이나 혹은 특정 증세를 느끼지는 않지만 사전에 예방하고 싶은 사람들에게 효과가 있다. 치료를 할 때는 일정한 간격을 두는 것이 균형상태로 몸을 유지하고 부작용의 가능성을 피하는 방법이다.

젊은 사람이든 노인이든 거의 모든 사람들이 발반사요법으로 효과를 보고 즐거워하고 있다. 일단 우리 몸 안에서 모든 소통이 제대로 이루어지고 정비가 되면 다시는 몸을 혹사하고 싶지 않게 되는 것은 당연하다.

치료 간격은 사람마다 다르다. 어떤 사람은 몇 주만에 받기도 하고 어떤 사람은 몇 개월 후에 받기도 한다. 최상의 효과를 얻기 위해서는 숙련된 시술자를 찾아 적절한 방법으로 치료를 받아야 할 것이다. 여기에 치료 주기마다 스스로 특정 반사요법을 하는 것도 좋은 효과가 있다.

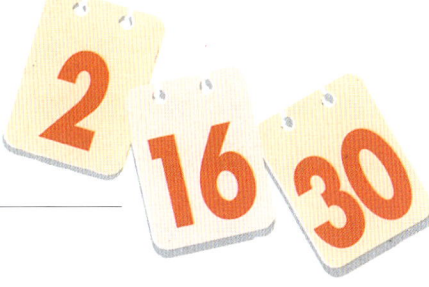

발반사요법 시술자를 주기적으로 찾아 치료를 받으면 몸이 균형을 찾아 건강이 유지된다.

발반사요법 치료사례

여기 설명되어 있는 치료사례는 실제 환자를 대상으로 한 것이며 치료 후 환자의 증세가 성공적으로 호전되었다. 각각의 사례에서 나타난 증세와 상태는 모두 다르지만 주기적인 발반사치료로 이들의 건강과 생활태도가 얼마나 바뀌었는지를 잘 보여 주고 있다.

과로는 스트레스와 관련된 질환으로 이어진다.

피로

27세의 여의사로 장시간 진료를 하기가 점점 힘들어졌다. 혼수상태에 가까운 피로에, 계절의 변화에 민감했고 몸무게는 3kg나 늘었다. 목구멍이 따끔거리는 횟수가 잦았고 가슴 위와 이마, 코, 입 주위에 반점이 생겼다. 피로는 두통을 동반했다. 지난 3년 간 시력도 나빠져서 콘택트 렌즈를 사용하고 있었지만 오랜 시간 동안은 착용할 수가 없었다. 담배 연기에도 민감해서 부비동염과 고창을 앓고 있었다. 얼마 전부터 유방 통증과 칸디다증도 생겼다. 기분이 우울하고 긴장되어 있어 집중력도 떨어졌고 손발은 차고 창백했다.
첫번째 치료를 받고 나서 3일 동안은 두통과 피로감으로 기분이 좋지 않았다. 그 후부터는 집중력이 향상되고 긴장이 이완되는 느낌을 가졌다. 체중도 1kg이 빠졌다. 목의 통증과 고창, 배변통, 부비동염이 모두 좋아졌다. 세번째 치료를 받고 나서는 활기를 되찾았고 체중도 1kg이 더 빠졌으며 기분이 확연히 나아졌다. 이제 그녀는 마음의 평화를 찾았고 긴장하지 않으며 자신의 일도 잘 해 나가고 있다.

건선의 경우 특수 식이요법을 하는 것만으로는 치료가 되지 않는다.

건선

23세의 남자 환자로 4살쯤 걸린 건선이 진행된 경우였다. 건선은 가슴과 복부, 등, 귀 뒷부분, 이마, 무릎, 팔꿈치, 허벅지 안쪽까지 번졌다. 2년 전 증세가 매우 심해져 특수 식이요법을 시작하였으나 곧 포기하고 말았다. 체중이 너무 많이 빠졌기 때문이다. 식욕도 거의 없고 먹고 난 후에는 가스가 차며 목이 뻣뻣하고 아침에 일어날 때는 어깨 통증도 심했다. 귀는 꽉 막힌 것 같고 귀지가 차 있었다. 시력은 약하고 예민해서 밝은 곳에 있다가 어두운 곳으로 나가면 통증이 느껴지고 책을 읽을 때면 눈이 따갑고 초점이 흐려졌다. 기분도 극도로 가라앉아 있었으며 두통이 자주 있었고 늘 혼수상태에 빠진 느낌이었다. 두번째 치료를 받을 때만 해도 매우 피곤하고 우울하며 호흡이 약했다. 증세 변화가 거의 없었다. 하지만 세번째 치료를 받고 나서 건선이 눈에 띄게 나아졌다. 식욕과 기운도 향상되었다. 다만 시력은 아직도 민감한 상태였는데 두통은 많이 누그러졌다. 기분은 한결 나아지고 행복감을 느꼈다. 4개월의 휴식을 거쳐 14번째 정기 치료를 받았을 때는 피부가 거의 정상을 되찾았고 통증도 거의 사라졌다.

불면증

58세의 남자 환자로 10년 전 발반사요법 치료를 하러 왔다. 그는 불면증으로 고생하고 있었는데 매일 밤잠을 이루지 못해 몇 시간씩 책을 읽어 보기도 했다고 한다. 활력이 있었으나 점심 시간과 초저녁에 꾸벅꾸벅 조는 경향이 있었다.

7년 전 테니스를 치다가 부상을 당하고 어깨가 뻣뻣하게 굳어 병원 치료를 받기도 했다. 정형외과 치료를 받았는데 병이 낫지는 않았다. 목이 눌리는 증상으로 눈 주위의 심각한 두통을 호소했다. 다른 운동을 하다가 무릎 인대가 파열되는 부상을 입어서 계단을 내려갈 때마다 뻐근하다.

7-8년 동안 진행된 손톱무좀 때문에 병원 치료를 받았다. 하지만 부작용으로 설사 증세가 있어서 약물 치료를 중단했다.

시력도 나빠서 늘 수분을 보충해 주어야 하고 귀에서는 윙윙거리는 소리가 울렸다. 지나치게 소심하고 신경질적인 성격이어서 다른 사람과 관계를 지속하는 데도 어려움이 있었다.

두번째 발반사 치료를 받고 나서 긴장이 상당히 풀어졌다. 귀에서 들리던 소리도 없어지고 자는 습관도 고쳐졌다. 평소 조는 시간이 줄어들고 어깨와 목도 많이 나아졌으며 두통이 사라지고 눈에 수분을 보충하지 않아도 되었다. 무릎 증세도 호전되었고 근심도 많이 줄었다.

다섯 번째 치료를 받고 나서는 밤중 내내 편안한 잠을 잘 수 있었다. 무릎이 완전히 나아 테니스 시합에까지 나갈 수 있게 되었다. 그는 이제 완전히 활기를 되찾았다

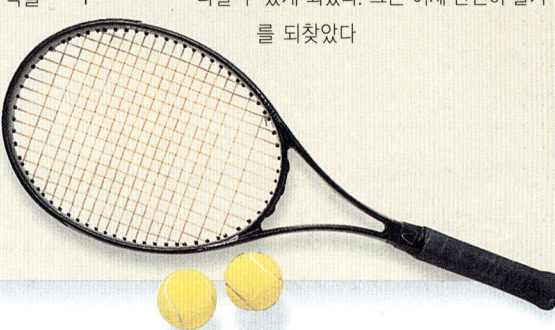

테니스 선수였던 이 환자는 운동으로 인한 외상이 있었지만 발반사요법으로 효과를 보았다.

만성피로증후군

2년 전 발반사 치료를 위해 찾아온 39세의 남자 환자로 얼마 전까지만 해도 매우 건강한 사람이었다. 마비되는 듯한 증세와 글씨가 희미하게 보이는 증세가 갑자기 시작되었다. 백혈구 수치가 높아져 나아지지 않고 있었다.

9개월 전부터 머리를 비스듬히 기울이면 현기증이 나서 약을 먹기 시작했으나 오히려 더 악화되었다. 매일매일 증세가 점점 더 이상해지는 느낌을 받았는데도 백혈구 수치는 정상으로 돌아와 있었다. 잠자리에서 일어나기가 너무 힘들었고 거의 매일 녹초가 되어 있었다. 이런 증상 때문에 6개월 간 직장을 휴직한 상태였

다. 그는 가슴과 방광, 위가 약했으며 가끔씩 왼손에 핀이나 바늘로 찌르는 듯한 느낌이 있었다. 신경 테스트와 뇌 촬영 결과 만성피로증후군이란 진단이 내려졌다. 첫번째 치료를 받고 난 후 피곤하긴 했으나 머리가 맑아졌다. 그리고 세번째 치료 후에는 보다 낙관적이고 희망에 찬 느낌을 받게 되었다. 이제는 낮잠을 자고 싶다는 생각을 더 이상 하지 않게 되었다. 치료도중 건강 상태가 좋아진 경우도 있었고 나빠진 경우도 있었지만 20번 째 치료를 받은 후에는 완전히 회복되어 직장으로 돌아갈 수 있었다. 아직 통증을 느끼긴 하지만 집중력이나 기억력, 에너지는 많이 좋아졌다. 가장 문제가 되었던 증세가 사라지자 다시 한 번 잘해 보자는 다짐을 하게 되었다.

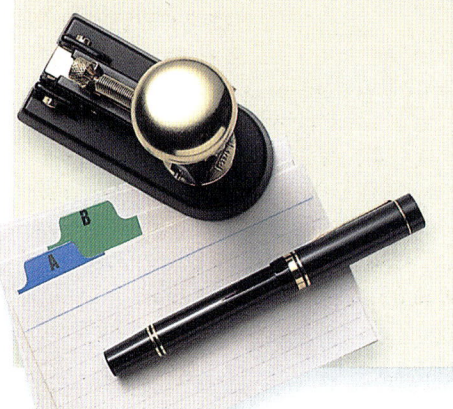

만성피로증후군으로 인해 6개월 간 직장을 휴직하고 있었던 환자가 20번에 걸친 발반사요법을 통해 직장에 복귀할 수 있었다.

제5장 발반사요법의 역사

발반사요법의 기원은 건강을 보호하고 질병을 치료하던 지압치료를 의학으로 받아들였던 고대로 거슬러 올라간다. 정확히 언제 어떻게 발반사요법이 시작되었는지는 확실하지 않지만 다양한 문화와 역사를 거쳐 온 것은 부인할 수 없다.

발에 관하여

발의 역사는 화려하고도 흥미진진하다. 인류학자들은 인간의 신체 진화과정을 가장 잘 나타내는 곳이 바로 발이라고 하였다. 네 발로 기어다니던 유인원이 직립을 하게 된 시기는 대략 5000만년 전으로 거슬러 올라간다. 당시는 발 하나가 체중의 4 분의 일만 지탱하면 되었으나 직립을 하면서 두 발은 각각 체중의 반씩을 지탱해야만 했다. 척추도 원래는 앞발과 뒷발 사이에서 아치를 이루며 굽어 있는 형상이었다. 엄지발가락은 나머지 발가락과 길이가 같아졌으며 발꿈치는 몸무게를 효율적으로 지탱하기 위해 지면과 맞닿게 되었다. 이런 과정을 거쳐 마침내 현대인처럼 완전한 직립을 하게 된 것이다.[1]

레오나르도 다 빈치는 인간의 발을 일컬어 설계의 걸작이자 예술에 가깝다고 하였다. 발의 크기는 지탱해야 할 몸무게에 비례하여 정해지는 것으로 발이 작다고 해서 특별히 다른 점은 없다.

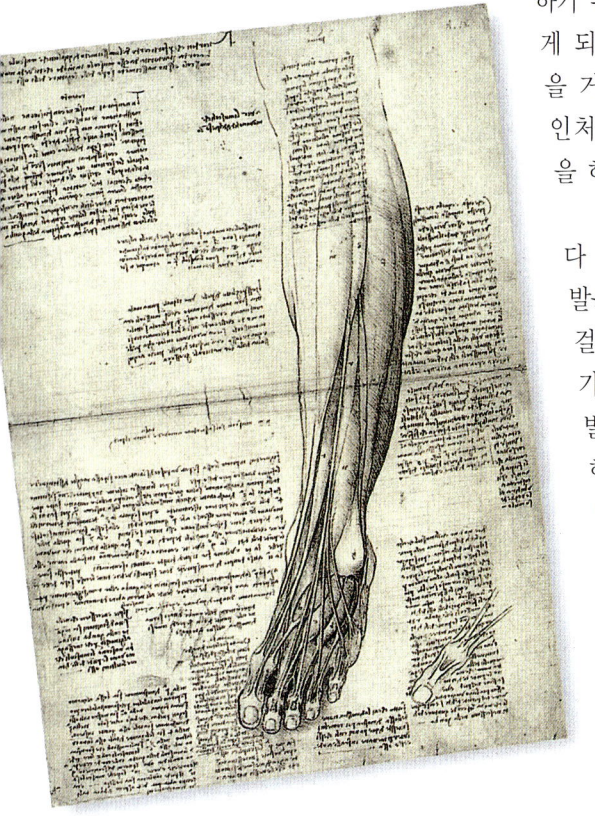

레오나르도 다 빈치는 인간의 발 구조를 이해하고 발을 일컬어 설계의 걸작이라 하였다.

문화별로 살펴본 발의 역사

발에 관한 신화 중에 가장 많이 알려진 것이 아킬레스의 건이다. 아킬레스는 결국 이 발 때문에 죽음에 이르게 되었고 "아킬레스건" 이란 말이 오늘날에 이르러 사람의 약점을 통칭하는 용어로 바뀌게 된 것이다.[2]

그리스에서도 발이란 원래 둘째발가락이 길었던 여신을 칭했던 말이다. 신화에서는 둘째발가락이 남성의 힘을 상징한다.[3]

그래서 처녀인 여신은 항상 자신의 발을 가리고 다녔는데 그 때부터 발은 절대로 남에게 보이면 안 되는 부분으로, 발을 내보이는 것은 음탕한 행동으로 취급받았다.[4]

아시아에서는 발에 키스를 하는 것이 성인에 대한 복종과 충성을 나타내는 의미를 지닌다. 불교나 힌두교, 이슬람교의 성전 같은 신성한 장소에서는 신발을 벗는 것이 예의다. 이런 것은 성경에서도 나타나는데 하느님이 모세에게 이르되 "신발을 벗으라. 지금 서 있는 곳이 내가 너희에게 주는 신성한 땅이니라."[5]고 하였다.

중국에서는 여성의 발이 성적인 상징이었다. 발을 매력적으로 보이게 하기 위해 억지로 조여서 모양을 만들었다. 이렇게 하면 발 뼈가 정상적으로 자라지 못하게 된다. 다행히 이처럼 불편하고 무자비한 관습이 현재까지 이어지지는 않았다.[6]

1-미셸 아노 "발에 관하여" pp 8-9
2-같은 책 p 26
3-같은 책 p 21
4-같은 책 p xx
5-같은 책 p 28
6-같은 책 p 30

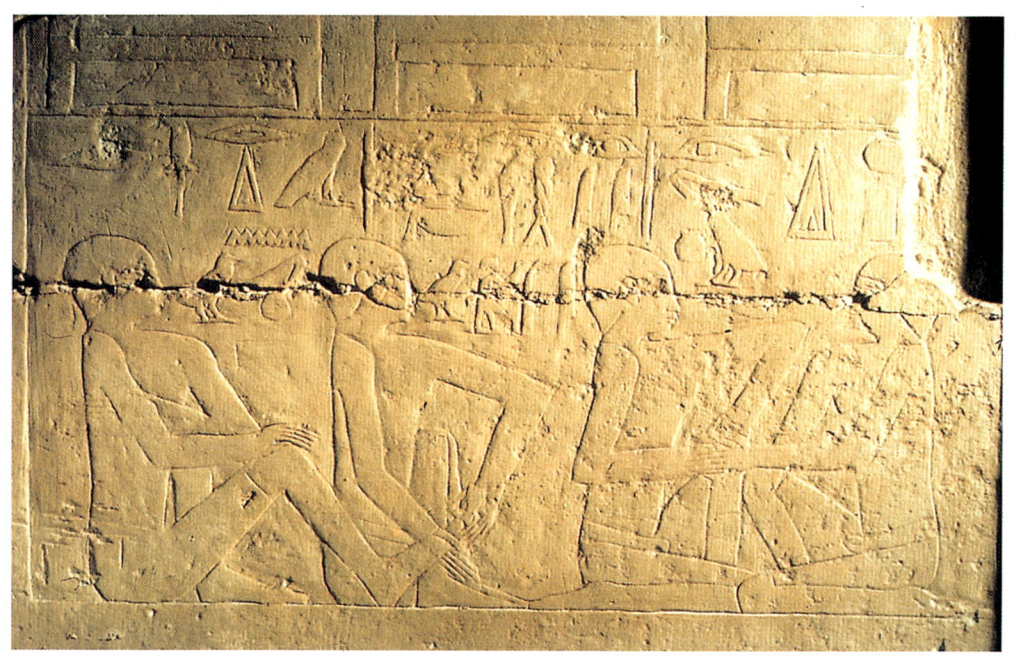

사카라에서 발견된 이 상형문자(기원전 2500년에서 2330년 사이)는 손과 발을 치료하고 있는 두쌍의 사람이 묘사되어 있다. 왼쪽에 있는 환자는 오른손을 오른쪽 무릎에 올려놓고 왼쪽 손은 오른쪽 겨드랑이 밑에 두고 있다. 다른 쌍은 마주보고 앉아 있다. 이 환자는 통증을 느끼는 팔 아래쪽 지점을 만지고 있다.

발반사요법의 기원

발반사요법은 5000여 년 전 중국에서 시작되었다는 설이 널리 받아들여지고 있다. 구체적으로 증명할 만한 자료가 있는 것은 아님에도 저명한 발반사요법 전문가 중에는 이 설을 인정하는 경우가 많다. 하지만 중국 문명보다 먼저 이집트와 바빌로니아 문명에서 시작되었다는 역사적 증거물을 찾을 수 있다.

발반사요법을 설명한 가장 오래된 문헌이 이집트에서 발견되었다. 상형문자로 쓰여진 이 기록의 추정 연대는 대략 기원전 2500년에서 2330년 사이로, 이집트인 의사인 앙크마호의 무덤(사카라 소재)에서 발견되었다. 무덤에 남겨진 기록에 따르면 당시 앙크마호는 왕 다음으로 가장 유명한 사람이었다.

미국 원주민 체로키족

또 다른 이론으로 반사 치료술이 잉카족에 의해 미국 원주민에게 전수되었다는 설이 있다. 이 역시 확실한 증거가 있는 것은 아니다. 하지만 치료술로서 발에 있는 반사 지압점을 이용하는 것은 북미 원주민들[7] 사이에서 오랜 세월을 거쳐 전수되어 온 방법이다. 수세기를 거치면서 노스 캐롤라이나의 체로키족은 육체적 정신적 균형상태를 유지하기 위해서 발이 얼마나 중요한 역할을 하는지 체득하고 있었던 것이다. 체로키 부족의 일원이었던 제니 왈레스(Jenny Wallace)는 오늘날로 말하자면 발 마사지 전문가로, 종족 내에서 "달의 여인"으로 이름이 나 있었다. 왈레스의 말에 의하면 "우리 종족은 발을 치료하는 것을 매우 중요시하며 일종의 신성한 의식으로 행한다. 발을 치료하는 의식은 전혀 고통스러운 일이 아니다. 우리는 발을 이용해서 바닥을 걸어다니며 또 우리 영혼은 발을 통해서 우주와 연결되어 있다. 우리의 발은 우리가 살고 있는 지구와 그리고 또 그 지구를 관통하는 에너지로 연결되는 통로이다."

이러한 발반사 치료지식은 19세기 말에서 20세기 초에 시작된 의학 정신 연구가 아니었다면 그냥 사장되어 버릴 뻔했었다. 이 때부터 사람들이 발반사 치료개념에 흥미를 느끼고 발반사요법 연구에 관심을 갖기 시작했다. 유럽인들이 선두에 서서 발반사요법에 관한 연구를 진행하고 진취적인 미국인들이 오늘날의 발반사요법 연구재단을 설립하기에 이른 것이다.

구역 치료법(Zone Therapy)의 발전

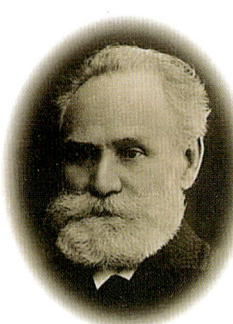

이반 파블로프는 1870년 조건반사 이론을 발견했다.

유럽에서 발반사요법 형식의 치료기술이 알려지게 된 시기는 14세기로 거슬러 올라간다. 해리 본드 브레슬러(Harry Bond Bressler)가 쓴 『구역 치료법』에 의하면 "지압은 중세 유럽에서 널리 쓰이던 치료법으로 일반 노동계급 뿐만 아니라 왕족이나 상류층에서도 지압을 이용"한 것으로 나타나 있다. 아다무스(Adamus) 박사와 아타티스(A'tatis) 박사는 구역 치료법에 관한 책을 저술하여 1582년 출간하기도 하였다.[8]

반사학 연구의 과학적 기조는 1890년대 런던 시장이던 헨리 경(Sir Henry)의 신경학 연구에서 출발하였다. 1898년 헨리 경은 피부에 일정한 구역이 있어서 이것과 신경으로 연결되어 있는 인체기관이 병에 걸리면 지압에 과민하게 반응한다는 사실을 발견하였다. 수년간의 임상실험을 거친 결과 헨리 경은 "통각과민 구역" 혹은 "헨리 경의 구역"이라고 알려진 분야를 확립하였다.

러시아에서의 연구 성과

러시아에서는 정신과적인 관점에서 반사학 연구가 시작되었다. 러시아의 생리학자인 이반 세체노프는 1870년에 자신의 논문, 「정신과적

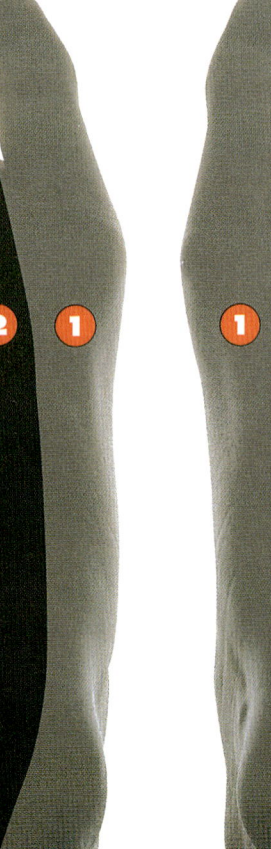

14세기 이후 유럽에서는 지압치료의 목적으로 발을 구역으로 나누었다. 19세기 미국의 윌리엄 피츠제럴드 박사는 발을 열 구역으로 구분했다.

인 질환을 치료해야 할 사람은 누구이며 어떻게 해야 하는가?」를 발표하였다. 성 페테르스부르그 뇌 연구소 설립자인 블라디미르 베크테레프 문하에 있던 정신분석학자들은 이 명제를 채택하여 반사학을 통한 연구를 진행했다. 같은 시기 이반 파블로프(1849-1936)는 세체노프의 논문을 읽고 그의 저서 『대뇌 반사학』이야말로 가장 중요한 이론적 영감을 담고 있는 책이라 평했다. 파블로프는 조건반사 이론을 발전시킨 인물이다. 조건반사 이론이란 말 그대로 자극과 반응 사이에는 단순하고 직접적인 연관관계가 있다는 이론이다. 파블로프는 어떠한 자극이든지 실제로 작용할 때는 상응하는 조건반사를 일으키는 조건부 자극임을 발견하였다.[9]

독일의 기술 발전

오늘날 러시아에서는 발반사요법을 정신과적 관점에서 뿐 아니라 생리학적 측면에서의 연구까지 병행하고 있다. 이들은 과학적인 접근 방식으로 각종 질환에 걸린 환자들을 대상으로 반사 치료법의 효능을 검토해 본 결과 발반사요법이 전통의학을 보완해 준다는 결론을 내릴 수 있었다.[10] 이와 동시에 독일 학자들은 마사지로 질병을 치료하는 방법을 검토했다. 1890년대 말과 1900년대 초반에는 마사지 기술이 독일에서 개발되어 "반사 마사지"라 불리기도 했다. 마사지 기술이 반사행동 측면에서 인정받기 시작한 것이 이 즈음이다.

알폰 코넬리우스 박사는 마사지 기술을 "반사 구역"에 처음으로 적용한 사람이다. 1893년에 코넬리우스가 병에 걸려 고생하고 있을 때였다. 그의 병세가 회복기에 접어들어 매일 마사지를 받게 되었다. 그는 온천욕을 하면서 의료인이 해 주는 마사지가 매우 효과적임을 알게 되었다. 그 사람은 박사가 통증을 느끼고 있는 부위를 오랫동안 마사지해 주었다. 이 점이 코넬리우스에게 자극이 된 것이다. 코넬리우스 스스로 테스트를 해 본 후 안마사에게 아픈 곳만 마사지하도록 지시

8-해리 본드 브레슬러 "구역 치료법" p 35
9-잇셀 pp 30-31
10-같은 책 p 35

했다. 그러자 통증이 금세 사라졌을 뿐 아니라 4주 후에는 완전히 회복될 수 있었다. 그는 자신이 가지고 있던 임상 경험에 덧붙여 지압의 효용을 연구하기 시작했다. 그리고 마침내 1902년 「지압점, 그 기원과 중요성」이라는 논문을 발표하기에 이른다.[11]

계속해서 유럽인들도 앞에 열거했던 학자들의 연구를 확대 발전시키고 있었다. 하지만 현대 발반사요법이 신뢰할 만한 치료기술로 발전할 수 있었던 것은 미국인들의 노력 때문이었다고 해도 과언이 아니다.

미국인의 영향력

윌리엄 피츠제럴드 박사는 구역 치료법의 창시자로 알려져 있는 인물이다. 그는 1872년 코네티컷주에서 태어났다. 1895년 버몬트 의대를 졸업하고 비엔나와 런던에 있는 병원에서 수련의로 있었던 적이 있었다.

그는 비엔나 병원에 있을 때 브레슬러 박사의 지압점 관련 연구 논문을 접하게 되었다. 또한 유럽의 병원에서 습득한 지식과 자신의 임상 경험을 바탕으로 손가락에 지압을 가하면 손과 팔, 어깨, 턱, 얼굴, 귀, 그리고 코까지 부분적인 마취 효과를 나타낸다는 사실을 발견하였다. 그는 각 손가락 중간 부분에 꼭 죄는 탄력 밴드를 감아 압박을 가하거나 손가락 끝에 소형 집게를 올려놓아 보았다. 그 결과 이 지압기술만을 사용해서 경미한 외과수술을 할 수가 있었다.[12]

피츠제럴드 박사는 인체를 구역으로 나누어서 마취에 응용하였다. 인체의 어느 부분이 영향을 받을지 예측하기 위해서 구체적으로 나누어 직접 지압을 가해 본 결과 머리 끝에서 손가락 끝과 발가락 끝으로 이어지는 세로의 10구역이 나누어졌다. 손가락과 발가락이 열 개씩이기 때문이었다. 각각의 손가락과 발가락은 한 구역에 속한다. 인체를 일정한 구역으로 나눌 수 있다는 생각은 그 역내에서 에너지의 순환이 이루어지며 따라서 인체의 부분이 서로 영향을 끼치고 있다는 이론과도 연관이 있다.

피츠제럴드는 자신의 저서 『구역 치료

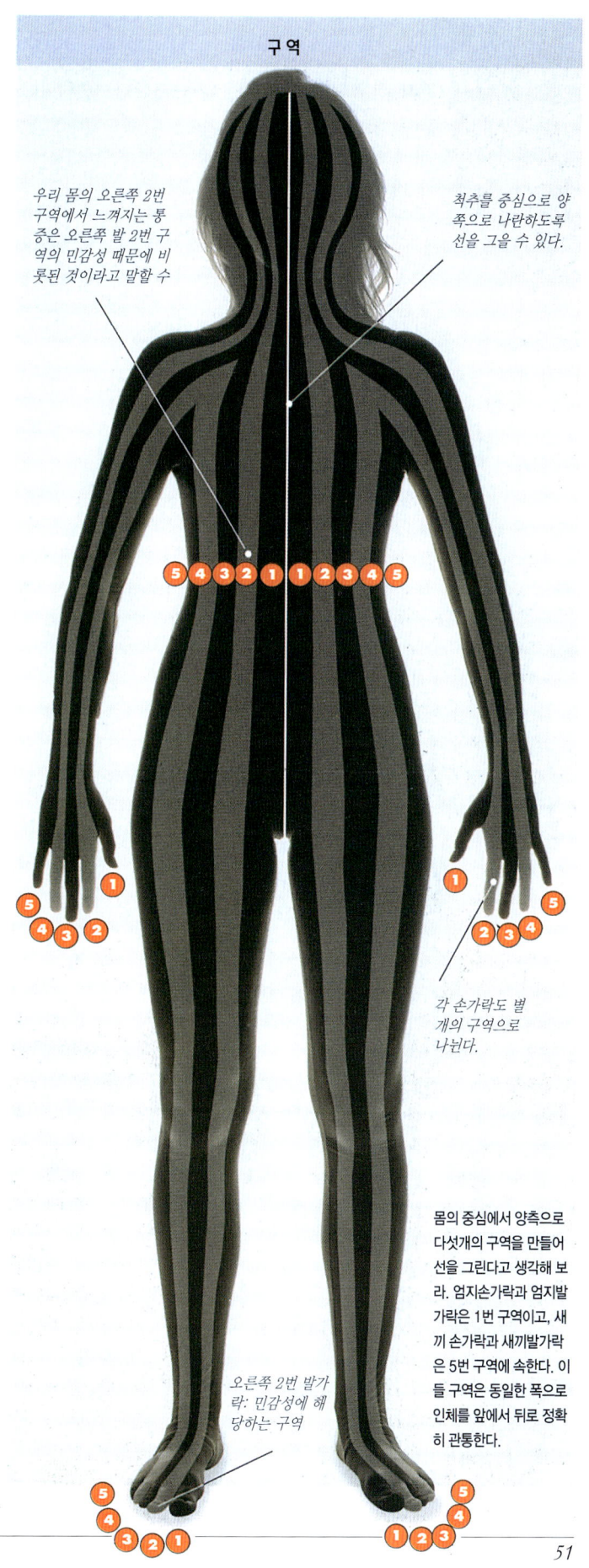

우리 몸의 오른쪽 2번 구역에서 느껴지는 통증은 오른쪽 발 2번 구역의 민감성 때문에 비롯된 것이라고 말할 수

척추를 중심으로 양쪽으로 나란하도록 선을 그을 수 있다.

각 손가락도 별개의 구역으로 나뉜다.

오른쪽 2번 발가락: 민감성에 해당하는 구역

몸의 중심에서 양측으로 다섯개의 구역을 만들어 선을 그린다고 생각해 보라. 엄지손가락과 엄지발가락은 1번 구역이고, 새끼손가락과 새끼발가락은 5번 구역에 속한다. 이들 구역은 동일한 폭으로 인체를 앞에서 뒤로 정확히 관통한다.

얼굴의 특정 부분을 누르면 감각이 없어진다.

법」에서 어떤 경로로 구역 치료법의 개념을 체득하게 되었는지 설명하고 있다. "우연한 기회에 소독솜을 감은 탐침으로 코 끝의 피부점막을 누르면 코카인을 처방한 것과 같은 마취 효과가 있다는 사실을 알게 되었다. 코, 입, 목, 혀의 양쪽 등 같은 결과가 나타나는 지점이 매우 많으며 이 지점을 강하게 누르면 특정 부위의 감각이 사라진다. 마찬가지로 우리 몸에서 돌출되어 있는 지점, 즉 손, 발, 관절 윗면 등을 누르면 통증을 경감시키는 효과가 있다. 또한 통증이 줄어들면서 통증을 유발하던 상황도 많이 개선된다는 사실을 발견했다. 이들 결과로부터 인체를 여러 부분으로 나누고 그 연계성을 밝힌 나의 설계도가 탄생된 것이다. 이런 치료 과학을 일컬어 구역 치료법이라 명명하고자 한다."13)

이론의 증명

피츠제럴드와 그의 동료의사 바우어스는 구역이론의 효능을 다른 의사들에게 입증해 보이기 위해 많은 노력을 기울였다. 이 이론을 의심하는 사람의 손을 누른 후 해당하는 얼굴 부위를 핀으로 찔러 마취효과를 입증해 보이기도 했다. 이 모습을 목격한 사람들은 이들의 이론을 믿을 수 있었다. 1915년 바우어스는 이 치료법을 서술한 공식 논문을 발표하고 구역 치료법이라고 불렀다. 이 논문은 「치통을 멎게 하고 싶으면 발가락을 꼭 누르세요」14)라는 제목으로 잡지에 실리기도 했다.

논문 발표

구역이론은 많은 관심과 논쟁을 불러일으켰다. 피츠제럴드 박사는 자신의 이론을 증명해 보이기 위해 여기저기 불려다녔다. 한 번은 1934년 4월 29일자 신문에서 "구역 치료법 설명에 얽힌 의문점"이란 머리글이 실린 적이 있다.

「구역 치료법」 1917년 출간 피츠제럴드 박사와 바우어스 박사의 연구내용을 상세히 설명한 책, 다른 의사들로부터 지지를 받지는 못했다.

이 기사는 피츠제럴드 박사가 참석했던 한 파티에 대한 이야기였는데 당시 유명한 여가수도 그 자리에 있었다. 일전에 그녀는 자신이 고음을 내는 데 문제가 생겼다고 발표한 적이 있었다. 목 전문의에게 보여도 원인을 알 수 없었는데 그날 피츠제럴드 박사가 손가락과 발가락을 보여 달라고 하더니 고음을 내지 못하게 된 원인은 바로 오른쪽 엄지발가락의 가골(假骨)때문이라고 말했다는 것이다. 몇 분 동안 대응부위를 눌러 주었더니 엄지발가락의 통증이 사라졌다. 기사의 표현을 그대로 인용하면 다음과 같다. "의사가 가수에게 고음을 내 보라고 하자 이전에 자신이 냈던 음역보다 두 톤이나 높은 음을 낼 수 있었다."15)

1917년 피츠제럴드 박사와 바우어스 박사가 공동작업 끝에 『구역 치료법』을 출간하게 되었다. 이 책의 초판에는 발을 구역으로 나눈 그림과 이에 상응하는 10군데의 인체 구역이 실려 있다. 하지만 발에 있는 반사 구역이 현대 발반사요법에서는 매우 중요한 부분임에도 발표 당시 피츠제럴드 자신을 제외하고는 이 부분에 그다지 주목하는 사람이 없었다.

피츠제럴드와 그의 이론이 당시 직업 의사들 사이에서 열렬한 환영을 받은 것은 아니었지만, 내과의인 조셉 셸리 릴리만이 수년 동안 이 방법을 사용했다. 릴리는 피츠제럴드의 방법을 발전시켜 발에 있는 반사점을 보다 세밀한 그림으로 나타냈다. 그는 기존의 세로구분에 더해 8개의 가로부분으로 구분했다. 릴리 박사는 자신의 첫번째 저서인 『구역 치료법 개괄』을 1919년 발표하였다. 이후 구역 치료법에 관한 저서를 4권 더 발표했다.16)

유니스 잉햄

피츠제럴드, 바우어스, 릴리 박사. 이들 모두는 구역 치료 이론을 개발하고 발전시킨 사람들이다. 하지만 현대 발

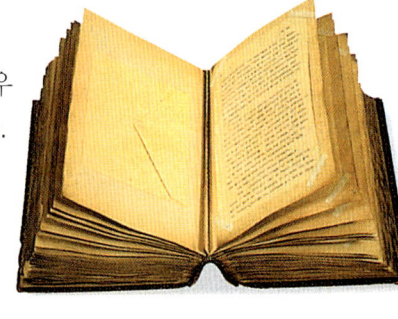

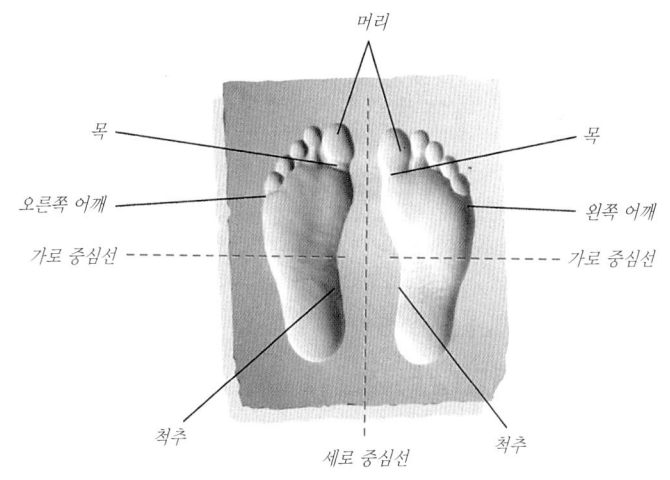

유니스 잉햄은 1935년 인체 지도를 발에 그대로 옮겨 표시하였다.

반사요법에 가장 지대한 공헌을 한 사람이라면 아마 릴리 박사의 조교로 있던 유니스 잉햄을 빠뜨릴 수 없을 것이다. 그녀는 발반사요법을 구역 치료법에서 떼어내 차별화하는 연구를 했다.

유니스 잉햄(1879-1974)은 현대 발반사요법의 어머니로 통한다. 그녀는 자신의 연구에 구역 치료법을 원용하기는 했으나 발은 고도로 민감한 특성을 가지고 있기 때문에 치료를 위해서는 보다 구체적인 지점으로 나눌 필요가 있다고 생각하였다. 우선 발을 구역별로 나눈 뒤 나머지 신체기관에 미치는 영향을 기준으로 구분을 하였다. 그리고 마침내 발만으로 몸 전체를 표시하는 "지도"를 작성할 수 있었다.

그녀는 자신의 조카인 드와이트 바이어스를 실험 대상으로 삼곤 했다. 이에 대해 바이어스는 다음과 같이 회고하고 있다. "맨 처음 실험은 1935년에 했어요. 여름이었는데 이모는 코네서스 호수에 살고 있었어요. 뉴욕주에서 제일 큰 호수이지요. 이모는 당시 마을 주민들 모두를 치료하면서 연구를 했어요. 저는 그 해 이모가 사람들을 치료하시던 모습이 특히 기억에 남아요. 왜냐하면 제게 늘 되풀이되던 천식과 건초열 증상이 줄어들었기 때문이죠. 이모는 자기 이론을 열심히 제 발에 실험해 보곤 했어요. 그러면서 이모가 하고 있는 연구에 대해 설명하시곤 했죠. 솔직히 말해서 저는 어린 꼬마였기 때문에 이론에는 별로 관심이 없었어요. 그저 이모가 절 아프지 않게 해 주는 게 고마웠을 따름이죠. 하지만 이모는 저를 치료하시면서 경미한 증상인 경우 일주일에 단 몇 번의 치료만으로도 완치할 수 있다는 확신을 하게 되셨던 겁니다." [17]

이론 강의

유니스 잉햄은 자신의 연구를 의학과 상관 없는 분야로 대중화시키고 싶었다. 그래야 사람들이 정확한 발반사요법 기술을 배워 스스로 치료를 하거나 가족, 친구에게도 적용할 수 있을 것이라고 생각했기 때문이다. 그녀는 각종 강연회 연설을 통해 발치료 전문의와 전문 마사지시술사, 물리치료사, 자연요법전문의, 정형외과의사 등과 지식 공유를 추진했다. 그녀는 두 권의 책을 썼는데 『발이 우리에게 하는 이야기(1938)』와 『발이 듣고 있는 이야기(1963)』가 그것이다. 그녀의 조카인 드와이트 바이어스가 이끌고 있는 성 페테르스부르그 발반사요법 학회[18]를 통해 유니스 잉햄의 전설은 오늘날까지도 계승되고 있다.

구역이론은 현대 발반사요법의 기초가 되었으며, 대다수 발반사요법 전문가들도 자신의 연구에 구역이론을 요긴하게 응용하고 있는 것이 사실이다. 하지만 이제는 발반사요법 단계에서 한 걸음 더 나아가 기존의 이론을 고대 중국의 경락(meridian) 치료 지식에 결합시켜야 하는 시기가 되었다.

중국의 사상

발반사요법과 침술은 밀접한 연관관계가 있다. 이 두 가지 기술은 발과 손이 인체 각 부분으로 이어지는 에너지선을 따라 연결되어 있다는 유사한 이론적 기반에서 출발한 것이다. 그래서 반사점에 침을 놓거나 마사지를 함으로써 몸 전체가 치유될 수 있다고 주장한다. 침술은 동양에서 시작된 것이지만 어떤 이유에서인지 최근까지 서양에서는 거의 잊혀진 치료기술이었다.

중국의학에서는 대략 기원전 2500년 경부터 인체를 경락을 기준으로 세로로 분할하는 방식을 채택하고 있었다. 반면 서양에서는 비슷한 생각의 구역방식이 1900년대에 등장하였다. 침술이 동양에서는 대중의 호응을 얻고 있지만 1883년 네덜란드인 의사 텐 사인의 책이 발표되기 전까지 서양에서는 거의 알려지지 않은 치료기술이었다.

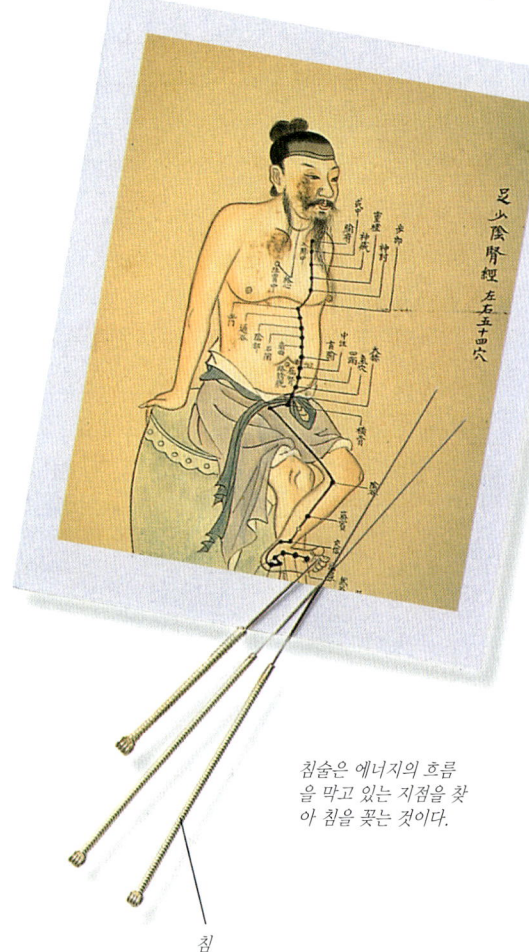

침술은 에너지의 흐름을 막고 있는 지점을 찾아 침을 꽂는 것이다.

침

침술

발반사요법이 침술이나 지압과 관련이 있음은 확실하다. 침술에서는 12쌍의 경락과 두 개의 특수 경락(예:혈관)이 있다고 정의한다. 이들 경락이 모여 우리 몸의 에너지 조직을 이루고 각 기관의 건강을 유지하는 것이다. 이 경락은 신체 조직을 관통하여 우주 에너지가 순환하는 경로가 된다. 생명에너지는 순환을 해야 우주와 인체를 완벽하게 조화로운 상태로 이끌 수 있다.

침술 전문가의 견해를 따르자면 에너지가 순환하는 경로 중에서 어느 한 부분이 막히거나 인체의 균형이 깨지게 되면 질병이나 통증이 생긴다고 한다. 중국에서는 침을 이용해 막힌 경로를 뚫어주는 기술이 발전하였다. 일본의 침술에서는 엄지손가락이나 다른 손가락으로 이들 경락에 지압을 가하는 기술이 발전하여 비슷한 효과를 얻고 있다.[19]

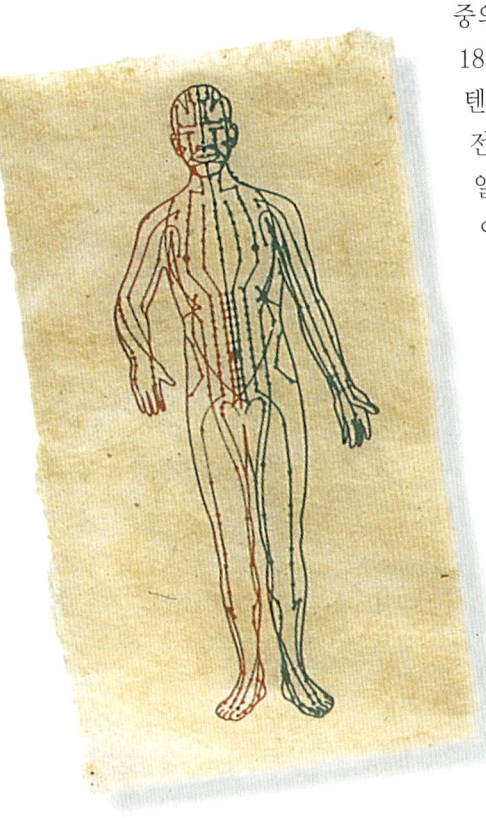

인체에는 경락이 지나는 경로를 따라 침을 놓는 경락 지점이 있다.

경락

발반사요법 시술자도 침술이나 지압을 사용한다. 단지 우리는 발에 하는 것이 다를 뿐이다. 발에 침을 놓을 때도 경락처럼 신체 각 부분에 해당하는 지점에 놓는다. 경락에 대한 관심이 날로 증가하고 있는 시점이다. 발반사요법을 더 효율적으로 시행하기 위해서는 인체를 통과하는 질병의 경로를 신중히 살피고 가장 적합한 진단 방법을 택해야 할 것이다.

중국인들은 질병을 치료하는 데 발이 얼마나 중요한 부분인지 잘 알고 있다. 서기

1017년에 왕유일 박사는 청동을 사용해서 인체 형상을 만들고 침을 놓는 주요 부위를 표시했다. 이것이 실제로 응용이 되면서 의사는 환자의 발바닥 안쪽과 바깥쪽에 있는 정확한 지압점을 찾아 침을 놓은 후 엄지발가락에 집중적으로 지압을 가하는 방식을 선택하게 되었다. 중국인이 발에 침을 놓는 이유는 발이 바로 에너지가 지나가는 경로이기 때문이다. 왕유일은 발이 우리 몸 중에서 가장 민감한 부분이며 막대한 양의 에너지를 품고 있는 기관이라고 하였다.[20]

발은 에너지가 지나가는 경로

이상의 사실은 더 이상의 논쟁이 필요없는 명백한 사실이긴 하지만 그럼에도 불구하고 우리 육안으로는 몸 속을 돌아다니고 있는 에너지를 확인할 방법이 없었다. 그러던중 러시아의 생리학자들이 뢴트겐을 이용한 뇌 촬영, 심전계, X-레이 등의 기술을 응용한 연구를 하게 되었다. 전통 침술을 피부에 적용했을 때 전기 자극을 측정하는 식으로 연구를 진행한 결과 침술의 효능을 인증함과 동시에 그로 인한 반사효과까지도 증명할 수 있었다.

오늘날 대다수의 발반사요법 시술자들은 피츠제럴드 박사가 주창했던 에너지 구역이론을 기조로 삼고 있다. 박사의 이론이 현대 반사 치료기술에 지대한 공헌을 한 것은 분명하지만 내 개인적으로는 지나치게 이에 의존할 필요는 없다는 생각을 가지고 있다. 물론 발을 마사지함으로써 주요 경락 여섯 군데를 자극하는 효과가 있다. 피츠제럴드 박사는 발과 다른 신체 부위에 존재하는 에너지 상관관계를 밝힌 사람이고 그의 이론이 없었다면 현대의 발반사요법이 이처럼 발전하지도 못했을 것이다. 하지만 당시만 해도 동양의 경락 개념이 서양에 전해지기 이전이었을 뿐 이미 동양의학에서는 인체기관을 연결해 주는 통로가 바로 발이라는 사실이 널리 인정받고 있었다.

물론 이 책을 저술하게 된 목적이 경락과 발반사요법의 직접적인 관계를 증명하는 데 있는 것은 아니다. 이 책의 목적은 현대 발반사요법 기술과 동양의 경락 지식이 결합되면 환자나 의사 모두에게 좋은 결과를 가져다 줄 수 있음을 밝히고자 하는 것이다.

침술과 발반사요법은 모두 인체의 잠재 치유능력을 일깨우고 건강을 회복시키는 전체론적 치유 관점에서 에너지 순환을 중시한다는 공통점을 갖고 있다. 즉 보다 포괄적이고 효율적인 치유 프로그램을 위해서는 경락 개념과 발반사요법을 결합한 방법을 선택하는 것이 합리적이란 뜻이다.

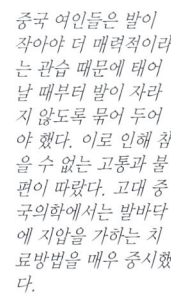

중국 여인들은 발이 작아야 더 매력적이라는 관습 때문에 태어날 때부터 발이 자라지 않도록 묶어 두어야 했다. 이로 인해 참을 수 없는 고통과 불편이 따랐다. 고대 중국의학에서는 발바닥에 지압을 가하는 치료방법을 매우 중시했다.

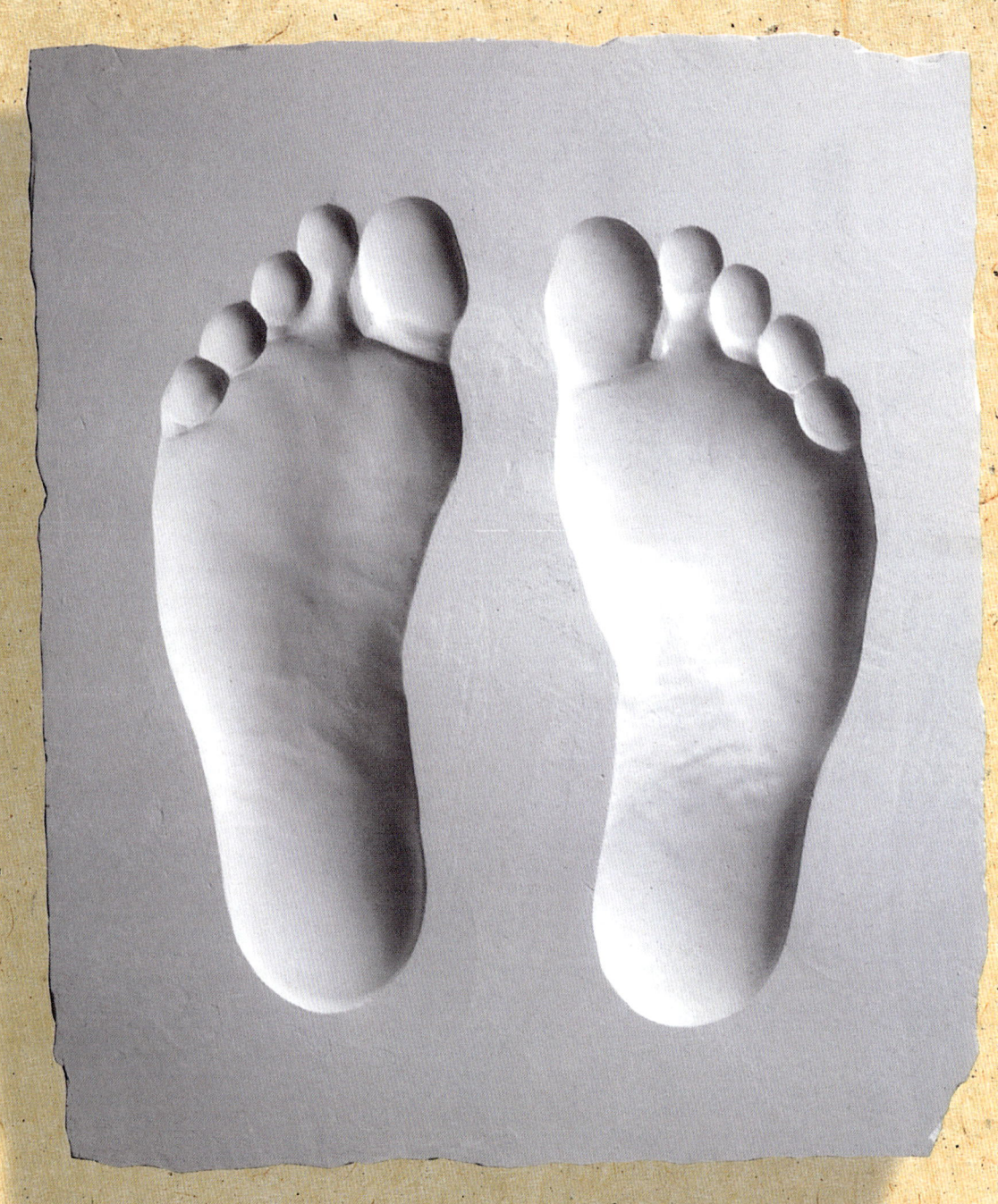

발바닥을 보면 인체의 모든 내장기관의 상 태가 나타난다. 발반사요법 시술자는 환자 의 발을 보고 그 환자의 병력을 알 수 있다.

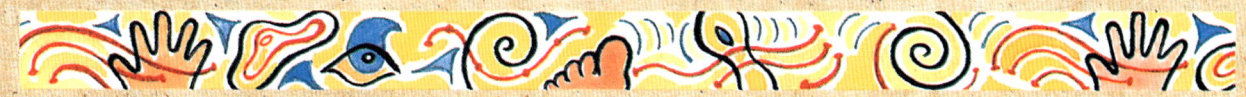

제 2 부

발반사요법의 원리

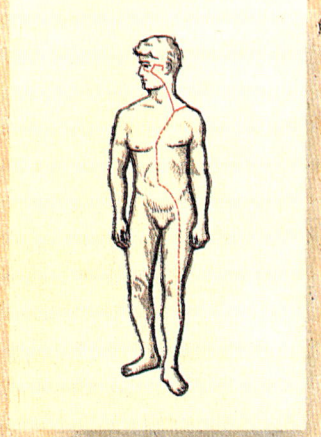

제6장 발을 해부해 보자

일생을 살아가면서 신체 중 가장 힘든 일을 하는 부위는 발이지만 그 발에 대해 제대로 관심을 기울이는 사람은 거의 없다. 발 관리를 잘 못하면 건강에 심각한 이상이 생기는데도 말이다.

발은 인체에서 가장 기초가 된다. 기초가 튼튼해야 관절 기능이 정확하게 조절되며, 만약 장애가 생기면 무게중심에 이상이 생긴다. 그렇게 되면 우리 몸의 다른 부분에도 영향을 미쳐 무릎, 다리, 장딴지뿐 아니라 등에도 통증이 생긴다. 순환 작용이 제대로 이루어지지 않거나, 잘못된 자세, 요통, 두통 등은 모두 다리가 피곤하고 발목이 부어서 생긴 병이다. 제대로 맞지 않는 신발이나 잘못된 보행 습관, 발레나 달리기로 인해 과도하게 가해지는 스트레스 등으로 우리의 발은 늘 고달프다. 이런 이유로 티눈, 가골이나 건막류, 발가락 관절이 늘어나는 병에 이르기까지 발모양을 변형시키는 다양한 증상에 시달리게 된다.

발 모양이 비정상적으로 변형되면 반사점과 경락에도 좋지 않은 영향을 끼친다. 결국 에너지 순환경로에 울혈이 생겨 다른 인체기관에도 좋지 않은 결과를 가져오는 것이다.

발반사요법을 시술하는 사람은 발만 보아도 수천 가지를 파악할 수 있다. 발은 우리 몸을 대표하며 아무리 경미한 부분이라도 문제의 본질에 다가갈 수 있는 열쇠가 된다. 전문적이고 책임감이 강한 시술자가 되기 위해서는 경락과 반사점의 구조에 관한 철저한 지식을 갖추고 있어야 할 것이다. 일반적으로 발은 26개의 작은 뼈와 아주 작은 2개의 뼈(종자연골), 114개의 인대, 20개의 근육으로 이루어져 있다. 이 모두는 결합

발레리나는 아름다움을 추구한다.
축구 선수는 물집, 가골, 발톱문제, 그리고 근육과 관절에 무리를 가하면서까지 발을 혹사한다.

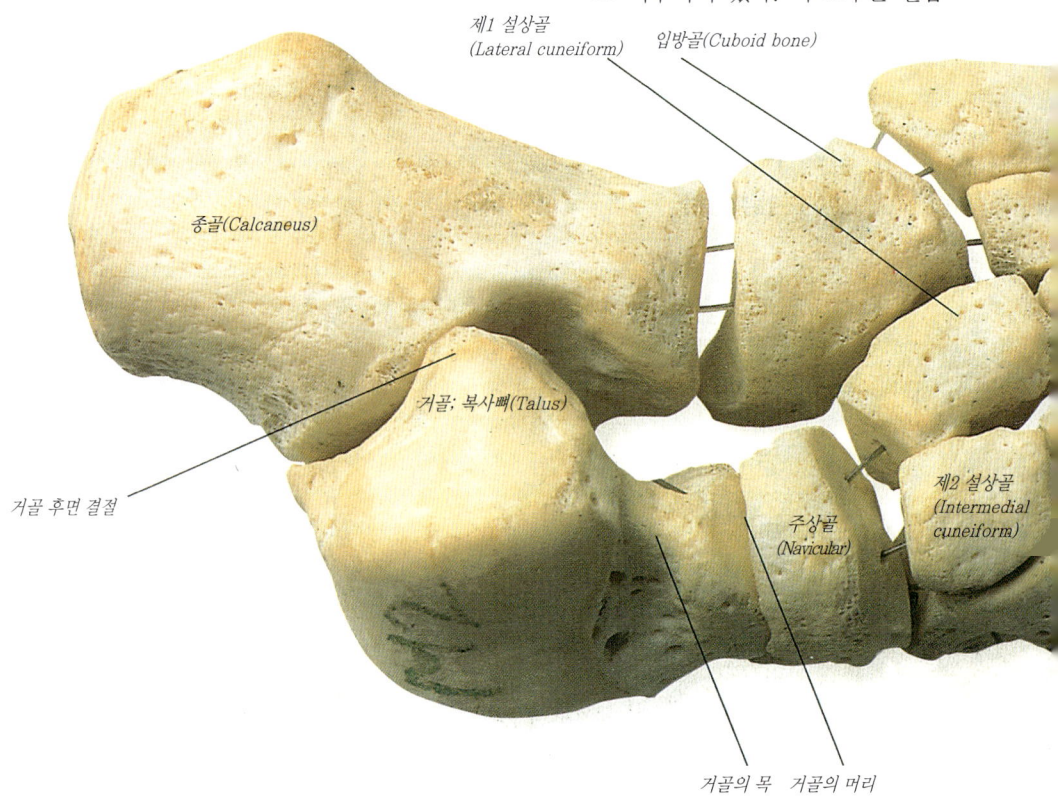

제1 설상골 (Lateral cuneiform)
입방골 (Cuboid bone)
종골 (Calcaneus)
거골: 복사뼈 (Talus)
거골 후면 결절
주상골 (Navicular)
제2 설상골 (Intermedial cuneiform)
거골의 목   거골의 머리

보통 발에는 26개의 작은 뼈가 있고 각 뼈마다 하는 일이 다르다.

조직과 혈관, 신경, 이를 덮고 있는 피부층으로 함께 연결된다. 극도의 조화를 이루는 정교한 구조의 바탕에는 두 개의 주요한 축이 있는데 하나는 발꿈치에서 엄지발가락으로 이어지는 축이고 다른 하나는 발꿈치에서 새끼발가락으로 이어지는 축이다.

손에는 27개의 뼈가 있다. 손과 발에 있는 뼈는 우리 몸에 있는 뼈의 절반을 차지한다. 발 하나에 지골(발가락 뼈)이 14개씩 있다. 엄지발가락에는 지골이 2개가 있고 이를 제외한 나머지 발가락에는 지골이 3개씩 있다. 이 발가락 뼈는 인대에 의해 중족골로 연결되어 있다. 중족골은 발꿈치까지 길게 이어져 있는 뼈를 말한다.

발의 가운뎃부분은 세 개의 설상골로 이루어져 있다. 이 설상골이 체중을 지탱하고 중심을 잡는 역할을 한다. 발꿈치부터 발 중간의 움푹 들어간 부분(족궁)까지 길게 이어진 세로축은 주상골, 입방골, 설상골로 구성된다.

사람은 발꿈치(종골)로 몸무게를 지탱한다. 따라서 발꿈치는 걸을 때마다 가해지는 충격을 흡수할 수 있도록 지방층으로 보호되어야 한다. 거골(복사뼈)은 위아래로 움직이는 지렛대 역할을 한다. 발의 움직임을 관장하는 부분은 관절, 근육, 건(腱)이다.

발이 매우 정교한 메커니즘으로 이루어져 있다는 사실은 명백해졌다. 하지만 유감스럽게도 우리 삶에서 발이 담당하고 있는 중요한 역할에 상응하는 관심을 기울이지 못하는 것이 사실이다. 우리가 흔히 쓰는 말 중에 "발이 아파 죽겠다."는 말은 "스스로 자기 발이 죽어가도록 내버려 두고 있다." 는 말로 바꿔야 할 것이다. 우리는 발반사요법을 통해 발이 건강에 있어서 얼마나 중요한지를 인식하고, 우리가 발을 제대로 돌보기만 한다면 발도 우리들의 건강을 보살펴 줄 것이라는 사실을 강조하는 데 의미가 있다.

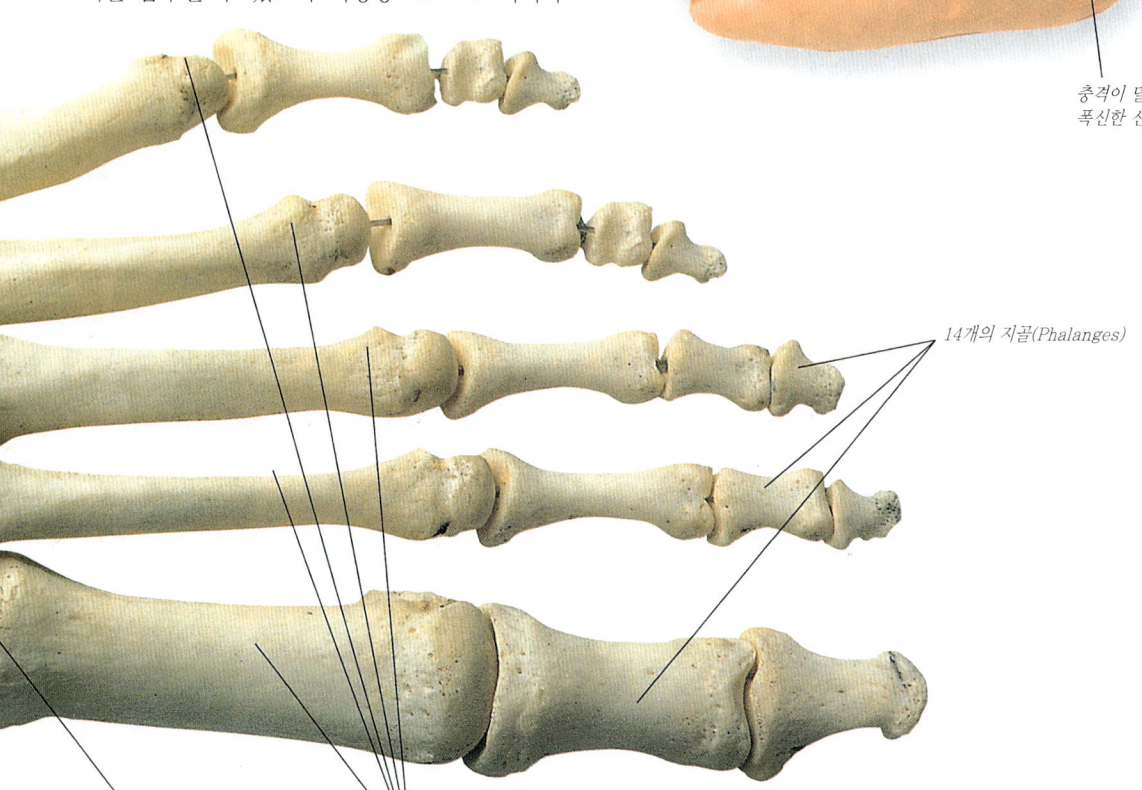

아기의 발은 완벽한 형태이다. 나중에 발의 형태가 변하지 않도록 하기 위해서는 정확하게 맞는 신발을 신게 하는 것이 중요하다.

발가락이 너무 조이거나 마찰되지 않는 신을 신어야 한다.

발목이 유연하고 긴장되어 있지 않다.

충격이 덜하도록 발꿈치가 폭신한 신을 신는다.

14개의 지골(Phalanges)

세3 설상골(Medial cuneiform) *5개의 중족골(Metatarsals)*

제7장 경락: 생명의 연결고리

앞장에서 살펴본 바와 같이 우리 몸을 순환하고 있는 에너지 통로라는 개념은 발반사요법과 침술의 가장 기본적인 중심 사상이다. 발반사요법과 침술의 경우 일정한 지점에 지압을 가함으로써 에너지 통로를 막고 있는 불순물을 제거한다는 공통점이 있다.

경락과 발반사요법

침술에서는 생명에너지가 이어져 있는 선을 일러 경락(meridians)이라 하며, 발반사요법에서는 전통적으로 구역(Zones)으로 알려져 있다. 두 가지 경우 모두 생명에너지선상에 막힌 곳이 생길 경우 이를 질병이라 정의한다. 따라서 질병을 치료한다는 의미는 그 선을 따라 여러 지점을 자극함으로써 막힌 곳을 뚫어 주는 것을 말한다. 침술에서는 그 침을 놓는 지점이 몸 전체에 퍼져 있어서 이들 지점에 침을 놓는 것이며, 발반사요법은 발에 있는 경락과 반사점을 특수한 마사지 기술로 자극한다는 점이 다를 뿐이다.

경락에 관해 좀더 자세히 연구하다 보면 발에 여섯 개의 주요 경락이, 그 중에서도 발가락 부분에 분포되어 있다는 사실을 알게 된다. 그러므로 발을 마사지한다는 것은 실상은 경락의 울혈을 풀어 주는 것이다. 울혈이 풀어지면 에너지의 흐름이 자유롭게 이루어지고 인체가 균형을 되찾게 된다.

경락에서 이루어지는 에너지 순환은 연속적으로 진행된다. 따라서 주 경락이 작용하고 있을 때는 그 신체기관을 관통하지 않는 6개의 경락은 간접적인 자극을 받게 되어 있다. 이런 이유로 해서 주요 기관들은 경락이 지나가는 지점을 따라 위치하게 되는 것이다. 예를 들어 폐경은 팔을 따라 엄지손가락까지 이어진다. 하지만 위경이 그 폐를 관통한다. 그러므로 위경을 자극하면 간접적으로 폐경락의 울혈에도 영향을 미치게 된다는 뜻이다.

경락에 대한 이론은 그 역사가 매우 길다. 중국인들은 대략 3000년 전에 경락 이론을 발견했다. 이것이 시간이 흐르면서 점점 더 강화되었다. 오늘날에는 전체론적인 치유법으로 발전시키기 위해 발반사요법 영역까지 확장될 정도로 논리적인 진전을 이루게 되었다.

경락을 잘 이해하면 질병의 경로를 보다 잘 이해할 수 있고 문제를 정확하게 해결할 수 있는 기초가 된다. 예를 들어 반사점을 치료했는데도 통증, 염증, 혹은 다른 증세가 만족스러울 정도로 개선되지 않을 경우 환자의 몸을 지나는 경락을 살펴보고 그 경락에 연결되어 있는 기관의 반사점을 치료하도록 한다.

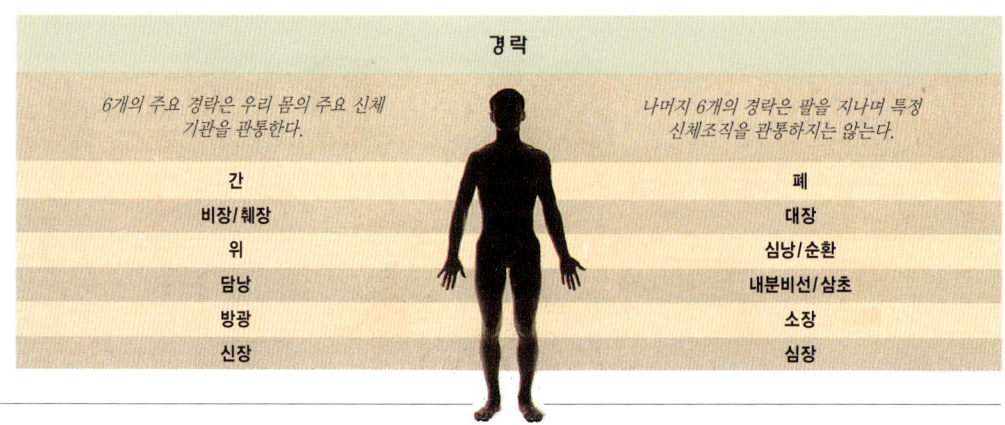

경락

6개의 주요 경락은 우리 몸의 주요 신체 기관을 관통한다.

| 간 |
| 비장/췌장 |
| 위 |
| 담낭 |
| 방광 |
| 신장 |

나머지 6개의 경락은 팔을 지나며 특정 신체조직을 관통하지는 않는다.

| 폐 |
| 대장 |
| 심낭/순환 |
| 내분비선/삼초 |
| 소장 |
| 심장 |

7. 경락: 생명의 연결고리

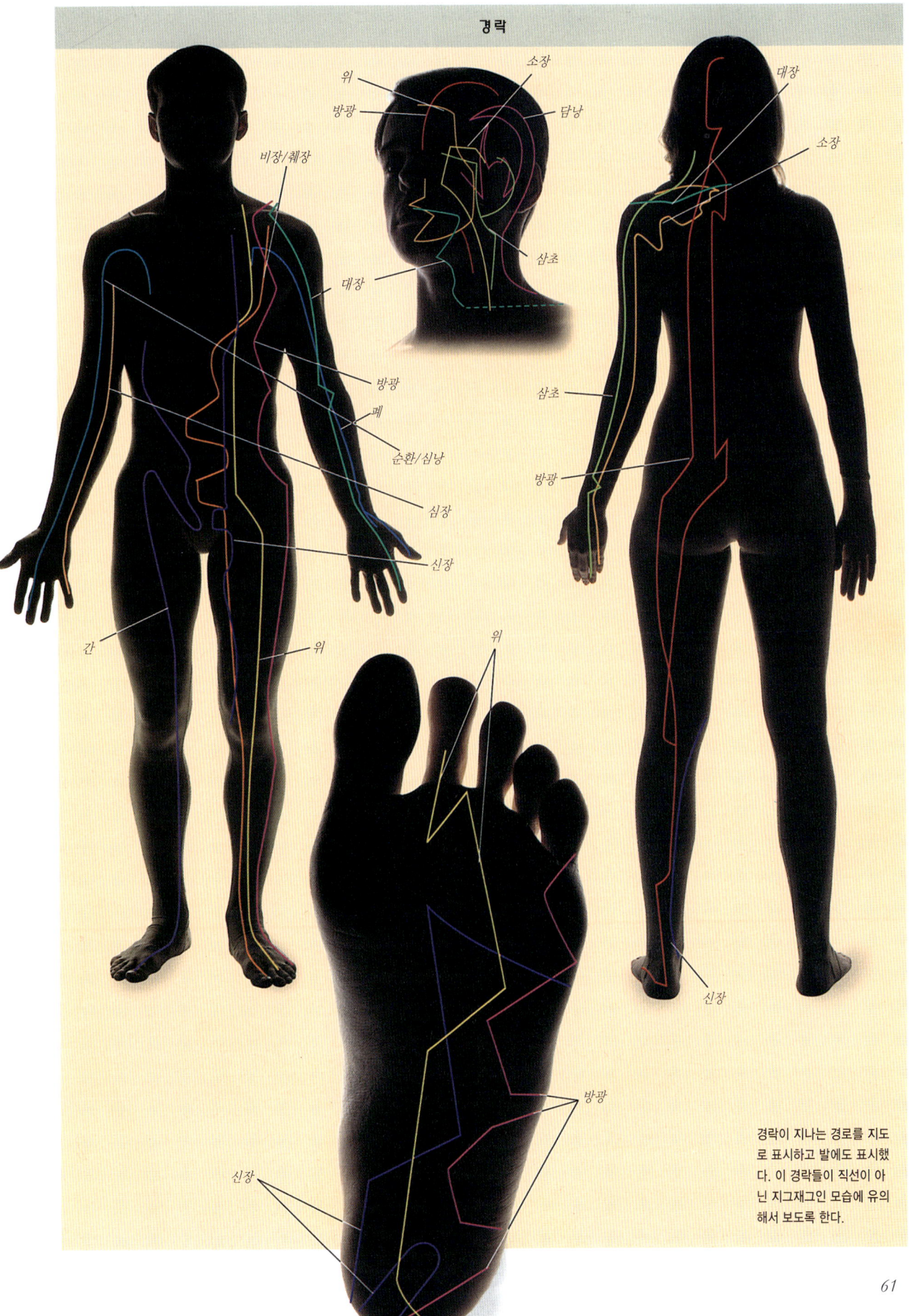

경락이 지나는 경로를 지도로 표시하고 발에도 표시했다. 이 경락들이 직선이 아닌 지그재그인 모습에 유의해서 보도록 한다.

경락이란 무엇인가

우리가 1부 26페이지에서 살펴본 바와 같이 모든 생명과 물질에는 에너지가 작용하고 있다. 기(氣), 혹은 생명력이라고 알려져 있는 이 에너지로 인해 우리는 살아 있는 것이다. 중국인들은 기 에너지가 혈액이나 신경, 임파액처럼 우리 몸의 경락을 따라 순환한다는 사실을 알아냈다. 이러한 생명력이 인체의 주요 기관과 조직을 제어하는 것이다. 기는 한 기관에서 다른 기관으로 순환을 한다. 각 기관의 건강을 유지하기 위해서는 이 에너지가 경락을 따라 막힘 없이 흐르는 것이 중요하다. 에너지가 조화를 이루고 있다면 몸이든 마음이든 병에 걸릴 염려가 없다. 모든 병은 에너지의 흐름이 원활하지 못한 데서 기인하는 것이다.

위의 중국인 그림에는 한 경락을 따라 몸 양쪽으로 침을 놓는 지점이 40개가 표시되어 있다.

경락은 우리 몸 전체에 퍼져 있다. 경락을 설명하는 데는 다음과 같은 표현이 도움이 된다. "우선 자유로이 흐르는 것이고 무색이며 비세포질 액체이면서 부분적으로는 심장에 의해 움직인다." [1]

경락을 측정하고 위치를 지정할 수 있었던 것은 현대 기술 중의 전기와 열, 방사선 등을 이용함으로써 가능했다. 침을 놓는 지점은 경락을 따라 특정 지점이 정해져 있다. 이 지점들은 전자기적 특성을 지녔으며 Bonham 미립자라고 하는 작은 달걀 모양의 세포로 이루어져 있는데 그 주위를 피부의 모세관과 혈관, 기타 신체기관이 감싸고 있다. 가장 빈번하게 500여 개의 지점이 사용된다. 경락의 명칭은 그 기능에 따라 정해진다. 따라서 경락의 이름은 그 경락과 관련 있는 신체조직과 동일한 것이다.

중국인들의 설명에 의하면 기 에너지는 경락 주위를 낮에 24회, 그리고 밤에 24회 순환한다고 한다. 감각면에서 보면 몸 전체를 순환하는 경락은 하나뿐이라고 하였고 나머지 다른 경락들을 그 위치와 기능별로 설명하고 있다. 주요 경락은 12개인데 이들이 각각 짝이 있으므로 총 24개의 에너지 경로가 있다는 말이 된다. 각 경락마다 연계된 특정 기관이 있고 바로 거기에서 경락의 이름이 결정된다. 또한 해당 기관과 경락 사이에는 특수한 상호 관계가 존재한다.

우리 몸에는 음에 해당하는 기관과 양에 해당하는 기관이 있다. 음에 해당하는 기관은 위나 담낭같이 흡수와 배설을 담당하고, 양에 해당하는 기관에는 심장처럼 혈액으로 채워져 있다. 음과 양 사이에는 늘 일정한 상호 작용이 존재한다. 만일 음과 양의 조화가 깨지게 되면 신체조직도 방해를 받아 기의 흐름이 원활하게 이루어지지 못하고 병에 걸리게 된다.

12개의 주요 경락
폐경
대장경
위경
비경
심경
소장경
방광경
신경
심포경
삼초경
담경
간경

경락의 순환

우리 몸은 표면을 따라 흐르는 경락의 방향에 따라 음과 양으로 나눌 수 있다. 경락은 가슴부위 깊은 안쪽에서 서로 연결되어 있으며, 내부 지류와 외부 지류로 나뉜다. 이 중 외부 지류에 작용하는 부위에는 마사지 기술을 사용할 수 있다. 양에너지는 태양에서 나온 것이고 양 경락은 손가락에서 얼굴까지 이어지거나 혹은 얼굴에서 발까지 이어진다. 음에너지는 땅에서 나온 것으로 발에서 시작하여 가슴까지 이어지거나 혹은 가슴에서 손가락 끝까지 이어진다. 경락의 흐름은 어느 한 곳에서 끊기는 것이 아니라 계속 이어지는 것이기 때문에 일정한 방향으로 에너지가 흐르게 되며 이쪽 경락에서 저쪽 경락으로 이어지는 순서도 정해져 있다. 이 순환과정은 시작도 없고 끝도 없는 것이라서 바퀴에 비유되기도 한다. 우리는 경락을 잇는 순환경로를 따라가는 것이며 이 경락의 흐름은 가슴에서 손가락으로, 얼굴로, 그리고 발로, 다시 가슴으로 이어진다.

중국인은 에너지가 24시간을 주기로 운동한다고 생각하였다. 이것을 중국인식 시계라고 한다. 이 '시계'에서는 24시간을 다시 낮과 밤으로 나눈다. 이 시간은 신체기관과 경락에서의 에너지 흐름과 관계가 있다. 예를 들어 오전 3~5시에는 폐가 가장 왕성한 에너지를 받아들이는 시간이다. 이런 이유에서 순환작용이 폐에서 왕성히 이루어지고 아이를 낳기에도 가장 좋은 시간이 되는 것이다.

중국인들은 특정한 인체기관을 자극하는데 가장 좋은 시간이 따로 있으며 그 시간을 가리켜 '에너지가 가득 찬' 시간이라고 하였다. 이와 반대되는 시간, 즉 밤시간대에는 그 기관의 에너지가 진정된다는 사실이 대조적이다. 예를 들어 오전 3시에서 5시 사이에 폐기능이 활발하다면 오후 3~5시 사이에는 진정된다. 인체조직의 에너지가 극대화되는 시간대와 경락별로 나눈 구역에 관해서는 66페이지에서 83페이지에 걸쳐 상세히 설명하기로 한다.[2]

가슴에서 손가락까지 팔 안쪽을 따라 이어진다. = 음

손가락 끝에서 얼굴까지 팔 바깥쪽을 따라 이어진다. = 양

발에서 가슴까지 다리 안쪽을 따라 이어진다. = 음

얼굴에서 발까지 다리 바깥쪽을 따라 이어진다. = 양

신체를 돌아다니는 에너지는 한 경락에서 다른 경락으로 정해진 경로가 있다. 이 경로에는 출발점이 있는 것도 아니고 끝나는 지점이 있는 것도 아니어서 마치 바퀴가 도는 것과 같다.

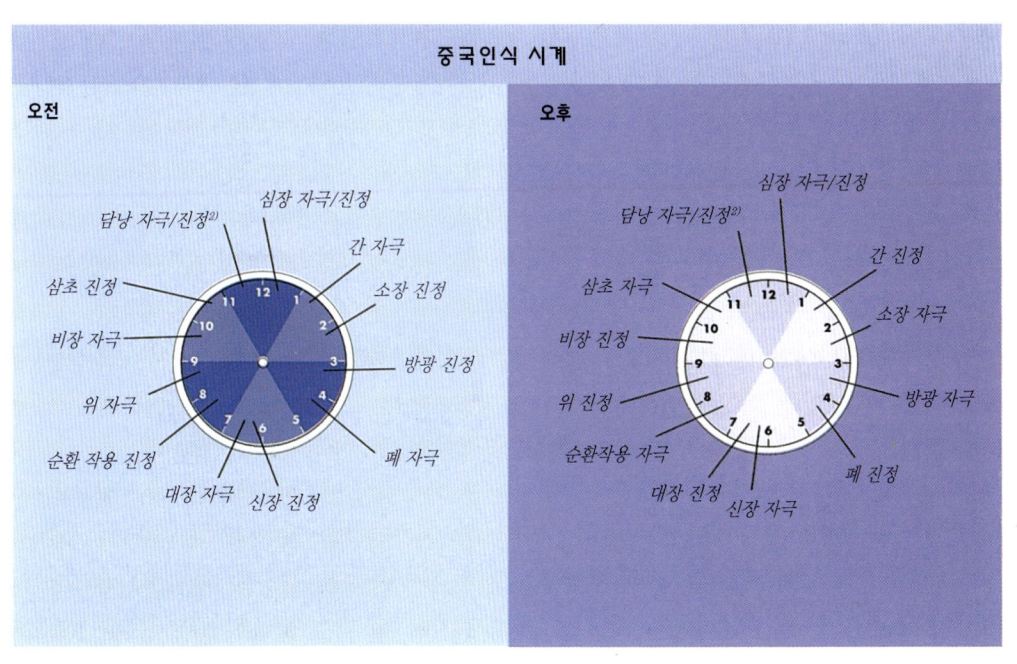

중국인식 시계

오전
- 담낭 자극/진정[2]
- 심장 자극/진정
- 간 자극
- 소장 진정
- 방광 진정
- 폐 자극
- 신장 진정
- 대장 자극
- 순환 작용 진정
- 위 자극
- 비장 자극
- 삼초 진정

오후
- 담낭 자극/진정[2]
- 심장 자극/진정
- 간 진정
- 소장 자극
- 방광 자극
- 폐 진정
- 신장 자극
- 대장 진정
- 순환작용 자극
- 위 진정
- 비장 진정
- 삼초 자극

중국의학에서는 에너지가 가득차 있을 때 (특정 시간대에) 인체조직이 자극을 받아들인다고 한다.

2-심장이 자극을 받는 시간대는 오전 11시에서 오후 1시 사이이다. 그리고 밤 11시에서 새벽 1시 사이에는 진정된다. 담낭이 자극을 받아들이는 시간대는 밤 11시에서 새벽 1시 사이이고 오전 11시에서 오후 1시 사이에는 진정된다. 따라서 오전 오후가 이 시계에 모두 들어 있는 것이 된다.

오행(五行)

오행에 해당하는 각 요소는 우리 몸의 특정 부위와 밀접한 관련이 있다.

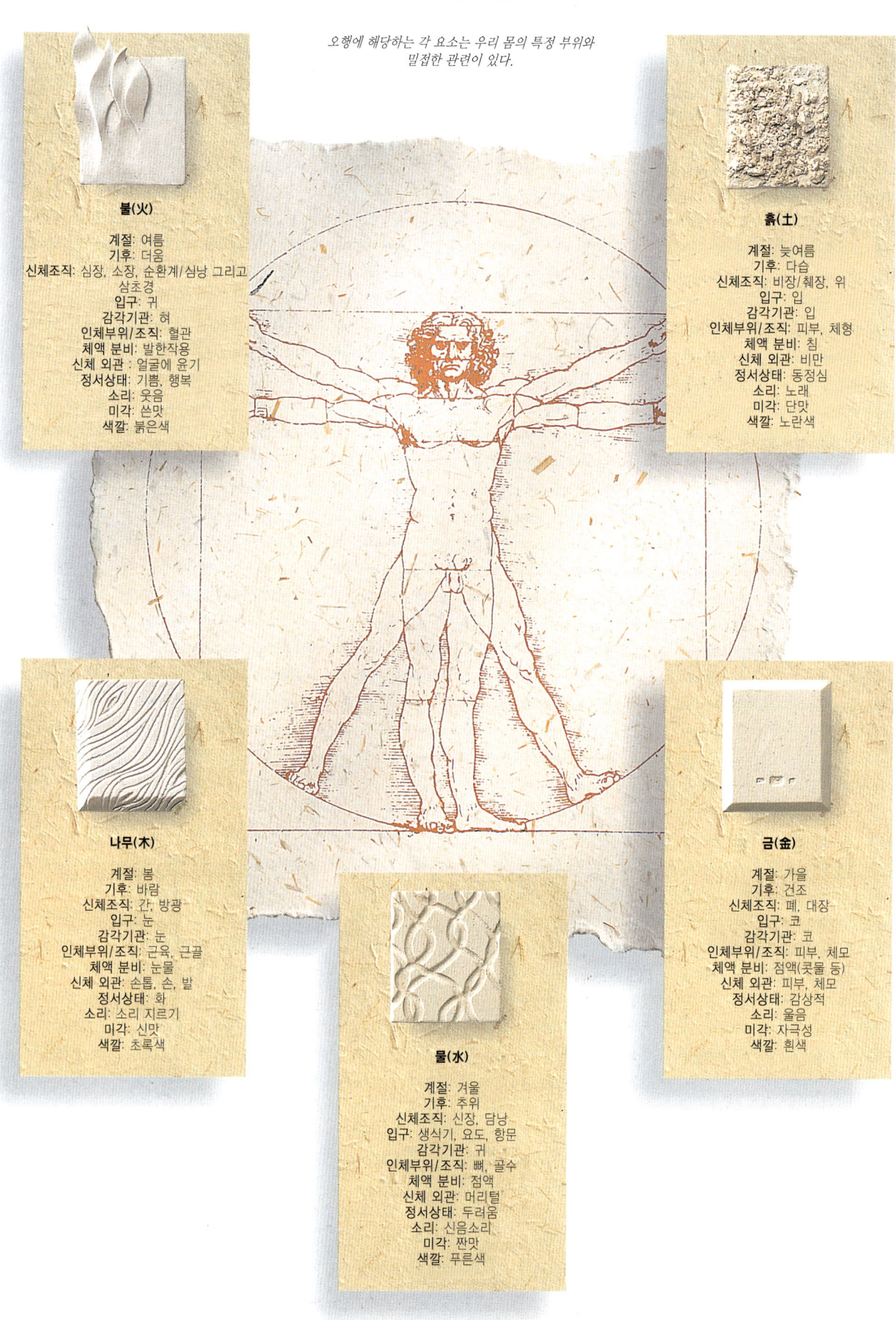

불(火)
- 계절: 여름
- 기후: 더움
- 신체조직: 심장, 소장, 순환계/심낭 그리고 삼초경
- 입구: 귀
- 감각기관: 혀
- 인체부위/조직: 혈관
- 체액 분비: 발한작용
- 신체 외관: 얼굴에 윤기
- 정서상태: 기쁨, 행복
- 소리: 웃음
- 미각: 쓴맛
- 색깔: 붉은색

흙(土)
- 계절: 늦여름
- 기후: 다습
- 신체조직: 비장/췌장, 위
- 입구: 입
- 감각기관: 입
- 인체부위/조직: 피부, 체형
- 체액 분비: 침
- 신체 외관: 비만
- 정서상태: 동정심
- 소리: 노래
- 미각: 단맛
- 색깔: 노란색

나무(木)
- 계절: 봄
- 기후: 바람
- 신체조직: 간, 방광
- 입구: 눈
- 감각기관: 눈
- 인체부위/조직: 근육, 근골
- 체액 분비: 눈물
- 신체 외관: 손톱, 손, 발
- 정서상태: 화
- 소리: 소리 지르기
- 미각: 신맛
- 색깔: 초록색

금(金)
- 계절: 가을
- 기후: 건조
- 신체조직: 폐, 대장
- 입구: 코
- 감각기관: 코
- 인체부위/조직: 피부, 체모
- 체액 분비: 점액(콧물 등)
- 신체 외관: 피부, 체모
- 정서상태: 감상적
- 소리: 울음
- 미각: 자극성
- 색깔: 흰색

물(水)
- 계절: 겨울
- 기후: 추위
- 신체조직: 신장, 담낭
- 입구: 생식기, 요도, 항문
- 감각기관: 귀
- 인체부위/조직: 뼈, 골수
- 체액 분비: 점액
- 신체 외관: 머리털
- 정서상태: 두려움
- 소리: 신음소리
- 미각: 짠맛
- 색깔: 푸른색

경락 치료와 침술은 중국식 사고방식으로 이해해야 한다. 중국에서는 우주의 구성요소는 다섯 가지로 이루어진다고 했다. 이 다섯 가지 요소를 오행이라 하며 지구상의 모든 만물은 이 오행 중의 한 두 가지 요소로 이루어진 것으로 본다. 그 다섯 가지 요소는 나무(木), 불(火), 흙(土), 금(金), 물(水)을 말한다. 이 오행은 물질적인 개념이 아니라 그 상태나 조건을 가리킨다.

오행은 순환법칙에 따라 생겨나고 멸하게 된다. 불은 흙을 만들어 내고, 흙은 금을 만들어 내며, 금은 물을 만들고, 물은 나무를 만들며, 나무는 다시 불이 된다. 음의 기관에 해당하는 요소를 예로 들자면 심장(火)은 비장과 췌장(土)의 기능을 돕고, 비장과 췌장은 폐(金) 기능을 보완하며, 폐는 신장(水)을, 신장은 간(木)을, 간은 심장을 돕는 관계에 있다.

위장은 土에 해당하고 신장은 水에 해당하지만 이런 내부기관은 우성(優性) 요소에 따라서 분류한다는 점을 기억해야 한다. 모든 신체기관은 나머지 네 가지 요소의 성질도 가지고 있으며, 이런 공통성질로 인해 다른 신체기관과 '함께' 연결이 되는 것이다. 예를 들어 금에 해당하는 기관은 폐와 대장인데 신장이나 방광에 있는 물의 성질도 가지고 있으며 또한 간이나 담낭에 있는 나무의 성질도 가지고 있다.[3]

이들 각각의 요소는 다른 많은 요인들과도 밀접하게 연관되어 있다. 예를 들자면 신체기관, 감각기관, 기후, 또 그 밖의 요소들을 말한다. 이런 요인들 중 어느 것에 대한 반응이든지 연관되어 있는 요소에 불균형을 초래할 가능성이 있다. 예를 들면 어떤 특정한 색깔이나 계절, 맛 등에 대한 강한 반감이나 지나친 욕구를 보일 경우이다. 그렇게 되면 결국 그 요소로 말미암아 관련 신체기관이나 경락에 영향을 미치게 되어(68-83페이지 참조) 증세를 진단하는 데 이용할 수 있는 것이다.

근본이 훌륭하고 삶에 대해 유연한 태도를 지닌 사람을 보면 木의 성격이 강하다. 이 사람에게 해당하는 계절은 봄이다. 즉 이 계절

오행	음/양	신체기관
火	음	심장, 심낭/순환기
	양	소장, 삼초
土	음	비장/췌장
	양	위
金	음	폐
	양	대장
水	음	신장
	양	방광
木	음	간
	양	담낭

은 새로운 생명의 발생기이자 창조적 능력이 발휘되고 변화의 기운이 넘치는 계절이다.

병을 진단하는 과정에서 환자의 정서상태를 살피는 것도 매우 중요하다. 火는 사랑, 행복, 부드러움, 용서와 관련이 있다. 이 요소는 사람들 간의 관계에서 육체적인 온기와 정신적인 온기를 모두 자극하는 성질이 있다. 다른 사람에 대한 관심이 부족하거나 스스로에 대한 애정이 결여된 경우는 정서적으로 불균형 상태임을 나타내 주는 것이다.

미각을 잘 살펴보면 각각의 맛이 에너지에 영향을 미친다는 사실을 알 수 있다. 다섯 가지 미각이 조화를 이루면 건강의 균형이 잡힌다. 한 가지 맛에 집착하면 좋지 않은 영향을 미친다.[4]

색깔도 마찬가지다. 그 사람의 얼굴을 보면 색깔을 알 수 있다. 기가 원활히 순환하고 있는 경우라면 뚜렷한 색깔이 나타나지 않지만 한 가지 요소라도 조화를 이루지 못하고 있다면 묘한 색깔을 띤다.

이 밖에 신체기능과 연관관계를 갖고 있는 요소들은 신체기관의 기능과도 밀접하게 관련되어 있다. 이들 기관에 장애가 생기면 특정 요소 내에서도 에너지의 불균형이 생긴다.

오행의 각 요소는 역동적인 음과 양의 상호 보완 관계에 있다. 이들 오행 중의 한두 가지 요소가 신체기관을 관리한다.

3-D&J 로슨 우드 "침술과 중국식 지압에서의 오행" p 40
4-다이앤 코넬리 박사 "전통적 침술: 오행의 원리" p 25

경락에 대한 상세한 설명

우리 몸에 영향을 주는 많은 조건들을 알기 위해서는 경락에 대해 아는 것이 간단하고 이해도 쉽다.

예를 들어 위경에 이상이 생긴 경우에는 윗니 쪽에 통증이 올 수 있다. 그 이유는 경락이 바로 잇몸 위쪽을 지나기 때문이다. 아랫니가 아픈 경우는 대장경에 이상이 있기 때문이다. 서혜부, 즉 허벅지 윗부분이 아플 때는 간경과 간 자체에 이상이 있어서 그런 것이다.

그 외에도 새끼손가락 관절염이나 팔꿈치 관절염, 견갑골의 류머티스성 섬유 조직염, 목에 있는 임파선 감염, 3차 신경통, 청각 이상 등도 이런 예에 속한다. 간단하게 소장경을 한 번 보면 새끼손가락에서 시작해서 귀 바로 앞에서 끝나는데 전부 위에 제시한 증세가 발견되는 지점을 지나고 있다. 이 사실로 미루어 소장경이 위의 질병을 야기하거나 악화시킬 수 있다는 증거임이 확실해지지 않는가? 경락의 균형을 되찾아 준 후 임상 결과를 확인한 결과 그 사실이 더 명백해졌다.

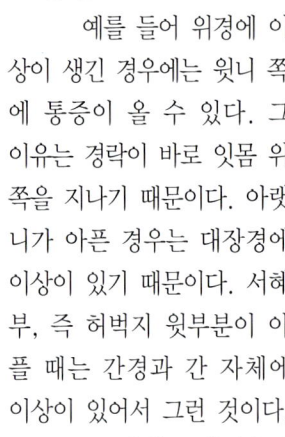

위경(내부 지류는 점선으로 표시)은 정맥동, 목, 폐, 횡경막, 비장, 간, 담낭, 위, 췌장, 십이지장, 부신, 신장, 대장, 소장, 골반에 영향을 준다.

발반사요법 "진단"

대다수의 국가에서는 발반사요법 시술자가 병을 진단할 수 없게 되어 있다. 하지만 내가 강의를 하고 치료를 해오며 내리게 된 결론은 환자들이 자신의 문제가 무엇인지 잘 파악하고, 이들에게 어떤 충고를 하더라도 기꺼이 협조하겠다는 의지를 갖는 것이 중요하다는 사실이다. 환자의 문제가 무엇인지 알아보기 위해서는 그 환자가 치료를 요구한 당시의 증상뿐 아니라 이전의 병력과 증상까지 상세히 조사할 필요가 있다. 그리고 나서 어떤 신체기관에서 균형이 깨진 것인지 확인하기 위해 문제점과 관련된 경락을 살핀다. 이 때 환자의 증상을 보고 의학적 견지에서 진단을 내릴 것이 아니라 중국 철학적 관점에서 에너지의 경로에 생긴 장애물을 파악해야 할 것이다.

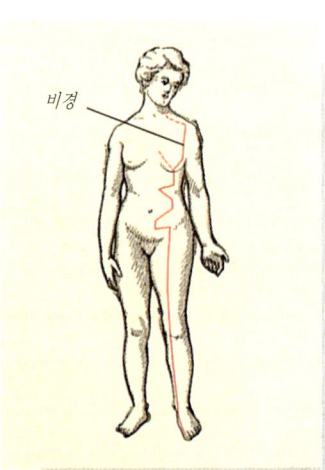

비경은 목과 갑상선(내부 지류), 팔 아랫부분, 소화기관, 골반, 허벅지, 무릎, 피부에 영향을 준다.

완전한 치료

12개의 경락 경로를 연구해 보면 위경이 인체의 모든 주요 기관을 관통하고 있음을 알 수 있다. 또한 위경은 발에 있는 주요기관의 반사점을 전부 지나가고 있다. 위경은 가장 주요한 경락이면서 종종 울혈의 근본적인 원인이 되기도 한다.

모든 증상을 완전히 치료하기 위해서는 드러난 증상보다는 각 반사점을 자극함으로써 울혈을 제거한다는 생각으로 해야 한다.

여기서 제시하고자 하는 사례는 모두 이 책에서 설명된 기술을 적용하여 효과가 나타난 경우로서, 모든 울혈이 깨끗이 해소되었고 에너지의 흐름이 원활히 이루어져서 균형상태에 이르게 되었다. 이제부터 개개인의 경락에 대해 심도 있게 알아보고 각 경락과 관계 있는 질병상태에 대해 살펴보기로 한다.

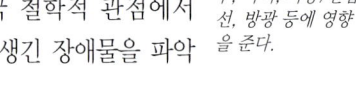

신경은 목(내부 지류), 폐, 심장, 가슴, 명치, 횡경막, 서혜부, 다리, 자궁/전립선, 방광 등에 영향을 준다.

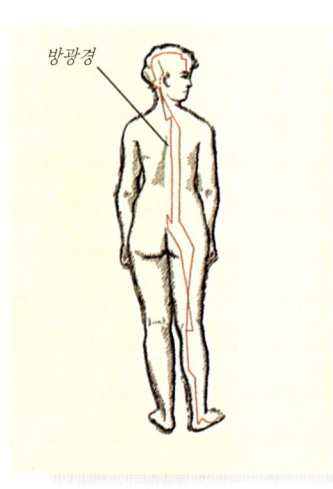

방광경은 척추, 신경, 뇌 등의 중앙신경조직에 영향을 끼치며 간접적으로는 모든 신체조직에 영향을 준다.

Severe back pain leading to pain down the legs. Has had a fusion of lumbar vertebrae 3 and 4 a few years ago. Has had more pain since then. Suffering from depression and despair (Wood Element). Breathing is very shallow.

When she walks a lot she needs to urinate more and the urine burns (this condition has occurred since the fusion in her vertebrae (above), since lumbar vertebrae 3 is connected to the bladder).

Teeth are dry (Water Element).

Often has pain in her right kidney.

Suffers from a lot of phobias.

Energy level is low in the afternoons (Water Element).

Hysterectomy six years ago because her uterus was full of fibroids. At the same time she had a bladder repair.

Other operations: tonsils, lump in right breast.

Bowel movement is 1-2 times a week on laxatives - feels bloated and windy.

Skin on her face is dry (Metal Element).

Thumbs and index fingers are often "sore."

Strong desire for coffee and sweet food (Earth Element).

Diet: Very acid, consisting of toast with cheese for breakfast. Protein (red meat) with bread for lunch, and fruits and bread for supper. Drinks lots of water in the belief that she needs to "flush" out her system.

Hardly any vegetables.

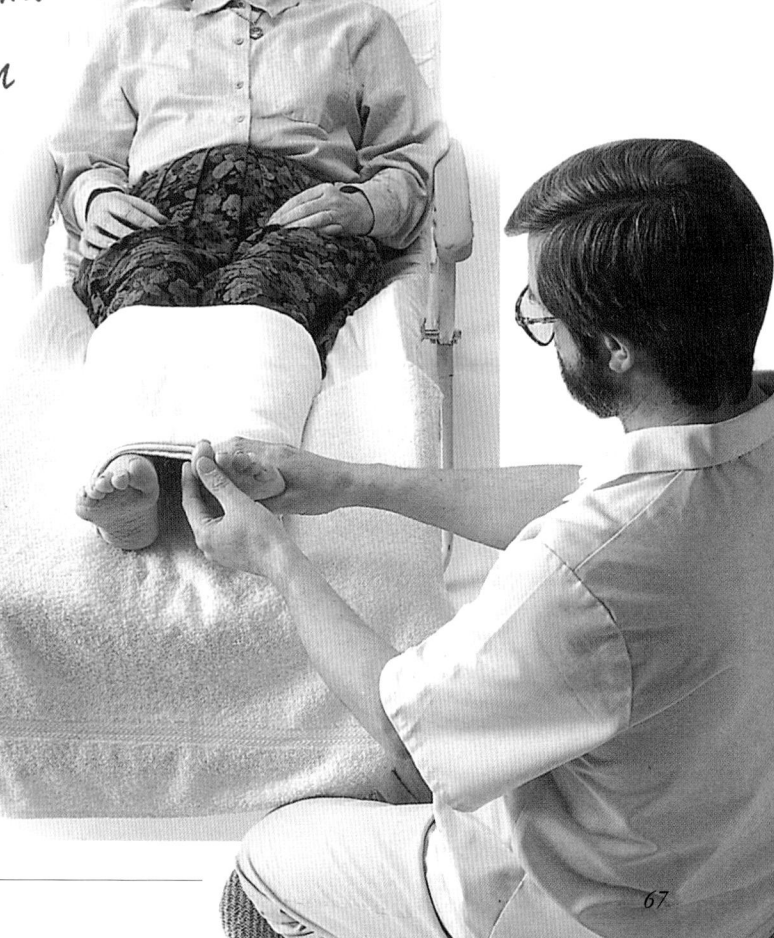

발반사치료를 시작할 때는 시술자가 환자의 문제점과 그간의 병력에 대해 자세히 상담을 나눈 후 치료에 임한다.

폐경(肺經)

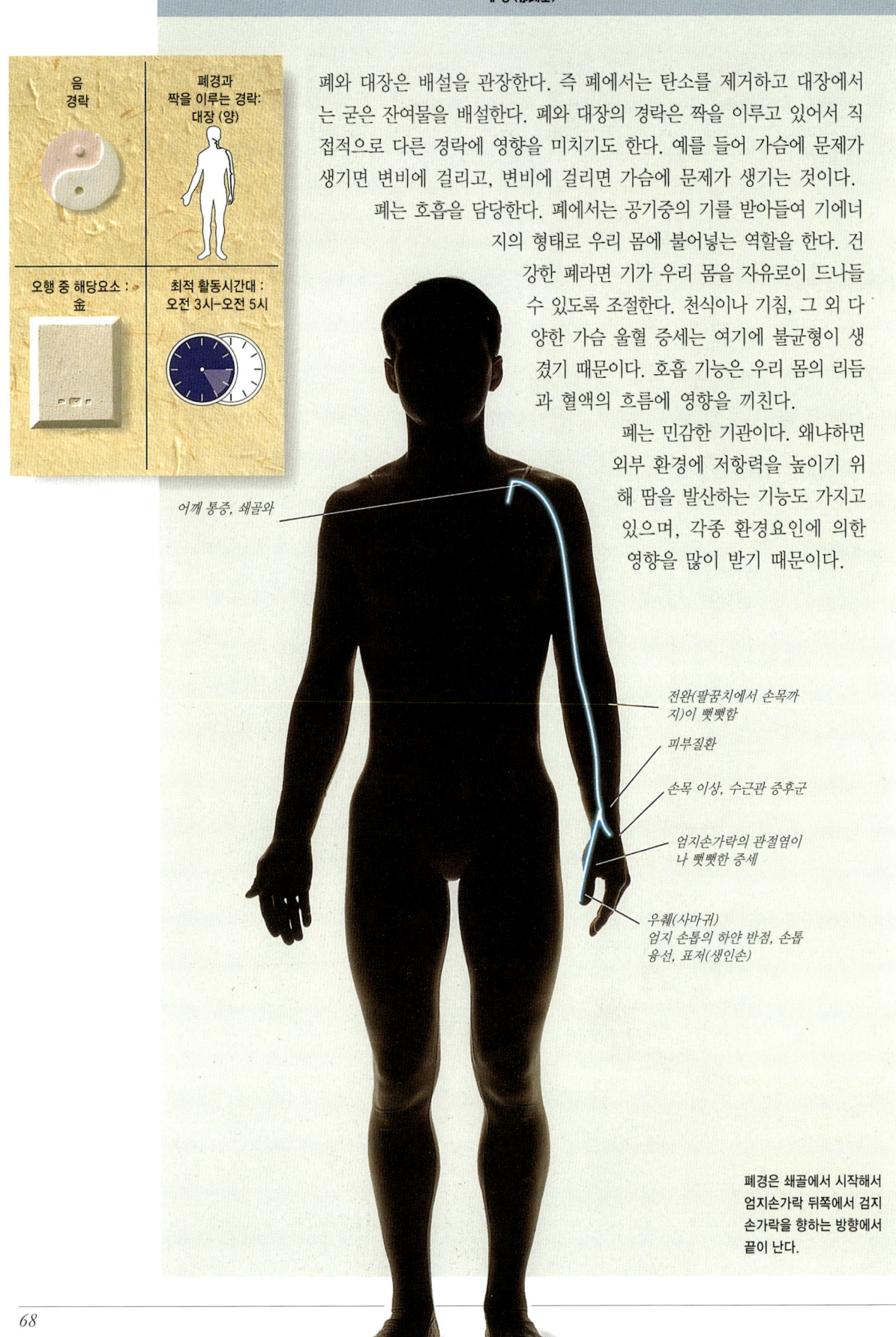

음 경락	폐경과 짝을 이루는 경락: 대장 (양)
오행 중 해당요소 : 金	최적 활동시간대 : 오전 3시-오전 5시

폐와 대장은 배설을 관장한다. 즉 폐에서는 탄소를 제거하고 대장에서는 굳은 잔여물을 배설한다. 폐와 대장의 경락은 짝을 이루고 있어서 직접적으로 다른 경락에 영향을 미치기도 한다. 예를 들어 가슴에 문제가 생기면 변비에 걸리고, 변비에 걸리면 가슴에 문제가 생기는 것이다.

폐는 호흡을 담당한다. 폐에서는 공기중의 기를 받아들여 기에너지의 형태로 우리 몸에 불어넣는 역할을 한다. 건강한 폐라면 기가 우리 몸을 자유로이 드나들 수 있도록 조절한다. 천식이나 기침, 그 외 다양한 가슴 울혈 증세는 여기에 불균형이 생겼기 때문이다. 호흡 기능은 우리 몸의 리듬과 혈액의 흐름에 영향을 끼친다.

폐는 민감한 기관이다. 왜냐하면 외부 환경에 저항력을 높이기 위해 땀을 발산하는 기능도 가지고 있으며, 각종 환경요인에 의한 영향을 많이 받기 때문이다.

어깨 통증, 쇄골와

전완(팔꿈치에서 손목까지)이 뻣뻣함

피부질환

손목 이상, 수근관 증후군

엄지손가락의 관절염이나 뻣뻣한 증세

우췌(사마귀) 엄지 손톱의 하얀 반점, 손톱 융선, 표저(생인손)

폐경은 쇄골에서 시작해서 엄지손가락 뒤쪽에서 검지 손가락을 향하는 방향에서 끝이 난다.

대장경(大腸經)

대장은 소화기계통의 맨 아랫부분을 이루고 있는 기관으로 잉여물의 운반, 변형, 배설을 맡고 있다. 이런 찌꺼기가 정기적으로 배설되지 못하면 몸 전체에 독소가 축적된다. 따라서 육체적인 변비나 설사뿐 아니라 정신적인 변비(인체에 유해한 생각과 느낌)도 이 대장경과 관계가 있다.[6]

황제내경에는 대장은 변화의 성질을 가지고 있어 몸 전체의 건강을 위해 찌꺼기를 모으는 역할을 한다고 언급되어 있다. 찌꺼기를 배설하는 기능은 건강을 유지하기 위해 매우 중요하다. 노폐물이 효율적으로 배설되지 못하면 나머지 인체기관에 유해한 찌꺼기가 계속 쌓이게 되고 이것이 결국 인체의 균형을 깨뜨린다. 대장이 균형을 잃으면 복부 통증, 설사, 변비, 복부 팽창, 종창(腫脹), 여드름, 두통, 코막힘 증세 등이 나타난다.

양 경락	대장경과 짝을 이루는 경락: 폐(음)
오행 중 해당요소: 金	최적 활동 시간대: 오전 5시-오전 7시

- 코가 아프거나 출혈이 있다.
- 입술에 포진이나 알러지가 생긴다.
- 어깨가 아프고 굳어 있으며 활액낭염이 있다.
- 피부질환
- 팔꿈치 관절염
- 검지손가락에 관절염 증상이 있고, 손톱에 흰 반점이 있으며 습진, 우췌(사마귀)가 있다.

대장경은 검지손가락 끝에서 시작하여 어깨 뒷편을 가로질러 얼굴에 있는 양 콧날에서 끝난다.

6-이오나 마르사 티거든 "침술 안내서" p10

위경(胃經)

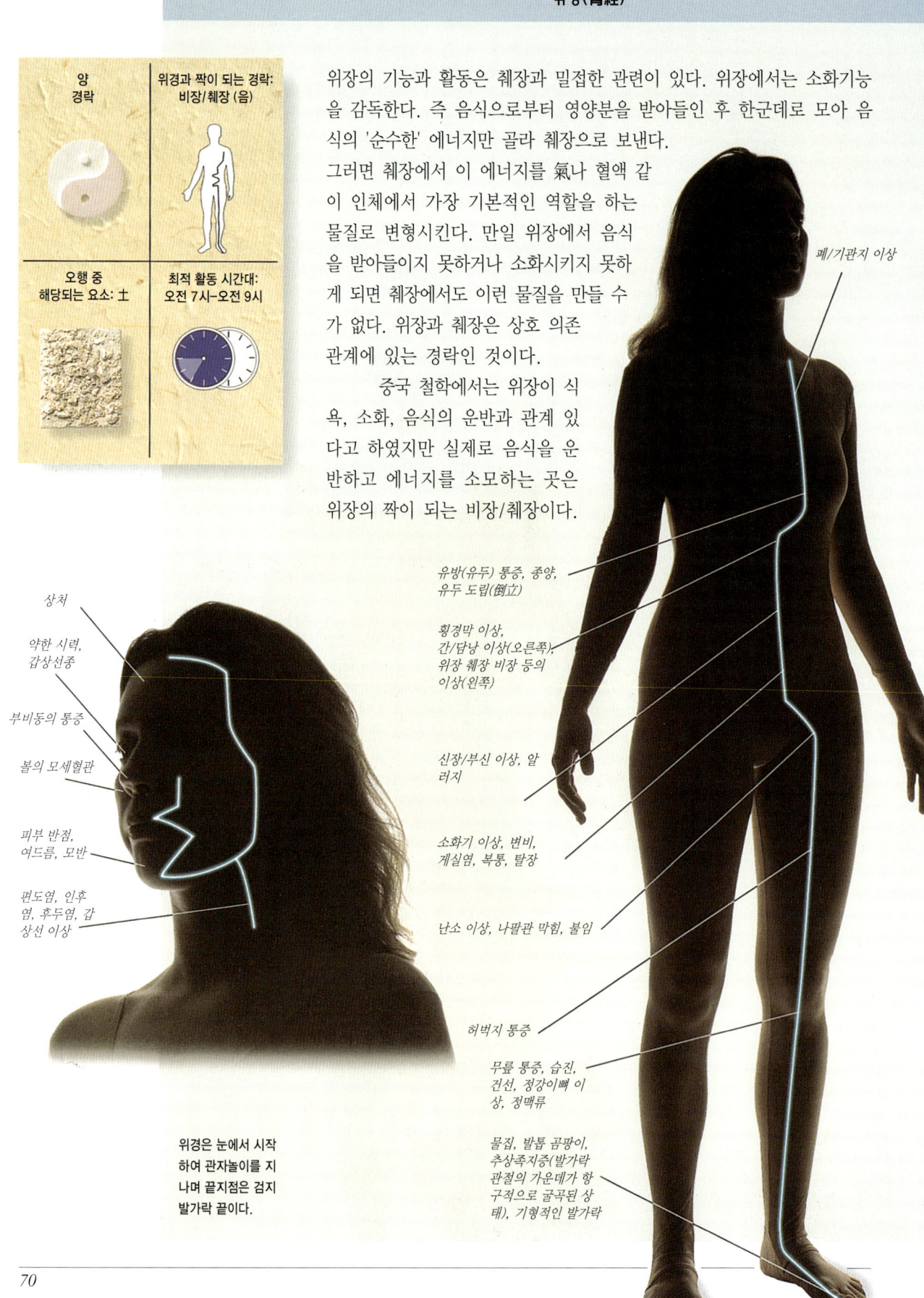

양 경락	위경과 짝이 되는 경락: 비장/췌장 (음)
오행 중 해당되는 요소: 土	최적 활동 시간대: 오전 7시-오전 9시

위장의 기능과 활동은 췌장과 밀접한 관련이 있다. 위장에서는 소화기능을 감독한다. 즉 음식으로부터 영양분을 받아들인 후 한군데로 모아 음식의 '순수한' 에너지만 골라 췌장으로 보낸다. 그러면 췌장에서 이 에너지를 氣나 혈액 같이 인체에서 가장 기본적인 역할을 하는 물질로 변형시킨다. 만일 위장에서 음식을 받아들이지 못하거나 소화시키지 못하게 되면 췌장에서도 이런 물질을 만들 수가 없다. 위장과 췌장은 상호 의존 관계에 있는 경락인 것이다.

중국 철학에서는 위장이 식욕, 소화, 음식의 운반과 관계 있다고 하였지만 실제로 음식을 운반하고 에너지를 소모하는 곳은 위장의 짝이 되는 비장/췌장이다.

- 상처
- 약한 시력, 갑상선종
- 부비동의 통증
- 볼의 모세혈관
- 피부 반점, 여드름, 모반
- 편도염, 인후염, 후두염, 갑상선 이상

- 폐/기관지 이상
- 유방(유두) 통증, 종양, 유두 도립(倒立)
- 횡경막 이상, 간/담낭 이상(오른쪽), 위장 췌장 비장 등의 이상(왼쪽)
- 신장/부신 이상, 알러지
- 소화기 이상, 변비, 게실염, 복통, 탈장
- 난소 이상, 나팔관 막힘, 불임
- 허벅지 통증
- 무릎 통증, 습진, 건선, 정강이뼈 이상, 정맥류
- 물집, 발톱 곰팡이, 추상족지증(발가락 관절의 가운데가 항구적으로 굴곡된 상태), 기형적인 발가락

위경은 눈에서 시작하여 관자놀이를 지나며 끝지점은 검지 발가락 끝이다.

土에 속하는 두 경락은 다른 어느 경락보다도 서로 밀접한 상호작용을 한다. 오행 중 土는 조화를 대표하고 있다. 위장과 췌장, 비장이 서로 조화되지 않으면 우리 몸의 다른 모든 기관에도 영향을 끼친다.

중국인의 표현을 빌리자면 위장은 "음식의 바다"로 통한다. 왜냐하면 위장에서는 소화기능을 관장하고 섭취하는 음식을 수용하고 익혀야 하는 책임이 있기 때문이다. 위장에서 양분섭취활동을 하지 않는다면 인체의 다른 기관은 전혀 기능을 할 수 없다. 위장은 육체적·기능적으로 가장 중심에 있다. 따라서 동양의학에서는 위장에 병이 들면 다른 기관에도 즉시 번지게 되어 있다고 하였다.

만일 위장이 균형을 잃으면 실제 음식이든 정신적 양식이든 무엇을 먹더라도 제대로 활용되지 않을 것이다. 에너지가 고갈되어 나타나는 이러한 증세(기면 상태나, 나약해지고, 무기력한 증세)는 바로 위장의 기능이 정상이 아니라는 신호이다.

사례 연구

여성: 35세

증상
만성 부비동염, PMS증후군, 월경통; 통증을 경감시키고 얼굴 여드름을 가라앉히기 위해 알약 복용 중; 급격한 감정의 기복; 피로, 유방통, 변비

이전 치료 과정
과잉활동 중인 갑상선의 일부를 제거; 현재 이에 맞는 처방약을 복용중임.

발반사요법
알약을 복용하지 않고도 몸을 유지할 수 있도록 돕기 위해 처치한다. 위경의 경로에 주의하면서 산성음식을 제한하고 알칼리성 음식의 섭취를 늘리는 식단이 필요하다. 약을 먹지 않는 동안 처음에는 몸이 무거웠으나 PMS증후군은 한결 나아졌으며, 유방통 증세도 줄어들었다. 세 번의 치료를 마치자 변비가 완전히 해소되었다. 단지 부비동염만이 문제가 될 뿐 여드름도 없어졌다. 다섯번의 치료를 마친 후 두번째 월경 때에는 통증이 전혀 없었다. 약간의 PMS 증후군은 남아 있었으나 경미했고 기간도 전보다 짧아졌다.

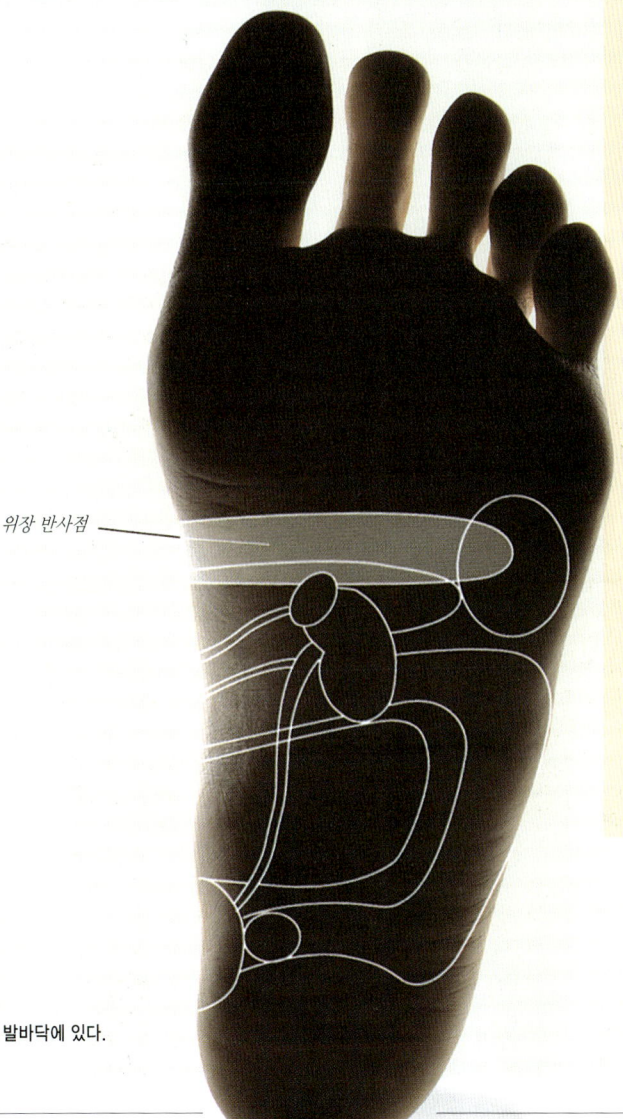

위장 반사점

위장 반사점은 양쪽 발바닥에 있다.

비경 (脾經)

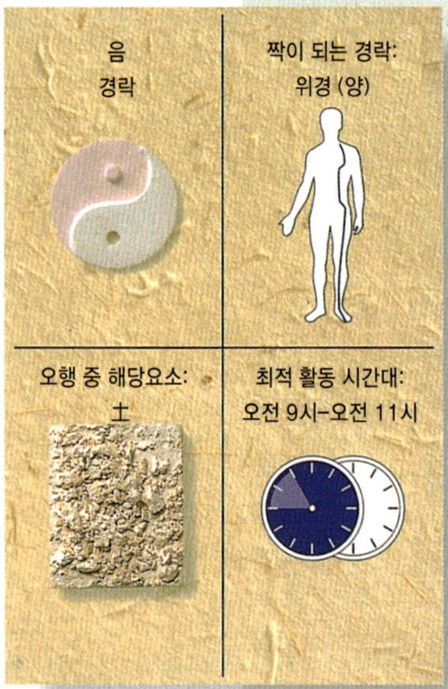

황제 내경에 적혀 있는 바로는 "변형과 운반을 담당하는 기관은 비장"이라고 하였다.[7]

음식을 氣와 혈액으로 바꾸어 주는 이 과정은 매우 중요한 연결 고리가 된다. 만일 음식의 운반과정에 이상이 생기면 영양과 氣가 전달되지 못해 근육이 약해지고 입술과 입이 메마르고 창백해진다. 비장은 "출생 이후 생명력의 근원"이라고 일컬어진다. 비장이 균형을 잃으면 몸 전체, 혹은 일부에 氣와 혈액이 부족해질 수 있다.

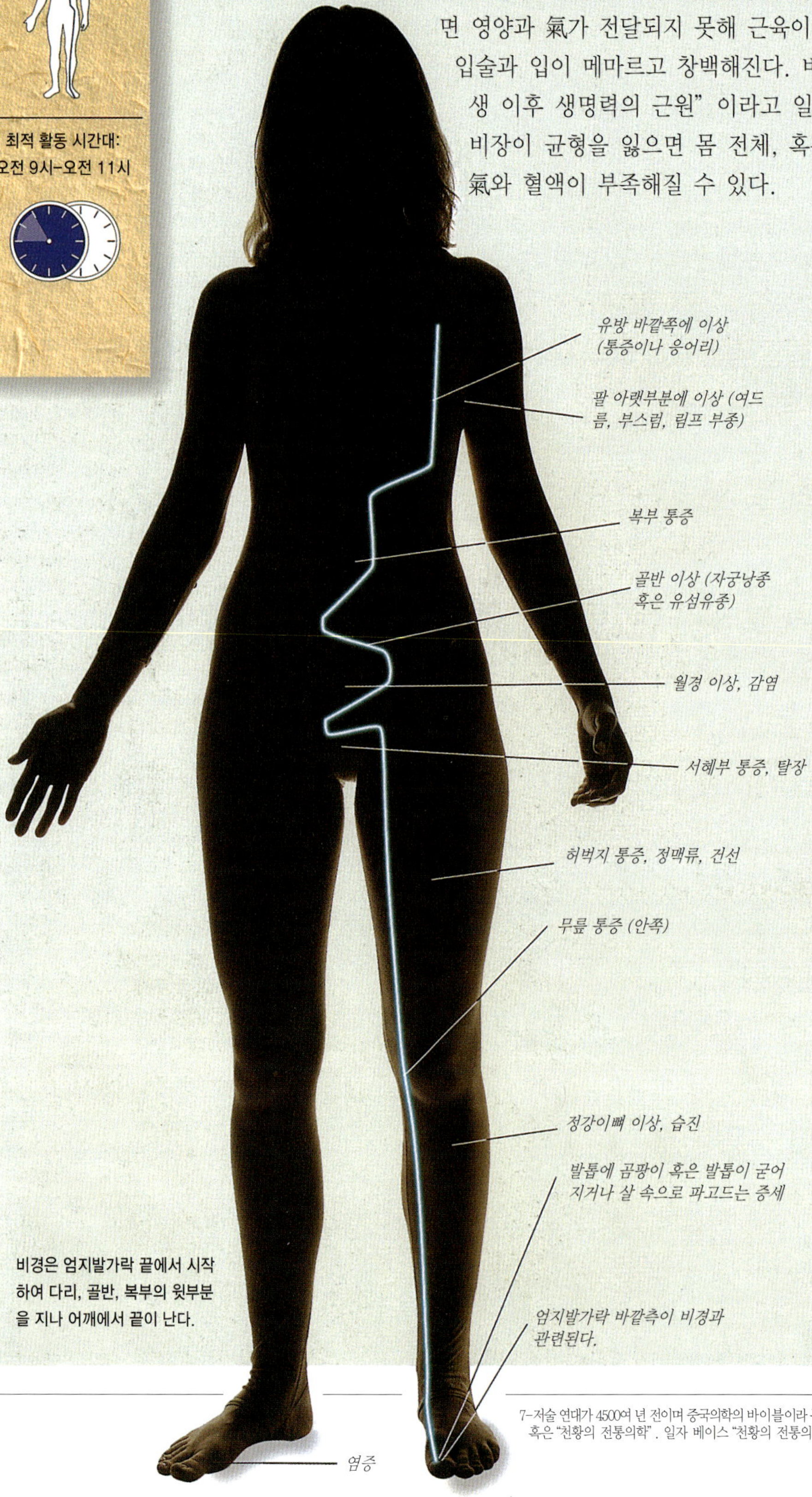

음 경락	짝이 되는 경락: 위경 (양)
오행 중 해당요소: 土	최적 활동 시간대: 오전 9시-오전 11시

- 유방 바깥쪽에 이상 (통증이나 응어리)
- 팔 아랫부분에 이상 (여드름, 부스럼, 림프 부종)
- 복부 통증
- 골반 이상 (자궁낭종 혹은 유섬유종)
- 월경 이상, 감염
- 서혜부 통증, 탈장
- 허벅지 통증, 정맥류, 건선
- 무릎 통증 (안쪽)
- 정강이뼈 이상, 습진
- 발톱에 곰팡이 혹은 발톱이 굳어지거나 살 속으로 파고드는 증세
- 엄지발가락 바깥측이 비경과 관련된다.
- 염증

비경은 엄지발가락 끝에서 시작하여 다리, 골반, 복부의 윗부분을 지나 어깨에서 끝이 난다.

7-저술 연대가 4500여 년 전이며 중국의학의 바이블이라 통하는 "황제 내경" 혹은 "천황의 전통의학". 일자 베이스 "천황의 전통의학" p 133

비장은 우리 몸의 영양을 관장하고 있다. 비장에서 분비되는 효소가 모든 음식, 즉 단백질, 지방, 전분질의 소화를 돕기 때문이다.

중국의학에서는 "비장이 혈액을 다스린다."고 하였다. 이는 비장에서 혈액을 만들어 내고 정확한 혈행이 이루어지도록 유지하는 역할을 하기 때문이다. 이런 이유로 비장은 월경에도 영향을 미친다. 수명이 다한 적혈구를 파괴하고 독성이 있는 박테리아를 중화하는 항체를 만들어 감염에 대비한 면역력을 기르는 일도 비장이 하는 일이다. 이 밖에 비경이 하는 중요한 일로는 수분을 변형시키는 일이 있다. 전통 의서에서는 수종(여분의 수분이 남아 부풀어오르는 것)이라고 하는데 역시 비장과 관계가 있다.

사례 연구

여성: 40세

증상
매일 두통, 변비, 월경 주기는 정상이나 복통 수반

이전 치료 과정
엄지발가락 안쪽에 생기는 건막류 제거, 오른쪽 유방 종양 제거수술

발반사요법
두통이 매일 되풀이되는 이유는 방광경의 균형이 깨졌기 때문이다. 이런 사례는 비장/췌장과 그 경락에 원인이 있는 경우가 많다. 비경에 이상이 생겨 두통 증세가 나타난 것이다.

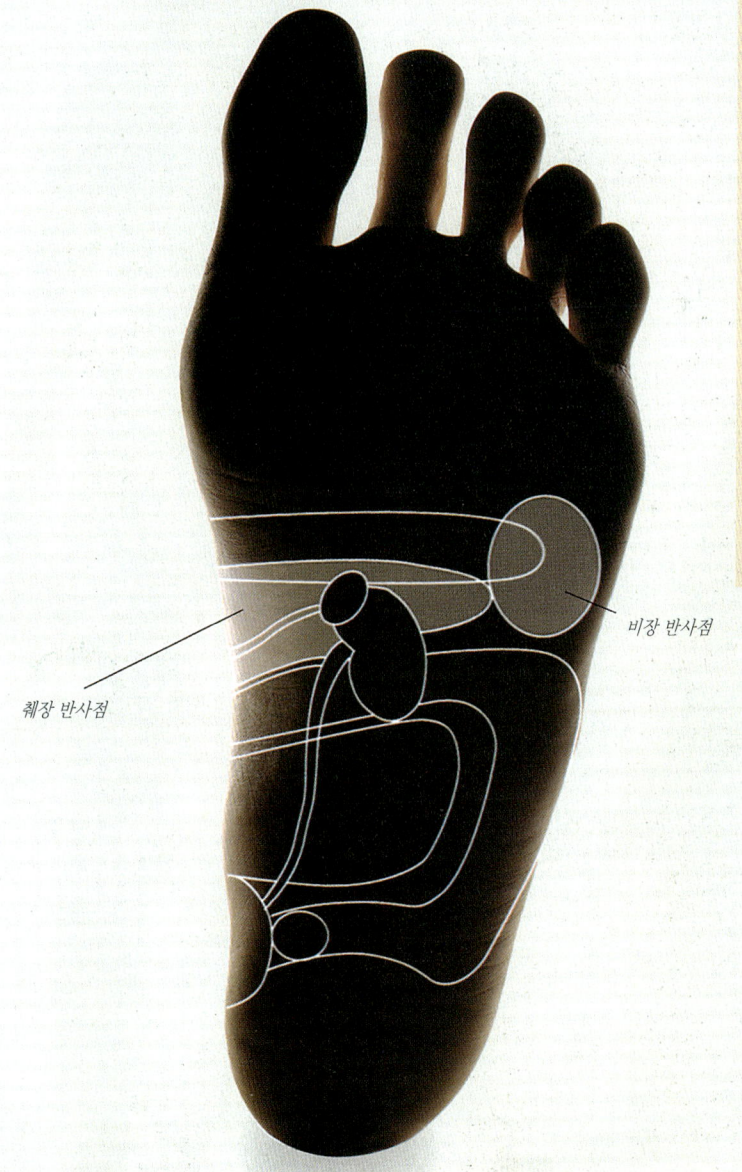

췌장 반사점

비장 반사점

췌장 반사점은 양쪽 발바닥에 있으며 비경은 왼쪽 발바닥에 있다.

소장경(小腸經)

소장경은 깨끗한 음식과 오염된 음식을 분리하는 일을 담당한다. 음식을 분류하고 흡수하는 일은 위장에서 처음 시작하고 그 다음 과정을 소장이 한다. 소장경에서 소화 흡수를 관장하고 있기 때문에 이 경락의 흐름이 원활한지 못한지에 따라 우리 몸의 영양상태, 몸과 마음의 생명력에 막대한 영향을 끼치게 된다. 소장경은 직접적 혹은 간접적으로 대장경의 기능에 영향을 미친다. 덩어리 형태의 잔여물을 대장에 전달하는 일뿐 아니라 변에 남아 있는 수분의 농도를 조절하는 일에 이르기까지 모두 소장이 담당하고 있다. 인체가 필요로 하는 만큼 여분의 수분은 더 흡수하고 배출해야 할 수분은 배설하도록 만드는 것이다.

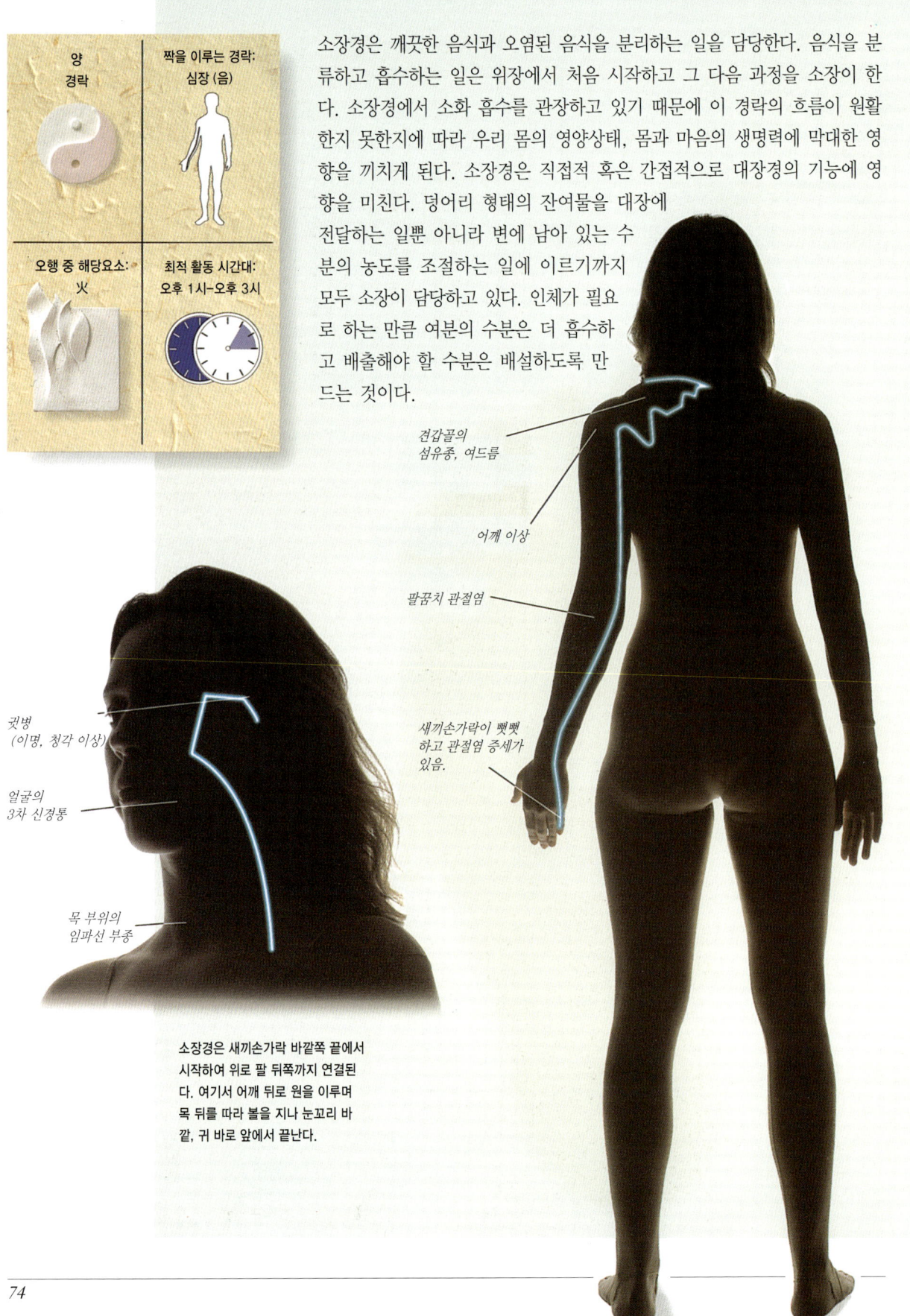

- 양 경락
- 짝을 이루는 경락: 심장 (음)
- 오행 중 해당요소: 火
- 최적 활동 시간대: 오후 1시-오후 3시

- 견갑골의 섬유종, 여드름
- 어깨 이상
- 팔꿈치 관절염
- 새끼손가락이 뻣뻣하고 관절염 증세가 있음.
- 귓병 (이명, 청각 이상)
- 얼굴의 3차 신경통
- 목 부위의 임파선 부종

소장경은 새끼손가락 바깥쪽 끝에서 시작하여 위로 팔 뒤쪽까지 연결된다. 여기서 어깨 뒤로 원을 이루며 목 뒤를 따라 볼을 지나 눈꼬리 바깥, 귀 바로 앞에서 끝난다.

이러한 분리작업(필요한 성분은 그대로 두고 배출해도 되는 노폐물만 걸러내는 일)은 육체적 차원이나 정신적 차원 모두에서 일어난다. 예를 들면 온갖 잡동사니 중에서 우리의 생각이나 정서에 필요한 것이 무엇인지를 구분하는 일이 있다. 이런 기능이 제대로 이루어지지 못하게 되면 혼란이 생긴다. 일례로 청각에 이상이 있으면 소리를 구분할 수가 없게 된다. 이렇게 되면 음식 종류를 소화하는 일뿐 아니라 경험, 느낌, 생각, 정신적 양분까지도 소화할 수가 없는 것이다.

사례 연구

여성: 30대 초반

증상

목, 허리, 어깨에 심각한 이상(어깨로부터 팔로 이어지는 선이 꼭 죄이는 듯한 느낌이 있다가 어느 한 지점에서 모든 감각이 사라지는 느낌), 위장이 약함. 때로 식사 후에 심한 복통, 목이 약하고 팔꿈치 관절염 증세, 6살 때 탈장이 있었음. 5살 때 심한 귓병을 앓은 적이 있음.

발반사요법

어깨, 목/팔, 팔꿈치, 귀, 목으로 이어지는 증상으로 보아 소장경에 이상이 있음이 확실하다. 팔에 있는 경락은 다른 기관으로 영향을 끼치지는 않으나 주요 경락이나 관련기관에 있을지도 모르는 원인에 주목할 필요가 있다. 위가 약한 것과 식사 후 복통은 위경에 이상이 있다는 것을 뜻한다. 하지만 팔, 어깨, 목, 귀, 인후를 따라 氣에너지가 울혈되어 있다.

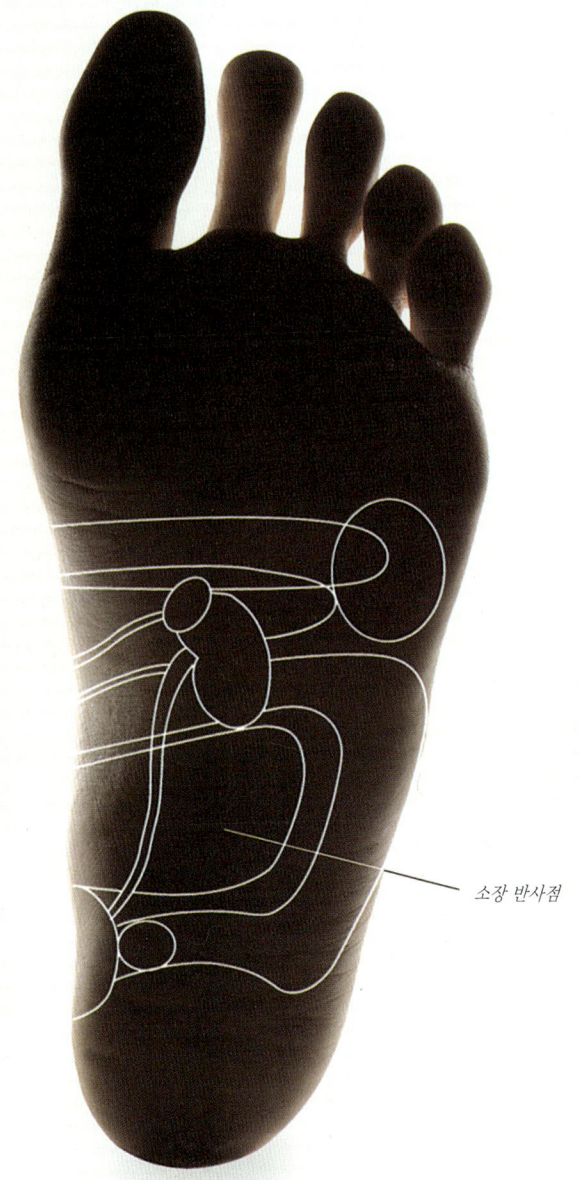

소장 반사점

소장 반사점은 양쪽 발바닥에 있다.

심경(心經)

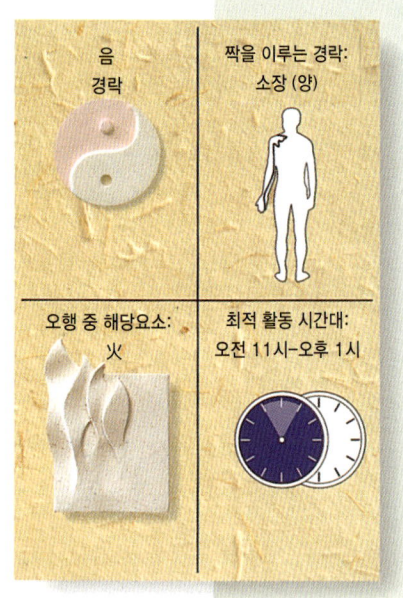

심경과 소장경은 서로 짝을 이루고 있는 경락이다. 이 두 경락에 대해 내경에서 설명하고 있는 바로는 "심장은 혈액을 다스리고 소장과 합쳐진다. 만일 심장이 더워지면 그 열이 곧바로 소장을 덮어 소변으로 혈액이 나가게 된다"[8]고 하였다.

예로부터 "심장이 혈액과 혈관을 다스린다."는 말이 있었다. 심장은 혈행을 관장하기 때문에 심장이 제대로 기능해야 혈행이 순조로워진다. 심장이 강하면 몸이 건강하고 정서도 안정되나 심장이 약하면 모든 다른 경락도 연속적으로 장애를 받는 것이다.

또한 심장은 정신을 지배한다는 말이 있다. 심장의 혈액과 기가 조화를 이루면 정신적으로 환경에 적절한 대응을 할 능력이 생긴다. 불면증이나 과도한 꿈, 건망증, 히스테리, 짜증을 내는 행동, 정신이상, 섬망(환각, 착각, 망상) 등의 증세는 심경이 균형을 유지하지 못해서 생기는 것이다.

겨드랑이 밑의 통증, 선(腺)이 부풀어오름

팔 안쪽에 통증이 있고 약함. 인후나 편도선의 염증을 느끼지 못하고 무감각함

손목이 약함

새끼손가락에 통증이 있거나 뻣뻣함. 손톱이 융기되고 흰 반점이 있으며 사마귀, 표저(생인손)가 있다

심경은 겨드랑이 밑에서 시작하여 새끼손가락 뒷면에서 넷째손가락 쪽을 향해서 끝난다.

방광경(膀胱經)

신경과 방광경은 가장 확실한 짝을 이루고 있다. 이것이 의미하는 바는 방광경이 신장을 자극하고 조절하는 역할을 한다는 뜻이다.

방광의 기능은 신장에서 만들어 내는 소변을 받아서 배설하는 일이다. 따라서 방광경은 우리 몸의 수분 비율을 일정하게 유지하는 일을 한다. 방광은 신장과 항상 보조를 맞추어야 한다.("신경" 참조) 방광은 생명을 유지하기 위해서 꼭 필요한 것이다. 왜냐하면 방광이 제대로 기능을 하지 못하면 나머지 인체기관에 유해한 성분이 쌓이기 때문이다.

방광경은 척추와 신경에도 큰 영향을 끼친다. 방광경이 지나는 경로의 긴장을 풀어 주는 것이 가장 좋은 방법이다.

양 경락	짝을 이루는 경락: 신장 (음)
오행 중 해당요소: 水	최적 활동 시간대: 오후 3시-오후 5시

두통(이마와 코부위 통증 포함, 눈이 약해서 충혈이 된다.)

머리카락이 빠진다.

목이 긴장된다.

장딴지에서 통증과 꼭 죄는 느낌이 있다.

발과 발목이 약하고 무좀이 있으며 內反趾(발가락을 내반하여 보행하는 습관)가 있다.

좌골신경통과 정맥류

척추가 뻣뻣하며 통증이 있다.

허리 아랫부분이 약하고 통증이 있다.

둔부에 종기나 치질이 있다.

방광경은 눈 안쪽에서 시작하여 위로는 머리의 정수리까지 이어진다. 아래로는 다리 뒤쪽을 거쳐 새끼발가락 바깥쪽의 발톱 아래에서 끝난다.

신경(腎經)

음 경락	짝이 되는 경락 : 방광 (양)
오행 중 해당요소 : 水	최적 활동 시간대: 오후 5시-오후 7시

내경에 의하면 "신장에 결함이 있으면…정신이 쉽게 노여워진다"고 하였다.[9)]

신장은 어떤 결정체를 담고 있는 기관이며 출생과 성장을 관장한다. 결정체란 생명의 본질을 의미한다. 이는 생명의 근원이며 사람이 성장하는 데 기본이 된다. 신장에는 음과 양의 차이를 구분하는 힘이 있으며 따라서 생명을 만들어 낼 수 있다. 우리의 몸과 각 기관이 살아 움직이기 위해서는 이 결정체가 필요하다. 그래서 신장에 저장을 하는 것이다. 신장은 생명체가 활동할 수 있는 힘을 부여하는 곳이다.

음과 양이, 혹은 살아 있는 생물의 활동성이

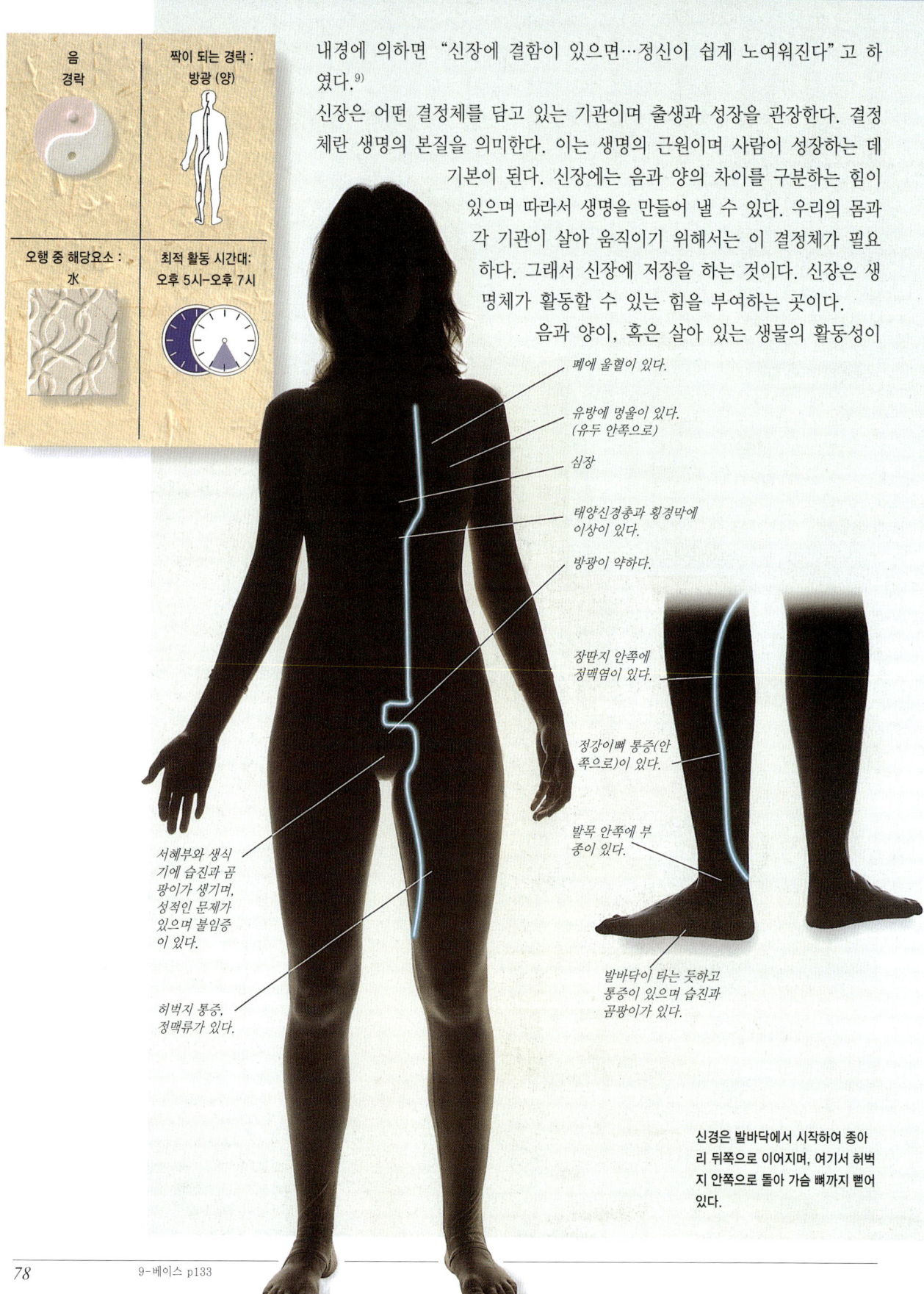

- 폐에 울혈이 있다.
- 유방에 멍울이 있다. (유두 안쪽으로)
- 심장
- 태양신경총과 횡경막에 이상이 있다.
- 방광이 약하다.
- 장딴지 안쪽에 정맥염이 있다.
- 정강이뼈 통증(안쪽으로)이 있다.
- 발목 안쪽에 부종이 있다.
- 서혜부와 생식기에 습진과 곰팡이가 생기며, 성적인 문제가 있으며 불임증이 있다.
- 허벅지 통증, 정맥류가 있다.
- 발바닥이 타는 듯하고 통증이 있으며 습진과 곰팡이가 있다.

신경은 발바닥에서 시작하여 종아리 뒤쪽으로 이어지며, 여기서 허벅지 안쪽으로 돌아 가슴 뼈까지 뻗어 있다.

7. 경락: 생명의 연결고리

모두 궁극적으로 신장의 음양에 따라 정해지는 것이기 때문에 신장은 다른 신체기관과 밀접한 연관관계를 지닐 수밖에 없다.

신장은 우리 몸에 있는 물의 양을 조절한다. 물은 생명유지에 반드시 필요하다. 우리 몸에 돌아다니는 수분을 적절히 조절해야 노폐물을 취합해서 오줌으로 배설할 수 있다. 신장을 통과하는 물 중에 정화과정을 거쳐야 하는 물의 양은 엄청나다. 만일 피가 제대로 흐르지 못하면 고혈압 같은 병에 걸리는 것과 마찬가지로 몸 안에 스스로 해결 못하는 독성물질이 쌓일 수 있다.

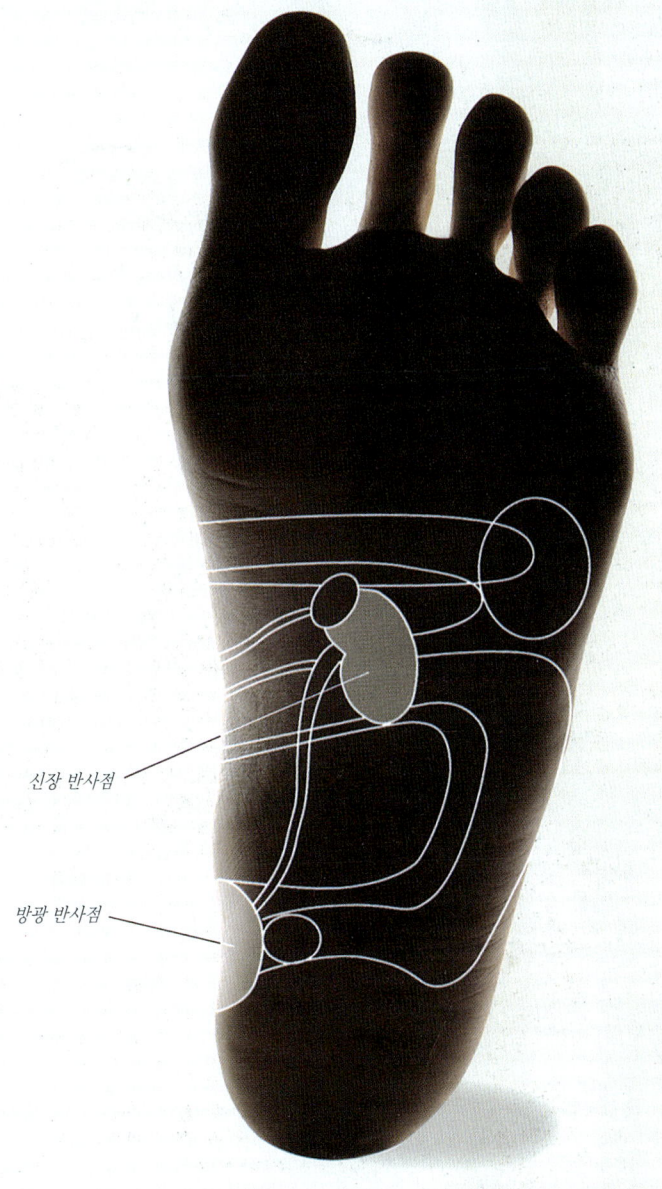

신장 반사점

방광 반사점

신장 반사점은 양쪽 발바닥에 있고 방광 반사점은 양쪽 발 안쪽에 있다.

사례 연구

남성: 60대 중반

증상
순환기가 좋지 않다. 장딴지에 통증이 있고 양 발이 쑤시고 타는 듯한 감각이 느껴진다. 매일 밤마다 소변을 보기 위해 자다가 일어나야 한다.

이전 치료 과정
세 번의 수술, 팔꿈치에 있는 종양 제거수술

발반사요법
신경에 대한 내용에서 보았듯이 이 경락이 지나가는 경로에 심장이 있다. 발에서 타는 듯한 느낌을 받은 부위가 신장 반사점이다. 발바닥 심장 반사점에서 융기되어 있는 곳이 다섯군데 있다. 팔꿈치에 있던 덩어리는 심경 상에 있었다. 장딴지 근육 문제는 신경의 짝이 되는 방광경에 생긴 문제로 인한 것이었다.

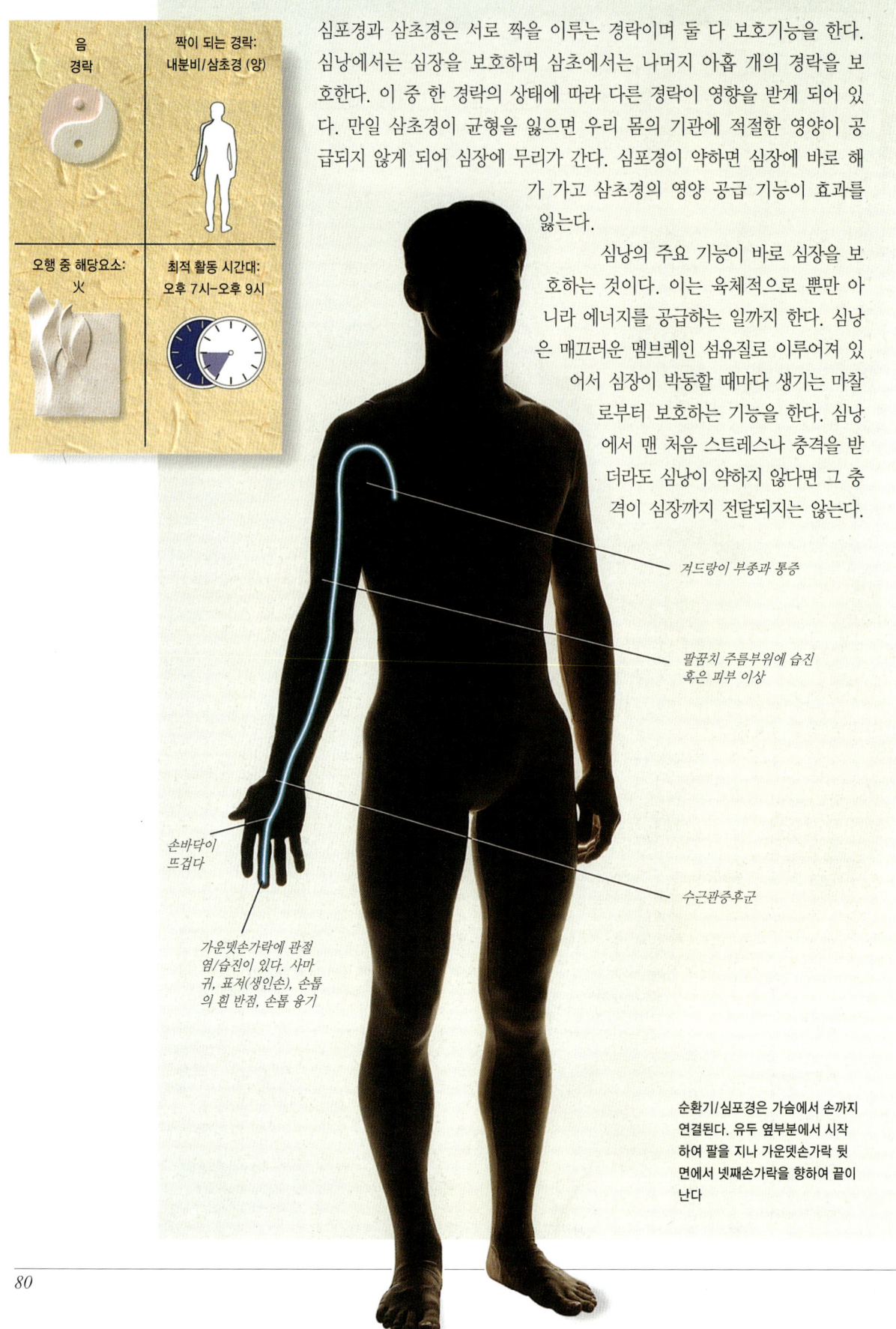

순환기/심포경(心包經)

음 경락	짝이 되는 경락: 내분비/삼초경 (양)
오행 중 해당요소: 火	최적 활동 시간대: 오후 7시-오후 9시

심포경과 삼초경은 서로 짝을 이루는 경락이며 둘 다 보호기능을 한다. 심낭에서는 심장을 보호하며 삼초에서는 나머지 아홉 개의 경락을 보호한다. 이 중 한 경락의 상태에 따라 다른 경락이 영향을 받게 되어 있다. 만일 삼초경이 균형을 잃으면 우리 몸의 기관에 적절한 영양이 공급되지 않게 되어 심장에 무리가 간다. 심포경이 약하면 심장에 바로 해가 가고 삼초경의 영양 공급 기능이 효과를 잃는다.

심낭의 주요 기능이 바로 심장을 보호하는 것이다. 이는 육체적으로 뿐만 아니라 에너지를 공급하는 일까지 한다. 심낭은 매끄러운 멤브레인 섬유질로 이루어져 있어서 심장이 박동할 때마다 생기는 마찰로부터 보호하는 기능을 한다. 심낭에서 맨 처음 스트레스나 충격을 받더라도 심낭이 약하지 않다면 그 충격이 심장까지 전달되지는 않는다.

- 겨드랑이 부종과 통증
- 팔꿈치 주름부위에 습진 혹은 피부 이상
- 수근관증후군
- 손바닥이 뜨겁다
- 가운뎃손가락에 관절염/습진이 있다. 사마귀, 표저(생인손), 손톱의 흰 반점, 손톱 융기

순환기/심포경은 가슴에서 손까지 연결된다. 유두 옆부분에서 시작하여 팔을 지나 가운뎃손가락 뒷면에서 넷째손가락을 향하여 끝이 난다

7. 경락: 생명의 연결고리

내분비선/삼초경(三焦經)

삼초경은 순환기 경락과 짝을 이루고 있다. 해부학적으로 삼초경과 짝을 이루는 인체기관은 없지만 중국인들은 이 삼초경이 모든 기관을 보호하는 역할을 한다고 믿고 있다. 우리 몸에 열이 나면 삼초가 조절한다는 것이다.

이 삼초는 우리 몸의 상체를 세 부분으로 나누었을 때 딱 맞아 떨어진다. 윗부분은 흉부강이 되고, 중간은 복강이 되며, 아랫부분은 골반강이 된다. 이들의 기능은 다음과 같다.

* 중앙신경시스템을 조절하고 이로써 심장과 복부기관이 정서에 맞게 대응한다.
* 뇌하수체 호르몬을 조절한다.
* 체온과 식욕, 갈증을 조절한다.
* 감정과 정서, 기쁨과 슬픔을 조절한다.

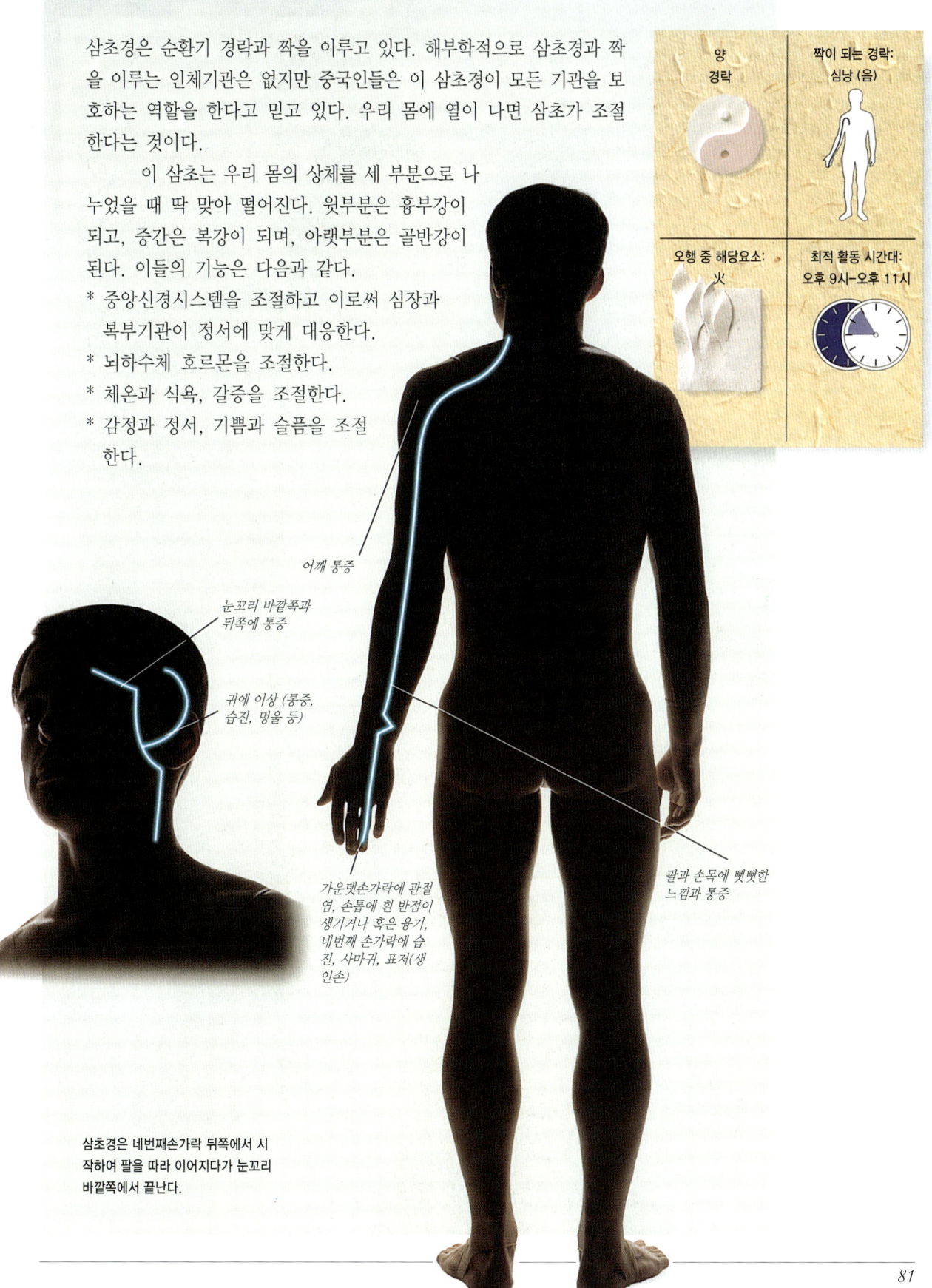

양 경락	짝이 되는 경락: 심낭 (음)
오행 중 해당요소: 火	최적 활동 시간대: 오후 9시-오후 11시

어깨 통증

눈꼬리 바깥쪽과 뒤쪽에 통증

귀에 이상 (통증, 습진, 멍울 등)

가운뎃손가락에 관절염, 손톱에 흰 반점이 생기거나 혹은 융기, 네번째 손가락에 습진, 사마귀, 표저(생인손)

팔과 손목에 뻣뻣한 느낌과 통증

삼초경은 네번째손가락 뒤쪽에서 시작하여 팔을 따라 이어지다가 눈꼬리 바깥쪽에서 끝난다.

담경(膽經)

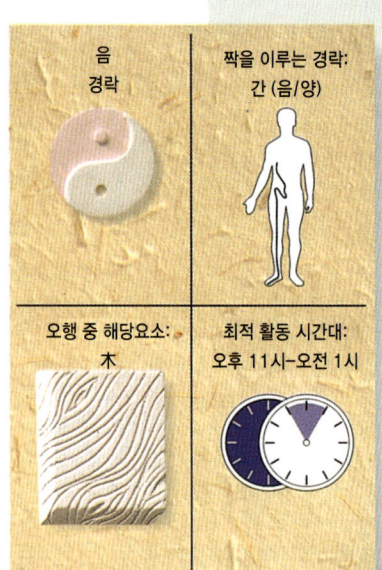

음 경락	짝을 이루는 경락: 간 (음/양)
오행 중 해당요소: 木	최적 활동 시간대: 오후 11시-오전 1시

인체기관이 몸과 마음에 걸쳐 모든 분야를 움직이는 기능을 한다고 생각했던 중국인의 사상은 절대로 흘려넘길 내용이 아니다. "간은 전쟁에 나가 전술을 세우는 장군과도 같은 역할을 하는 기관이다. 담낭은 자신의 결정과 판단력을 발휘하는 상급 장교만큼 중요한 역할을 한다." [10]

고대인들은 다른 인체기관의 에너지는 모두 담낭에서 비롯된 것이라고 생각했다. 다른 기관들이 "오염된" 물질이나 이물질(음식, 음료, 그 외 이들로부터 생겨난 노폐물)을 운반하는 역할을 하는 데 반해 담낭은 그렇지 않다는 것이다. 오로지 담낭만이 "순수한" 물질을 운반하여 담즙으로 응축시켜 체내에 보관한다.

담경은 팔 부분만 빼고는 거의 인체 전 경로를 통과하고 있는 가장 중요한 경락 중의 하나이다. 담경의 경로는 머리부터 시작하여 지그재그식으로 이어진다. 스트레스를 받거나 긴장을 하게 되면 반대가 된다. 그래서 두통이나 목이 긴장하면 그 경로를 주의해서 보아야 하는 것이다.

내경에 의하면 담낭은 의사결정을 담당하며 따라서 화를 내거나 급하게 내린 결정이 있었다면 담낭의 氣가 과했기 때문이다. 그런가 하면 결정을 내리지 못하고 우유부단한 것은 담낭이 조화를 이루지 못하거나 약하기 때문이다. [11]

담낭 반사점

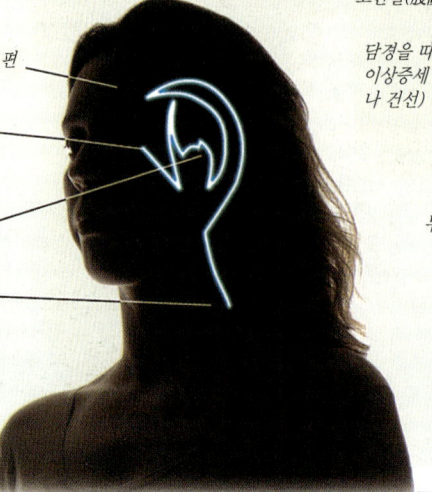

관자놀이에서의 편두통

눈이 약하고 눈 양 측면으로 통증이 있다.

귀가 약하다.

목이 긴장되어 있다.

천식

대상포진

어깨 통증

서혜부 통증

고관절(股關節) 통증

담경을 따라 피부 이상증세 (정맥류나 건선)

무릎 이상 (측면)

네번째발가락에서의 티눈, 무좀, 발가락 기형(추상족지)

담경은 눈꼬리 바깥쪽에서 시작하여 관자놀이를 건너 어깨까지 이어진다. 몸 측면을 따라 다리까지 내려왔다가 네번째 발가락 뒷면에서 새끼발가락을 바라보는 위치에서 끝난다.

7. 경락: 생명의 연결고리

간경(肝經)

중국 의서에 의하면 간은 흐름과 발산을 다스리는 기관이다. 간과 간에서 나오는 기는 체내물질의 원활한 흐름과 신체활동을 주기적으로 유지하는 책임을 지닌다. 여기서 기와 혈액을 각 방향으로 흐르게 하고 인체 각 부분으로 보내는 역할을 한다. 내경에 의하면 간을 일컬어 "군대의 장군"과 같다고 은유적으로 표현하고 있다. 왜냐하면 간에서 우리 몸의 항상성과 균형을 유지하기 때문이다.[12] 간은 신진대사의 가장 중심이 된다. 간에서는 담즙을 분비할 뿐만 아니라 단백질을 합성하기도 하고 독성 성분을 중화시키기도 하며 혈당을 일정 수준으로 유지하는 일도 한다. 또한 글리코겐(전분질)을 저장하는 곳이기도 하고 이 글리코겐을 다시 글루코스(당분)로 바꾸었다가 필요할 때 방출하는 일도 전부 간에서 한다. 뇌에서는 당분을 저장하지 않기 때문에 간에서 조금씩 당을 공급해 주는 것이 매우 중요하다. 이런 이유로 중국인들은 간을 가장 중요하다고 보았던 것이다.

간경은 신경조직의 기능을 조절하는 데 도움이 된다. 우울하거나 화가 나는 정신적인 문제에도 간이 중요한 역할을 한다. "스스로 진정"되고자 하는 의지는 간경이 합리적인 조화를 이루는지의 여부에 달려 있다.

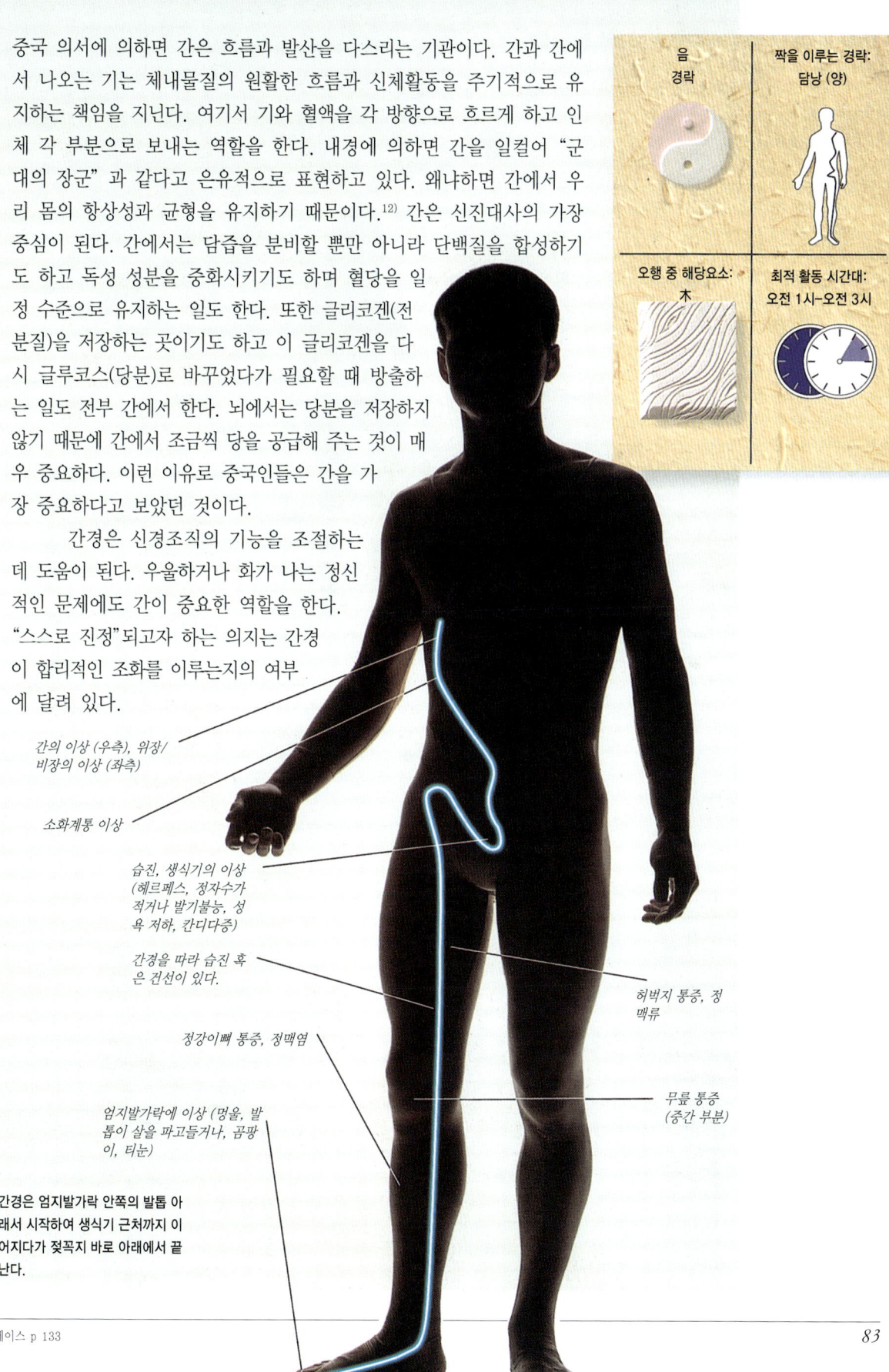

음 경락

짝을 이루는 경락: 담낭 (양)

오행 중 해당요소: 木

최적 활동 시간대: 오전 1시-오전 3시

간의 이상 (우측), 위장/비장의 이상 (좌측)

소화계통 이상

습진, 생식기의 이상 (헤르페스, 정자수가 적거나 발기불능, 성욕 저하, 칸디다중)

간경을 따라 습진 혹은 건선이 있다.

정강이뼈 통증, 정맥염

엄지발가락에 이상 (멍울, 발톱이 살을 파고들거나, 곰팡이, 티눈)

허벅지 통증, 정맥류

무릎 통증 (중간 부분)

간경은 엄지발가락 안쪽의 발톱 아래서 시작하여 생식기 근처까지 이어지다가 젖꼭지 바로 아래에서 끝난다.

제8장 발에 있는 반사점 위치

인체는 4개의 수평구역으로 나눌 수 있다. 이들 각 부분은 발바닥에 분명하게 그려진다.

발반사요법 기술을 완벽하게 이해하기 위한 가장 중요한 첫 순서는, 발의 구조에 대해 올바로 알고 이 발이 우리 몸과는 어떤 관계에 있는지를 아는 것이다. 사실 이는 매우 간단한 일이다. 발은 우리 몸 전체를 축소해 놓은 소지도와 같다. 발에 우리 몸의 모든 기관과 부분을 반사점으로 표시할 수 있고 그 위치도 실제 몸과 매우 비슷하다.

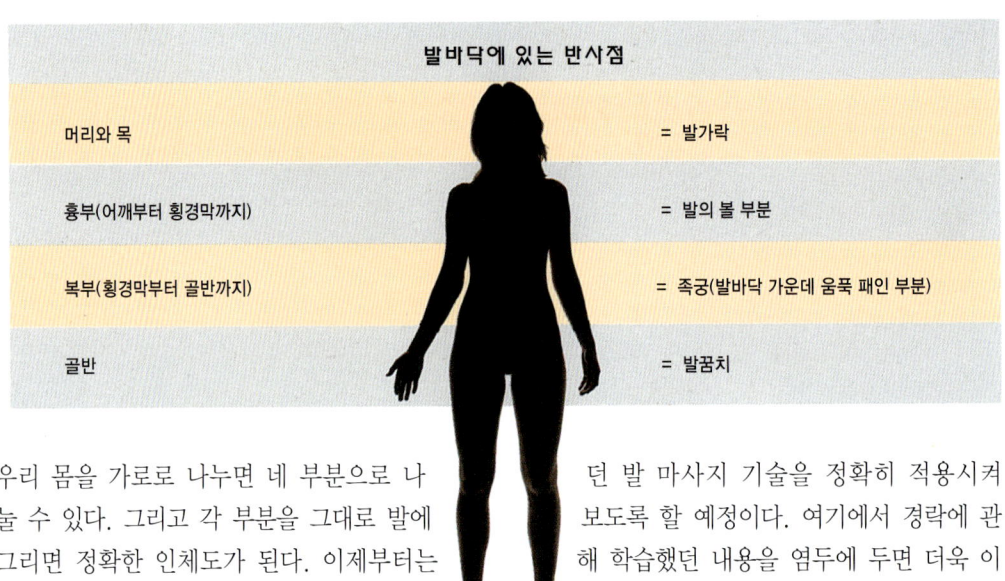

우리 몸을 가로로 나누면 네 부분으로 나눌 수 있다. 그리고 각 부분을 그대로 발에 그리면 정확한 인체도가 된다. 이제부터는 학습의 편의를 위해 인체를 가로로 나누어 (상황을 조사해 가면서) 지금까지 살펴보았던 발 마사지 기술을 정확히 적용시켜 보도록 할 예정이다. 여기에서 경락에 관해 학습했던 내용을 염두에 두면 더욱 이해가 쉬울 것이다.

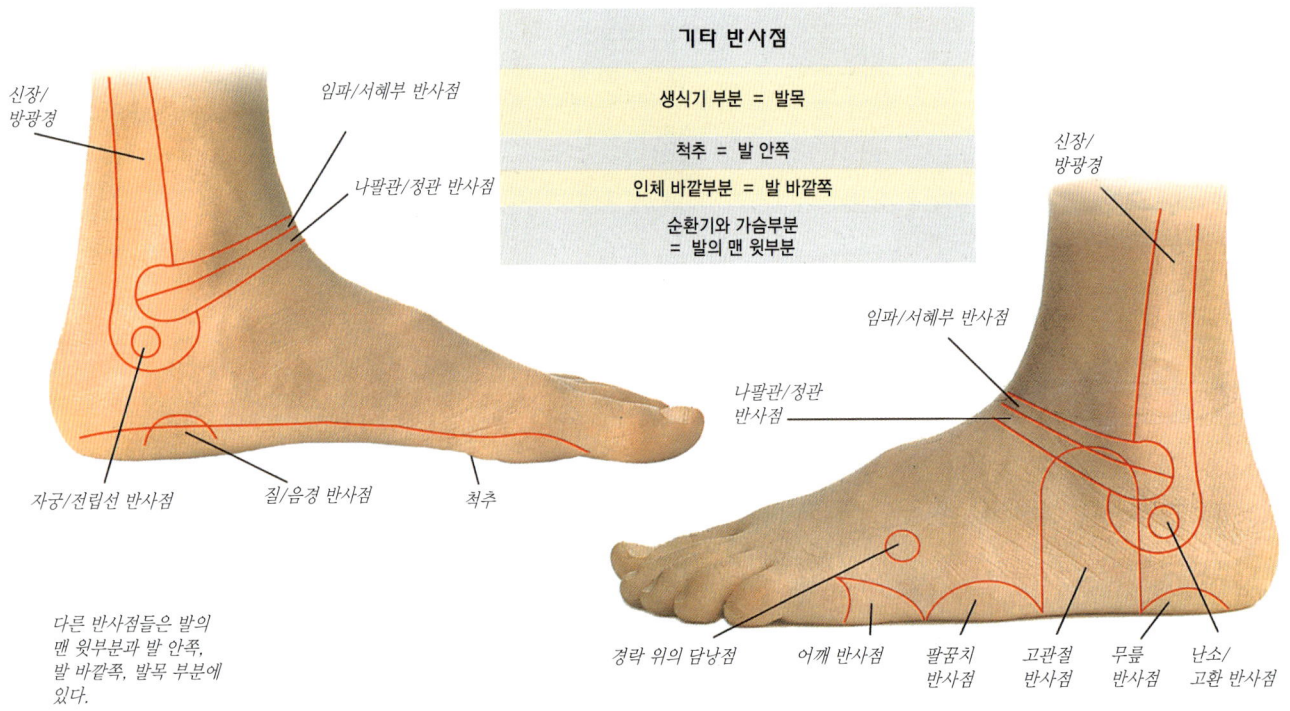

다른 반사점들은 발의 맨 윗부분과 발 안쪽, 발 바깥쪽, 발목 부분에 있다.

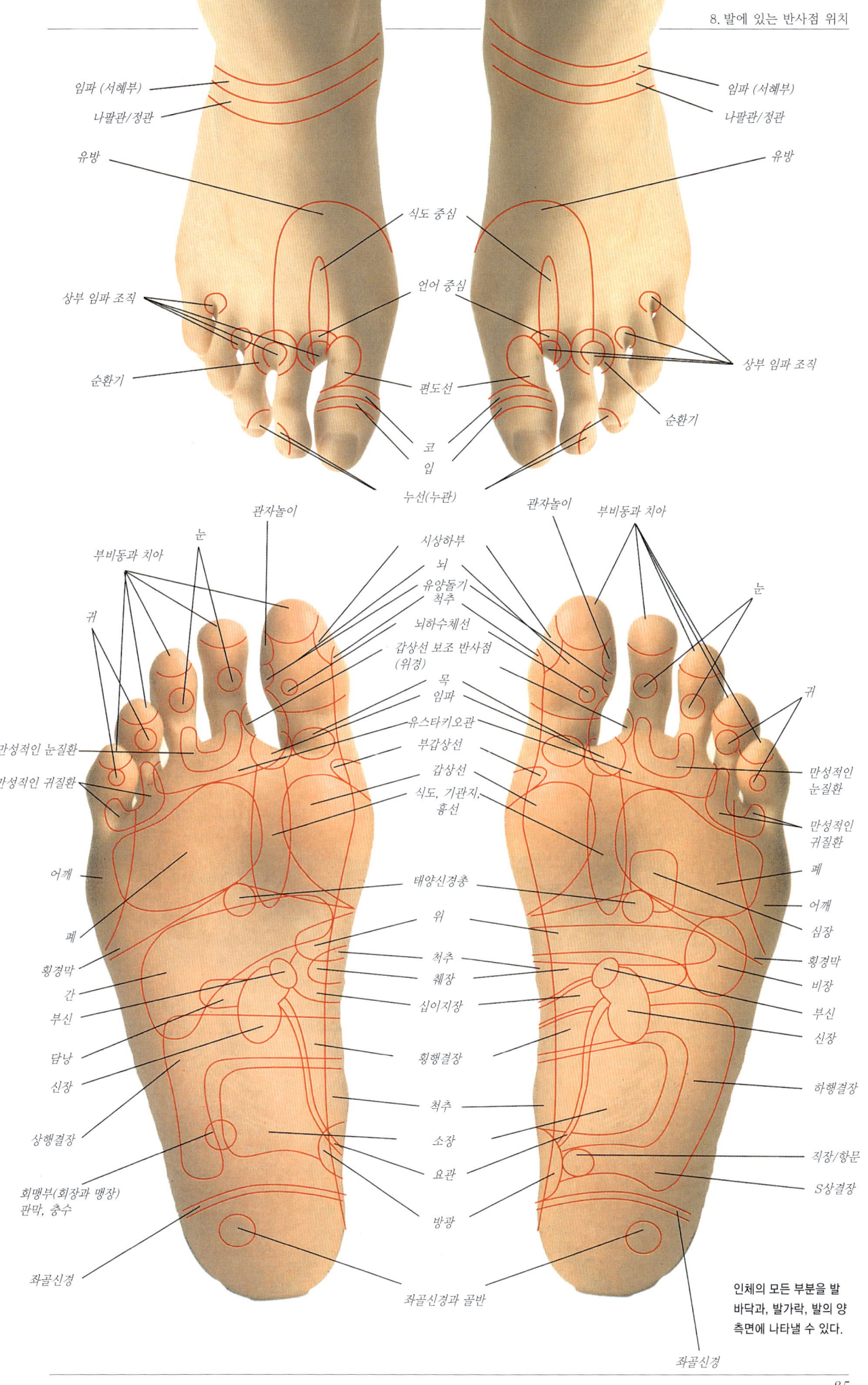

8. 발에 있는 반사점 위치

머리와 목 부분 - 발가락

발가락에는 어깨 윗부분에 해당하는 반사점이 있다.

발가락에는 인체의 어깨 윗부분에 해당하는 반사점이 있다. 목을 포함한 머리 부분의 절반이 각각의 엄지발가락에 해당한다고 생각하면 반사점의 위치는 논리적으로 배열된다. 엄지발가락에는 뇌하수체선, 송과선, 시상하부, 뇌, 관자놀이, 치아, 일곱 개의 경추골, 부비동, 유양돌기, 편도선, 코, 입, 그리고 이외 다른 얼굴 반사점과 유스타키오관의 일부가 자리잡고 있다.

나머지 네 발가락에는 눈, 귀, 치아, 부비동, 누관, 언어 중심, 상부 임파 조직, 쇄골(어깨), 유스타키오관, 만성적 눈과 귀질환의 반사점이 있다.

발가락 반사점

발가락에는 머리와 목 부분의 반사점들이 있다.

머리와 뇌

머리와 뇌의 반사점은 엄지발가락 발톱 뒤쪽의 두툼한 부분에서부터 중족골까지 이어진 곳에 있다. 머리 및 뇌의 측면 반사점은 엄지발가락 양 측면에 있다. 발가락 끝에는 입, 코, 치아, 편도선 등 얼굴 부위에 해당하는 반사점이 위치한다. 엄지발가락이 시작되는 부분에 목의 반사점이 있다.

부비동(副鼻洞)

부비동은 비강에 이어진 주위의 여러 뼈의 내부에 뻗쳐 있다.

뇌하수체선

뇌하수체선은 일명 "대장선(master gland)"이라 불리며 모든 내분비선을 관장하고 있기 때문에 인체에서 가장 중요한 위치에 있다. 그 크기나 모양은 꽈리와 비슷하고 뇌의 맨 아랫부분에 자리잡고 있다. 각종 호르몬이 뇌하수체선에서 만들어지며 이들 호르몬은 인체의 성장, 성적인 성장, 신진대사, 임신, 혈액중 미네랄과 당분의 함량, 수분 함유율, 에너지 양 등에 영향을 미친다.

반사점은 양 발에 있는데 이 반사점을 중심으로 지문이 나선형으로 모이게 되어 있다. 발가락 내측에 있다.

시상하부

시상하부는 뇌의 일부분으로 중앙신경조직과 정서적 반응, 식욕, 체온, 수면 등을 관장하는 곳이다. 반사점은 양 발의 엄지발가락 끝 외측에 있다.

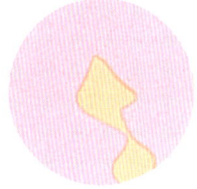

송과선

송과선은 시상하부 내에 있는 자그마한 腺을 말한다. 여기서 피부 내의 세포를 자극하여 검은색 멜라토닌을 생성하는 것으로 알려져 있다. 또한 부분적으로는 24시간 주기로 사람의 감정상태에도 영향을 미치는 것으로 알려져 있다. 반사점은 양 발의 엄지발가락 끝에 위치하고 있어서 시상하부의 반사점과 위치가 같다.

치아

치아의 반사점은 열 개의 발가락 끝에 분포되어 있다. 앞니는 엄지발가락 끝에, 앞니와 견치는 둘째발가락 끝에, 전구치는 셋째발가락 끝에, 대구치는 넷째발가락 끝에, 지치는 새끼발가락 끝에 있다. 이들 반사점은 부비동의 반사점과 위치가 같다.

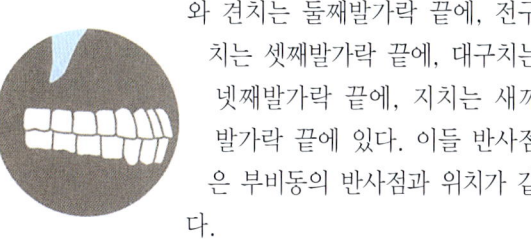

눈

눈은 보는 감각을 담당하는 아주 중요한 기관이다. 눈의 반사점은 양쪽 발의 둘째발가락과 셋째발가락의 도톰한 부분에서 끝까지 연결되어 있다. 만성적인 눈질환의 반사점은 이 두 발가락의 "평평한 부분"에 자리잡고 있다.

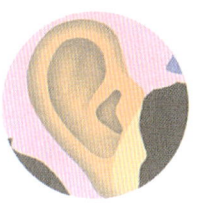

귀

귀는 듣는 감각을 담당하는 기관이다. 하지만 우리 몸의 균형유지를 위해서도 중요한 역할을 한다. 반사점은 양 발의 넷째발가락과 새끼발가락의 도톰한 부분에 있으며 거의 발가락 끝까지 연결되어 있다. 유스타키오관의 반사점은 엄지발가락이 시작되는 부분에서 둘째, 셋째발가락을 따라 넷째발가락까지 이어져 있다. 만성적인 귀질환에 대한 반사점은 이 두 발가락의 "평평한 부분"에서 찾아볼 수 있다. 이는 유스타키오관이 위치한 자리와 같다. 유양돌기(귀 뒤에 있는 두개골의 빈 공간)를 치료할 때도 이 반사점을 누른다.

편도선

목을 보호하는 기관으로 쌍으로 이루어져 있다. 반사점은 양 발에 있는데 발등의 엄지발가락 기저부에서부터 둘째발가락 사이에 있다.

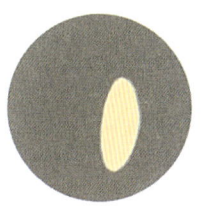

임파 조직

임파 조직은 우리 몸 전체에 퍼져 있는 임파관 사이의 연결조직을 말한다. 혈관에 침투한 감염원으로부터 우리 몸을 보호하고 임파구를 보충하는 일을 한다. 임파구는 우리 몸의 면역체계에서 없어서는 안 되는 것으로 항체를 형성하고 면역반응을 위해 매우 중요한 역할을 한다. 임파 조직은 주로 목, 겨드랑이 밑, 유방, 복부, 서혜부, 골반, 그리고 무릎 뒤쪽에 있다. 발 등쪽의 발가락 사이에는 목과 가슴 부위의 임파를 배액하는 반사점이 있다. 서혜부 임파 반사점은 생식기와 연결되어 있으며 안쪽 복사뼈에서부터 발등을 거쳐 바깥쪽 복사뼈까지 이어져 있다. 이러한 임파 반사점은 여섯 개의 주요 경락과도 연결되어 있다.

흉부 - 발의 볼 부분

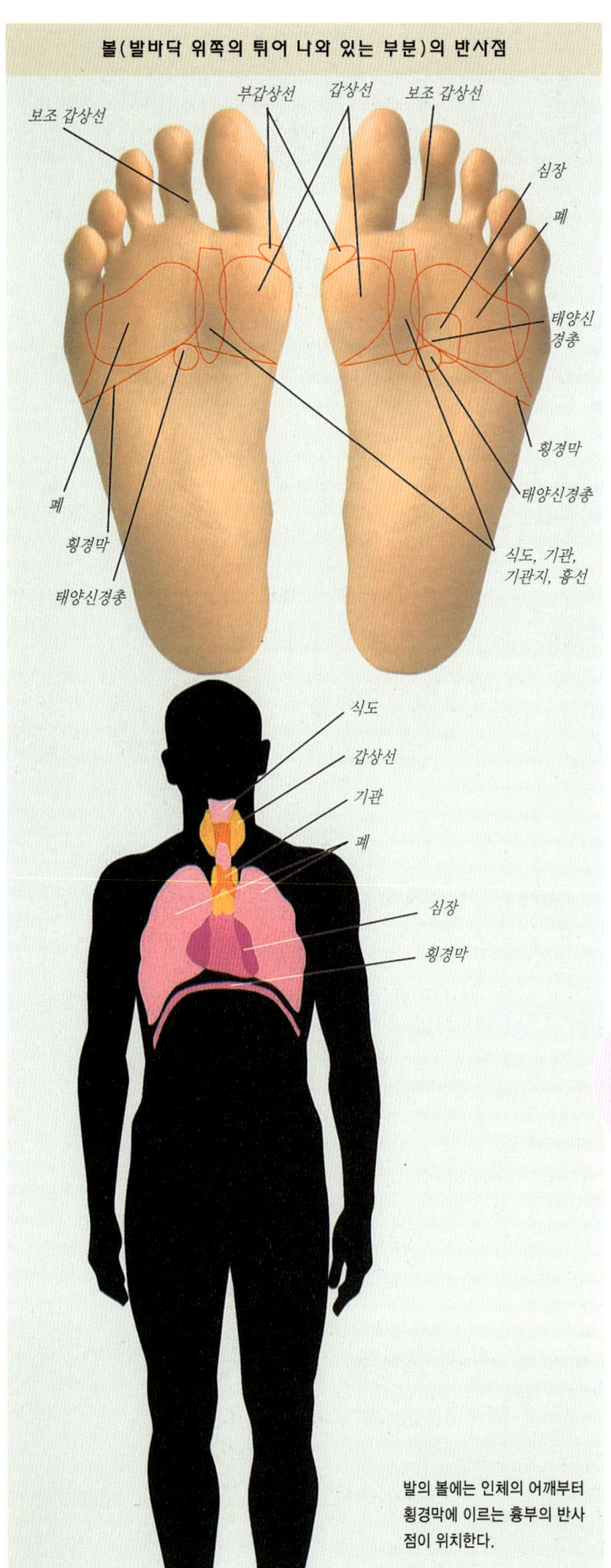

이 부분은 우리 몸에서 흉부에 해당한다. 여기서 흉부의 범위는 견갑골에서 횡경막까지로 심장, 폐, 식도, 기관(氣管), 기관지, 갑상선과 흉선, 횡경막, 태양신경총 등이 포함된다.

폐

폐는 심장 양측 흉강에 위치한 원추형의 해면질 조직으로, 여기에서 호흡작용(산소와 이산화탄소의 교환 작용)이 일어난다. 흉강에 있는 호흡기 조직에서 공기가 통과하는 경로를 기관(氣管)이라 하는데 오른쪽 폐와 왼쪽 폐로 이어지는 기관지로 구분되어 있다.

폐 반사점은 양쪽 발바닥에 다 있는데 둘째발가락(위경)에서 넷째발가락(담경)까지 연결되어 있다. 엄지발가락과 둘째발가락 사이(위경과 간경)에 있는 기관과 기관지의 반사점은 폐 반사점과 이어져 있다. 이들 반사점은 모두 발 윗부분의 동일한 위치에 있다.

심장

심장은 속이 비어 있는 원추형의 근육기관으로 가슴 왼편에 있으며, 양측 폐 사이에 갈비뼈로 싸여 있다. 심장에서는 혈액을 우리 몸 곳곳으로 보내는 펌프작용을 하고 있다. 심장이 제대로 기능을 하기 위해서는 반드시 혈액순환이 원활하게 이루어져야 한다. 그래야 가스, 음식, 노폐물 등을 효율적으로 운반할 수 있기 때문이다. 가슴 부위는 심장에서 나오는 혈관과 심장으로 들어가는 주요 혈관(동맥, 정맥, 대동맥)이 모두 모여 있는 곳이다.

심장의 반사점은 왼쪽 발바닥 볼부분의 정 가운데에만 있으며, 이 지점은 횡경막 위에 있는 신경이 지나가는 곳이다.

흉선, 식도, 기관, 기관지

흉선은 흉강에 위치하고 있다. 흉선의 크기는 10세에서 12세 사이에 최고로 커졌다가 차차 작아지며 성인이 되면 거의 없어져 버린다. 흉선은 면역 조직에 속하는 것이지만 현재 알려진 흉선의 기능이라곤 임파구 - 혈액 속의 백혈구를 생성하는 기능이 전부이다.

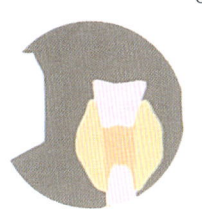

식도는 인두에서 시작하여 가슴을 거쳐 횡격막 아래에 있는 위장으로 연결된다. 음식과 유동체는 연동 작용에 의해 밀려 내려오고 장에서는 수축과 이완작용이 교대로 일어나게 된다.

기관은 공기가 통과하는 관이다. 후두에서 시작되어 가슴에 이르면 두 갈래의 기관지로 나누어져 폐로 들어간다.

이 모든 기관의 반사점은 양 발의 같은 부위에 위치한다. 그 지점은 발바닥에서 첫번째 발가락과 둘째발가락 사이에 세로로 줄을 그어서 표시할 수 있다.

갑상선

갑상선은 목에 있다. 갑상선에서는 티록신이라는 갑상선 호르몬을 분비하는데, 이 호르몬은 우리 몸의 주요 조직에 매우 중요한 영향을 끼친다. 갑상선은 신진대사를 관장하고 있으며 혈액 속에 돌아다니는 칼슘의 양을 적절히 유지하는 역할도 한다.

갑상선의 반사점은 양발 엄지발가락의 아랫부분 주름진 곳에서부터 볼을 지나 뼈 아래의 길게 패인 부분까지 연결되어 있다. 양발의 안쪽 가장자리에 절반 정도가 자리잡고 있다. 두번째발가락에는 "보조" 반사점이 있는데 위경과 같은 위치이다.

부갑상선

갑상선 주위에 있는 네 개의 작은 腺이 바로 부갑상선이다. 부갑상선의 주요 기능은 혈액과 뼈 속의 미네랄과 칼슘, 인의 양을 적절하게 유지하는 일이다.

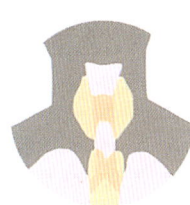

부갑상선의 반사점은 양발의 내측 가장자리를 따라 엄지발가락이 시작되는 부분에 있다.

횡격막

횡격막은 호흡 근육의 일종으로 흉부와 복부를 가르고 있는 커다란 돔모양의 벽을 말한다. 횡격막은 호흡을 하는 데 있어 없어서는 안될 매우 중요한 근육이다.

반사점은 양발의 발바닥에 있는데 볼 부분에 있는 여섯 개의 주요 경락을 가로지른다.

태양신경총

태양신경총은 복부에 있는 신경절이 모여 있는 조직을 말하는 것으로 횡격막 아래에 있는 복부기관에 신경을 공급하는 역할을 한다. 때로 "복부의 뇌", 혹은 "신경 교환기"라고 불리기도 한다. 위치는 횡격막 앞쪽, 위장의 뒤편에 있다.

태양신경총의 반사점은 횡격막 반사점의 정중앙에 위치한다. 이 반사점을 마사지하면 스트레스와 신경과민 증세가 경감되며 깊고 규칙적인 호흡을 할 수 있게 되어 마음의 평정을 찾을 수 있다. 특히 신경이 불안정한 사람과 알러지, 천식, 피부질환이 있는 사람에게 효과가 있으며 어린아이들의 경우 반사점을 마사지해 주면 쉽게 잠이 들 수 있다.

복부 - 발의 족궁 부분

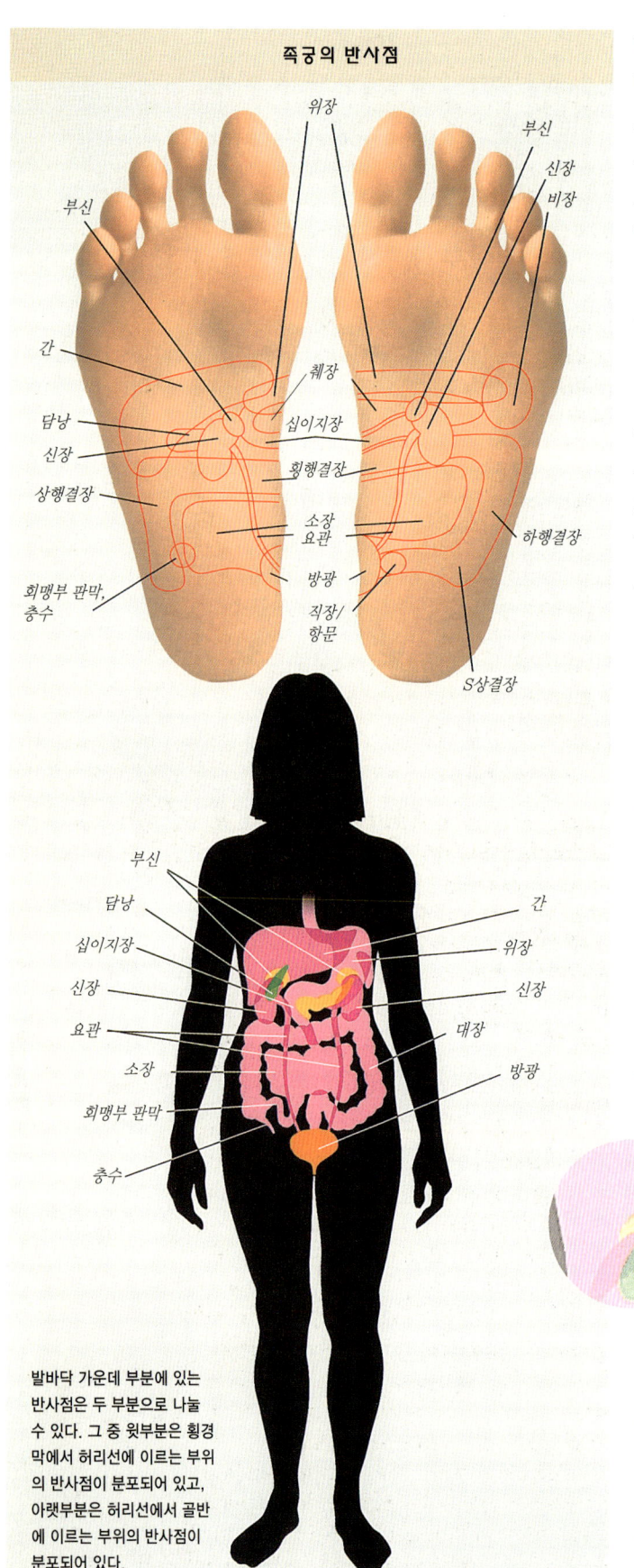

발바닥 가운데 움푹 들어간 부분(족궁)은 발바닥 볼의 맨 밑 부분에서 발꿈치에 이르는 부분으로 우리 눈에 확연히 보이는 곳이다. 이 부위는 두 부분으로 나눌 수가 있으며, 횡경막에서 허리선에 이르는 윗부분과, 허리선에서 골반에 이르는 아랫부분으로 구분한다.

윗부분에는 간, 담낭, 위장, 췌장, 십이지장, 비장, 부신, 신장 등의 반사점이 있다.

간

간은 우리 몸에서 크기가 가장 크고 복잡한 조직이다. 간은 화학작용 외에도 많은 일을 한다. 즉 혈액으로부터 영양소를 처리하는 과정, 인체가 필요로 하는 지방과 단백질을 저장하는 일, 혈액의 독성성분을 제거하는 일, 지방의 소화를 위해 담즙을 만들어 내는 일, 인체가 에너지를 필요로 할 때를 대비해서 전분과 당을 글리코겐 형태로 저장하는 일 등을 한다.

간 반사점은 오른쪽 발바닥에만 있는데 횡경막 반사점 바로 아래에 있는 췌장 반사점에서부터 새끼발가락 방향으로 이어지다가 허리선 바로 위에서 끝난다.

담낭

담낭은 작고 근육질로 이루어진 배 모양의 주머니로서 간 바로 아래에 붙어 있다. 담낭이 하는 일은 음식물의 소화를 위해 담즙을 분비하는 일이다.

담낭의 반사점은 오른쪽 발바닥에만 있으며, 셋째발가락과 넷째발가락 사이 아래에 위치한다.

위장

위장은 커다란 근육 주머니로 우리 몸의 왼쪽 횡경막 아래에 있다.

위장 반사점은 양쪽 발바닥에 있으며, 엄지발가락에서 시작하여 넷째발가락의 가장 자리까지 이어져 있다. 가로로는 횡경막 반사점 바로 아래가 된다.

췌장

췌장은 복부에 있으며 커다란 선(腺) 모양의 구조로 되어 있다. 인슐린과 글루카곤이라는 호르몬을 만들어 내는 곳으로 더 많이 알려져 있다.

반사점은 양쪽 발바닥에 있고 오른쪽보다는 왼쪽에 더 많이 있다. 오른쪽은 엄지발가락 바로 밑에서 끝나지만 왼쪽은 넷째발가락까지 이어져 있다.

십이지장

십이지장은 소장 중에서 맨 처음에 자리잡은 C자형 장기이며 길이는 20~25cm 정도다. 췌장에서 나오는 효소와 보통의 담즙이 배출되는 도관이 십이지장으로 연결되어 있어서 효소를 분비하고 음식물을 아래로 보내는 일을 맡고 있다.

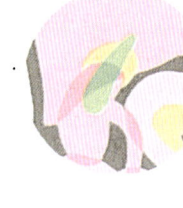

반사점은 췌장이 위치한 바로 아랫부분에 있으며 둘째발가락까지 연결되어 허리선에 맞닿아 있다.

비장

비장은 도관이 있는 거대한 선(腺)처럼 보이지만 실제로 도관은 아니며 인체의 왼쪽 부분 위장 뒤에 자리잡고 있는 기관이다. 비장에서는 백혈구를 만들어 내고 적혈구를 파괴하며 임파액 속의 독소를 걸러낸다.

비장의 반사점은 왼쪽 발의 바깥면에 있는데(오른발에 있는 간 반사점과 정반대의 위치이다.) 넷째발가락(담경이 지나가는) 아래에 위경이 지나가는 선의 횡경막 바로 아래에 있다.

신장

신장은 인체의 가장 중요한 배설조직(비뇨기)의 일부이다. 비뇨기에는 신장, 요관, 요도, 방광이 포함된다. 신장은 콩처럼 생긴 두 개의 기관으로 혈액으로부터 독소를 걸러내고, 오줌을 만들고, 미네랄과 수분 함유율을 조절하는 일을 맡고 있다.

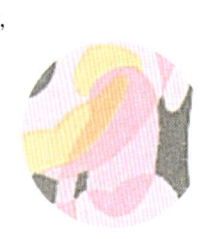

반사점은 양 발바닥에 있고 신경과 위경이 지나가는 허리선 바로 위에 자리잡고 있다. 위장 반사점의 바로 아랫부분이다. 오른쪽 신장은 왼쪽 신장보다 약간 아래쪽에 위치한다.

부신

부신은 각 신장의 윗부분에 붙어 있는 삼각형 모양의 내분비선을 말한다. 부신은 피질과 수질의 두 부분으로 구분할 수 있다. 부신 피질에서는 스테로이드 호르몬을 만들어 탄수화물의 신진대사를 조절하고 항알러지, 항염증성 성격을 띤다. 또한 피질에서는 신장에서 나트륨과 수분을 재흡수할 수 있도록 조절하는 호르몬을 만들어 낼 뿐 아니라 테스토스테론, 에스트로겐, 프로게스테론 등의 성호르몬과 칼륨을 분비하는 일도 하고 있다. 부신 수질에서는 아드레날린과 노르아드레날린을 만들어 내는데 이 둘은 교감신경과 연계되어 작용하는 호르몬이다. 화가 나거나 스트레스를 받을 때는 아드레날린이 분비되어 인체가 "싸울 것인지 도망할 것인지"를 결정하게 된다. (22-23 페이지 참조)

부신의 반사점은 양 발바닥의 신장 반사점 바로 위에서 족궁의 중앙을 점하고 있다.

소장

소장은 대략 6~8m에 달하는 길이의 근육으로 이루어진 관이다. 소화경로의 주요 부분으로 음식물의 흡수가 이루어지는 곳이다. 복강 내 공간의 나선형 장기로 대장이 주위를 둘러싸고 있다. 소장은 크게 십이지장, 공장, 회장의 세 부분으로 구분된다.

반사점은 대장 반사점 아랫부분에 있고 가로로는 넷째발가락 아랫부분까지 이어져 있다.

회맹부 판막

회맹부 판막은 소장과 대장이 만나는 부분에 위치하고 있다. 그렇기 때문에 소장 내의 내용물을 대장으로 건네주는 과정을 담당한다. 회맹부 판막에서는 변이 대장에서 소장으로 역류하는 것을 방지하고 점액 분비를 관장한다.

회맹부 판막의 반사점은 오른쪽 발바닥에서 골반 반사점의 바로 위에 있는 셋째발가락과 넷째발가락 사이에서 찾을 수 있다.

충수

충수는 8~16m 정도의 벌레처럼 생긴 관이다. 회맹부 판막 바로 아래에 있으며 대장의 운동을 매끄럽게 도와주는 일을 한다. 임파 조직이 많아서 혈액으로 항생물질을 분비한다.

충수의 반사점은 오른쪽 발바닥에만 있으며 회맹부 판막의 반사점과 위치가 동일하다.

대장

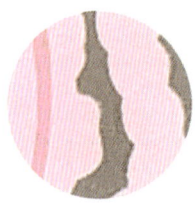

대장은 길이가 대략 1.5m에 달하며 소장을 둘러싸고 있다. 대장은 우리 몸의 오른쪽에서 시작하여 위로 올라갔다가 간 아래에서 복부를 가로지르는 횡행결장으로 이어진다. 여기에서 복부 왼쪽 비장 아래에서 꺾어져서 하행결장으로 이어진다. 그리고 나서는 중간 부분으로 방향을 틀어 S자가 겹쳐진 모양으로 굽어져서 S상결장이 되는 것이다. 이것이 직장으로 이어지고 맨 끝이 항문이다.

대장의 반사점은 양 발바닥에서 찾아볼 수 있다. 오른발에서는 회맹부 판막 바로 아래에서 시작하여 상행결장까지 올라갔다가 간 반사점 바로 아래에서 횡행결장으로 이어진다. 횡행결장은 발 전체에 뻗어 있다. 왼발에도 계속 이어져 비장 반사점 바로 아래에서 하행결장으로 이어진다. 골반 바로 위에서는 S상결장이 되었다가 직장/항문 반사점에 이르러 끝이 난다.

요관

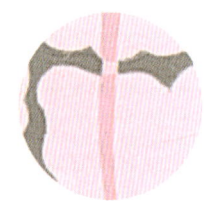

요관은 신장과 방광 사이에서 오줌이 지나가는 약 30cm 근육관으로 각각의 신장에서 하나씩 뻗어 나와 복부를 지나 방광으로 이어진다.

요관의 반사점은 양쪽 발바닥에 가느다란 선으로 이어져 있다. 이 반사점은 신장 반사점과 방광 반사점을 연결해 준다.

방광

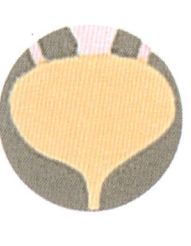

방광은 신축성이 있는 근육 주머니로 골반 한가운데에 위치해 있다. 배설되어야 하는 오줌은 신장에서 나와 요관을 지나서 요도를 통해 배출될 때까지 방광에 저장된다. 반사점은 양 발바닥의 안쪽 복사뼈 밑에 놓여 있다.

골반 부위 – 발꿈치

인체의 주요 경락 여섯 개가 발꿈치의 골반 부분을 지나가기 때문에 매우 중요하다.

좌골신경

좌골신경은 시작되는 부분의 직경이 2cm에 달하는 거대한 신경조직이다. 이 신경은 요추 아랫부분과 척추신경 윗부분으로 이루어진 천골신경총에서부터 시작된다. 그리고 둔부에서 허벅지 뒤편으로 이어지다가 무릎 바로 위에서 경골신경과 비골신경의 두 갈래로 나누어진다. 이 둘이 다리에 신경을 공급해 주는 것으로 발에 있는 실질적인 신경이자 반사점이기도 하다.

좌골신경통은 둔부부터 발목에 이르는 좌골신경을 따라 다리 뒤편으로 찌르는 듯한 날카로운 통증이 있는 것이 특징이다. 때로 추골신경이 압력을 받으면 좌골신경통이 생기기도 한다.

좌골신경의 반사점은 양발의 발바닥에 있으며 발꿈치의 두툼한 부분을 가로로 3등분했을 때 1/3 지점에 띠모양으로 되어 있다.

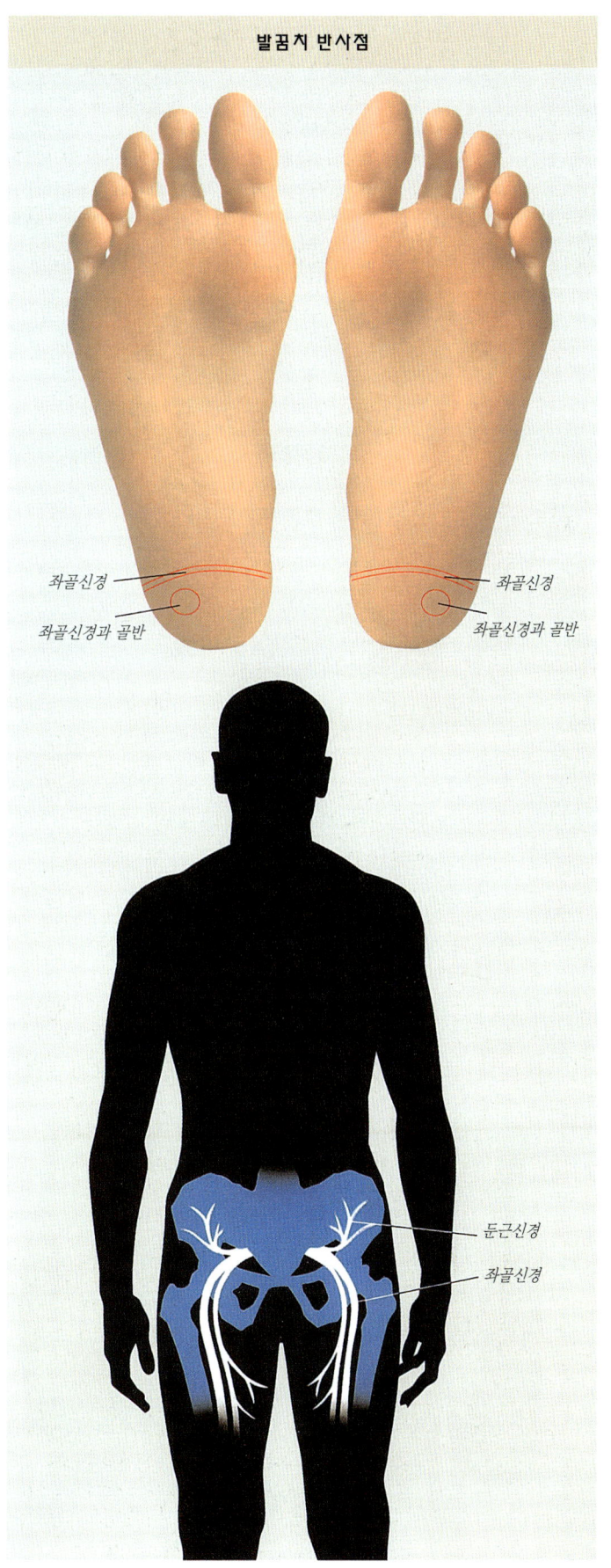

발꿈치에는 우리 몸에서 가장 큰 신경인 좌골신경의 반사점이 자리잡고 있다.

생식기 부위 - 발목

발목 부분에는 남성과 여성의 생식 기관 반사점이 자리잡고 있다. 자궁/전립선, 질/성기의 반사점은 발목 안쪽에 있고 난소/고환 반사점은 발목 바깥쪽에 있다.

바깥쪽 복사뼈에는 난소와 고환의 반사점이 있고 안쪽 복사뼈에는 자궁과 전립선, 질, 그리고 남성 성기의 반사점이 있다. 나팔관과 서혜부에 있는 임파관, 정관, 생식기 소낭의 반사점은 바깥쪽 복사뼈 아래에서 안쪽 복사뼈까지 발목 윗부분을 가로질러 띠를 이루고 있다. 신장/방광경은 아킬레스건의 양쪽에 위치한다.

난소는 여성의 생식선 혹은 성(性)선이다. 난소의 반사점은 양발의 바깥쪽 복사뼈 중간부터 발꿈치까지이다. 오른발에는 오른쪽 난소의 반사점이, 왼발에는 왼쪽 난소의 반사점이 있다. "보조" 부위는 경락이 위치한 발꿈치가 된다.

고환은 남자의 생식선이다. 남자의 반사점은 여성의 난소 반사점과 동일한 위치에 있으며, 복사뼈 중간부터 발꿈치까지이다. 역시 "보조" 영역은 발꿈치이다.

자궁은 여성의 골반 중앙의 빈 곳에 있는 10cm 가량의 배 모양으로 생긴 기관을 말한다. 반사점은 양발의 안쪽 복사뼈에 있는데 복사뼈와 발꿈치를 대각선으로 이었을 때 그 중간부분이다. 난소나 고환과 마찬가지로 "보조" 영역은 발꿈치이다.

전립선은 남자의 방광 아래에 위치하며 요도를 감싸고 있다. 전립선의 반사점은 여성의 자궁 반사점과 같은 위치에 있다(복사뼈 안쪽과 발꿈치를 대각선으로 이었을 때 중간 지점). 역시 "보조" 영역은 발꿈치이다.

여성은 2개의 나팔관이 있는데 그 길이는 10~12cm 정도이고 난소와 자궁 안의 공간을 이어 주는 기다란 관이다. 나팔관이 하는 역할은 난소에서 배란된 난자를 자궁으로 밀어내는 일이다.

나팔관의 반사점은 양발에 있는데 발목 안쪽의 자궁 반사점과 발목 바깥쪽의 난소 반사점까지 발목을 가로질러 있다. 이 부분은 보통 난소와 자궁을 연계해서 마사지하는 부위이다.

남자의 경우는 전립선 옆의 생식기 소낭에서 정자가 저장된다. 정관은 고환에서 요도까지 정자를 운반하도록 만들어진 한 쌍의 배설관을 말한다.

생식기 소낭과 정관의 반사점은 여성의 나팔관과 같은 위치에 있다. 발목을 가로질러 전립선 반사점과 고환 반사점까지 연결된다.

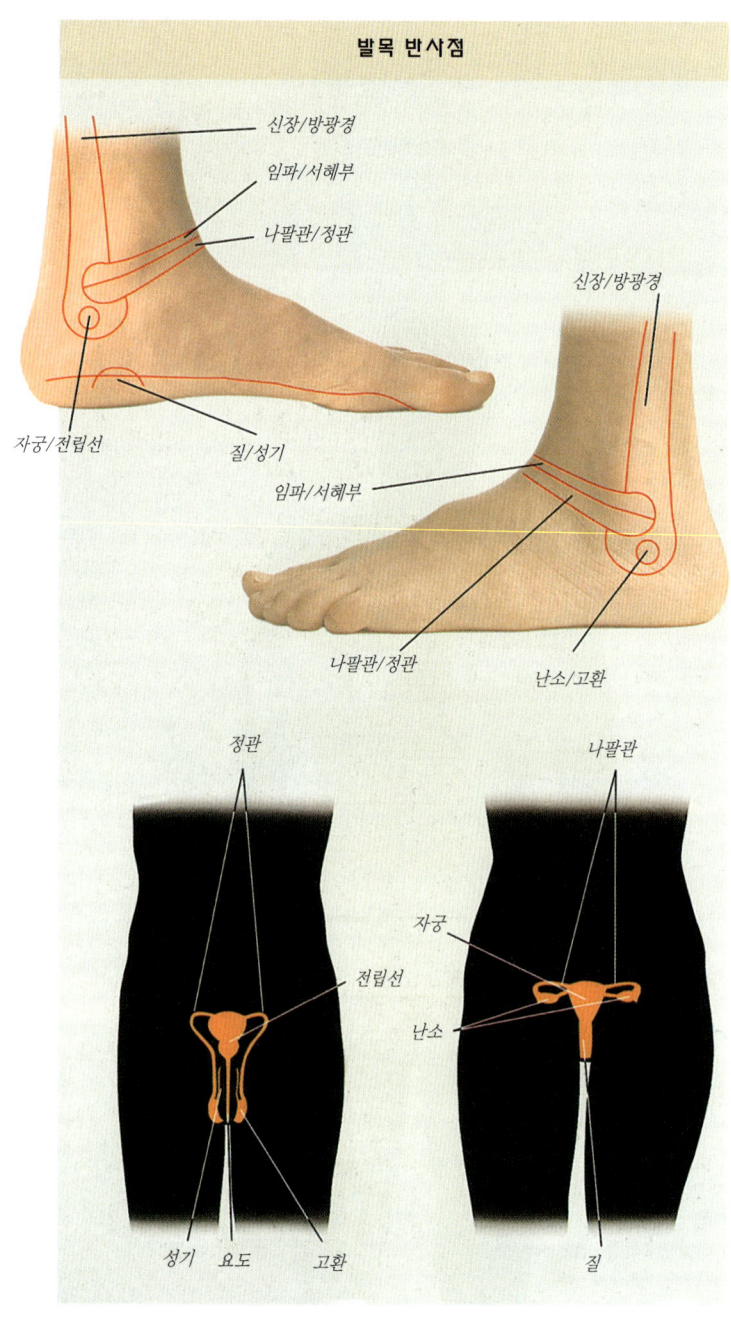

발목 반사점

척추 - 발 안쪽

각 발의 안쪽 부분은 원래부터 척추 모양과 비슷하게 굽어 있다. 척추(등뼈 혹은 추골)는 우리 몸을 지탱하는 중심이다. 척추가 우리의 체중을 지지하고 있으며 모든 운동의 축이 된다. 척추는 33개의 추골로 이루어져 있으며, 배열되어 있는 구조상 네 번의 굴곡이 있고 꼭대기부터 맨 아랫부분까지 다섯 구역으로 구분이 된다.

* 7개의 경추골
(제 2경추와 제 1경추를 포함하여) = 목
* 12개의 흉추골 = 등
* 5개의 요추골 = 허리
* 5개의 천골 = 골반
* 4개의 미골(尾骨) = 꼬리

척추 맨 아랫부분에는 움직일 수 없는 천골과 미골이 있는데 이 두 뼈는 연골 디스크와 인대로 연결되어 있다.

척추는 뇌와 연결되어 있는 척수라는 중앙신경통로를 둘러싸고 있다. 뇌에서 뻗어나온 신경이 척추를 통해 온몸에 전달된다. 각각의 추골에는 척추신경이 한 쌍씩 붙어 있다. 이들 신경은 척수에서 나와 각기 해당되는 신체 부위에 영향을 주도록 되어 있다. 흉추신경은 흉부에 영향을 주고 요추신경은 복부 아래와 다리에 영향을 주는 것이다. 그러므로 이 신경에 어떤 손상이 가해지면 곧바로 인체의 해당 부위에 영향을 미친다. 이들 추골과 인체 조직, 腺, 기관 등의 신경 연결 관계는 그림에 나타난 바와 같다.

척추의 반사점은 발 안쪽을 따라 쭉 이어져 있으며 한쪽 발에는 척추의 반이 나타나 있다고 생각하면 된다. 경추의 반사점은 엄지발가락이 시작되는 부분(엄지발가락의 기저부)이다. 즉 엄지발가락 첫번째 관절과 두번째 관절 사이에 경추의 반사점이 자리잡고 있다. 흉추의 반사점은 엄지발가락 아래의 볼(어깨부터 허리선까지)을 따라 이어지며 발, 가운데 움푹 들어간 부분(족궁)은 허리선부터 골반까지의 요추 반사점이 된다. 발꿈치 선에는 천골과 미골의 반사점이 위치한다.

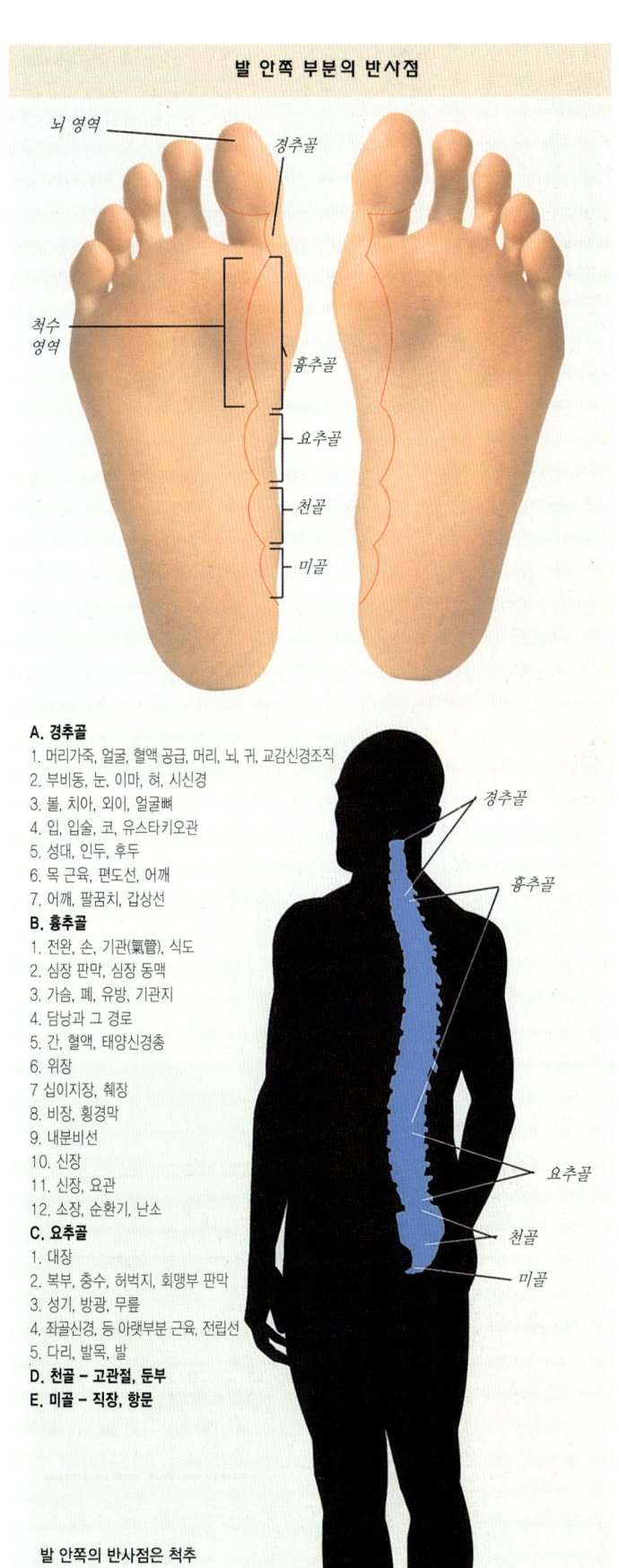

발 안쪽 부분의 반사점

A. 경추골
1. 머리가죽, 얼굴, 혈액 공급, 머리, 뇌, 귀, 교감신경조직
2. 부비동, 눈, 이마, 혀, 시신경
3. 볼, 치아, 외이, 얼굴뼈
4. 입, 입술, 코, 유스타키오관
5. 성대, 인두, 후두
6. 목 근육, 편도선, 어깨
7. 어깨, 팔꿈치, 갑상선

B. 흉추골
1. 전완, 손, 기관(氣管), 식도
2. 심장 판막, 심장 동맥
3. 가슴, 폐, 유방, 기관지
4. 담낭과 그 경로
5. 간, 혈액, 태양신경총
6. 위장
7. 십이지장, 췌장
8. 비장, 횡경막
9. 내분비선
10. 신장
11. 신장, 요관
12. 소장, 순환기, 난소

C. 요추골
1. 대장
2. 복부, 충수, 허벅지, 회맹부 판막
3. 성기, 방광, 무릎
4. 좌골신경, 등 아랫부분 근육, 전립선
5. 다리, 발목, 발

D. 천골 - 고관절, 둔부
E. 미골 - 직장, 항문

발 안쪽의 반사점은 척추 골의 배열과 똑같다.

인체 바깥부분 - 발 바깥쪽

발 바깥쪽의 가장자리는 우리 몸의 바깥부분(관절, 인대, 주변 근육)에 해당한다.

* 발가락이 시작되는 부분부터 횡경막 선까지
  = 어깨와 팔의 윗부분
* 횡경막부터 허리선까지
  = 팔꿈치, 전완, 손목, 손
* 허리선부터 발꿈치 끝까지
  = 다리, 무릎, 고관절

무릎

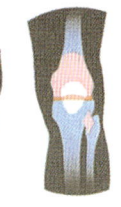

무릎 관절은 다리 윗부분과 아랫부분이 합쳐지는 곳이며 아래쪽 다리의 운동을 용이하게 한다.

무릎 관절의 반사점은 양쪽 발의 바깥쪽 복사뼈 바로 아랫부분이다.

여기서 여섯 개의 주요 경락이 무릎을 통과한다는 사실을 상기해 둘 필요가 있다. 따라서 무릎 통증의 정확한 지점을 짚어 냄으로써 어떠한 특정 경락과 연관지을 것인지 그리고 어떤 기관에 문제가 생긴 것인지를 알 수 있다.

고관절(股關節)

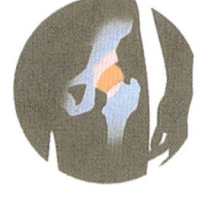

고관절은 대퇴골과 골반이 만나는 곳으로 대퇴골 끝이 전구 모양으로 동그랗게 패인 골반뼈에 끼워져 있는 형태이다. 고관절의 반사점은 무릎 반사점 옆에(발가락 쪽으로) 있다. 이 반사점은 장방형 모양으로 발 위쪽으로 조금 올라가 연결되어 있다. 담경이 고관절 반사점을 지나가고 있기 때문에 고관절과 관련된 질병의 상당수는 담경이 원인이 될 수 있다.

팔꿈치와 어깨

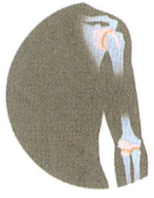

팔꿈치는 전완과 상완을 연결하는 관절이다. 위로는 상완골(上腕骨)과 아래로는 요골(橈骨), 척골(尺骨)이 있다. 어깨 관절은 상완이 견갑골과 만나는 지점을 말한다.

팔꿈치의 반사점은 양쪽 발의 발 가운데 움푹 들어간 부분(족궁)과 발의 볼을 따라 이어져 있다. 어깨와 주변 근육의 반사점은 양발의 새끼발가락이 시작되는 부분까지 이어져 있는데 발바닥과 발 바깥쪽, 그리고 발 윗부분까지 자리잡고 있다.

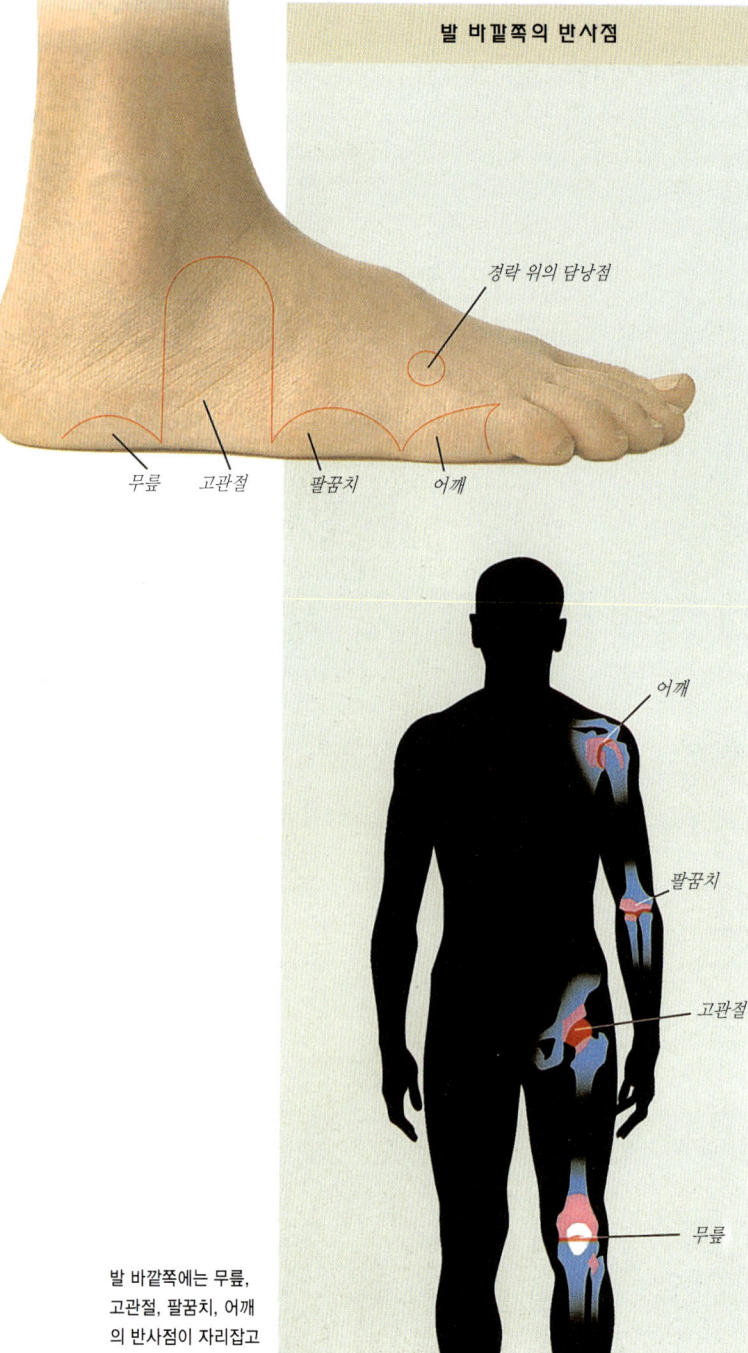

발 바깥쪽에는 무릎, 고관절, 팔꿈치, 어깨의 반사점이 자리잡고 있다.

8. 발에 있는 반사점 위치

발등

순환기와 가슴 부위의 반사점은 발등에 있다. 발바닥에 있는 반사점 대부분이 발등의 경락에도 있음을 알 수 있다.

가슴

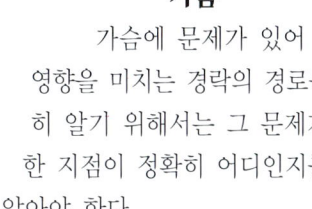

가슴에 문제가 있어 가슴에 영향을 미치는 경락의 경로를 확실히 알기 위해서는 그 문제가 발생한 지점이 정확히 어디인지를 먼저 알아야 한다.

특정 순환기 지점

이들 특정 지점은 심장, 순환기, 체온에 자극을 주도록 되어 있다. 이 반사점의 위치는 양쪽 발바닥과 둘째발가락과 셋째발가락 사이의 발등에 있다.

이 지점은 위경이 지나가는 곳이기 때문에 갑상선에 영향을 끼쳐서 결국 체온의 변화와 심장 박동속도, 인체 순환기 등을 관장한다.

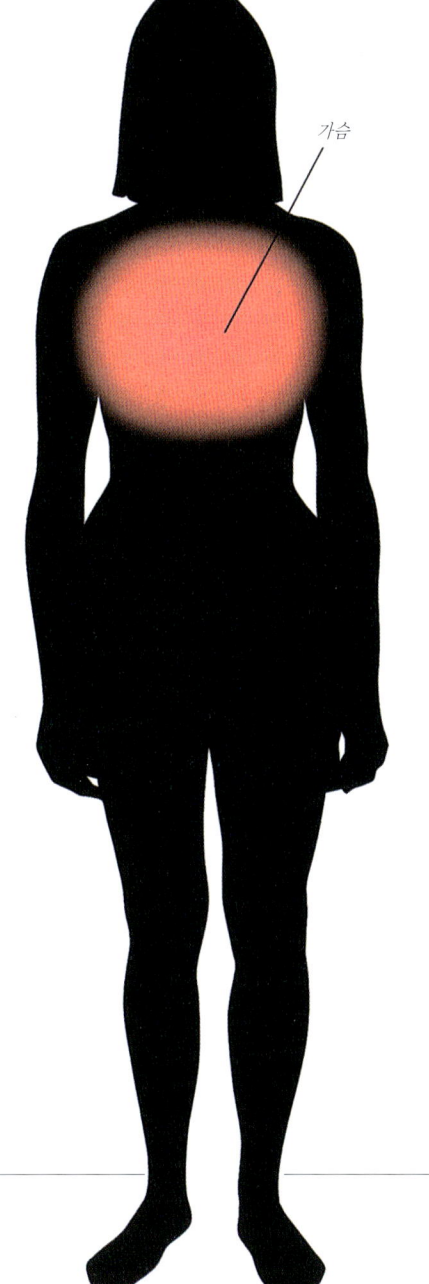

발등의 반사점

발등에는 가슴과 순환기의 반사점이 자리잡고 있다. 또한 이들 반사점이 심장, 순환기, 체온 등에 영향을 끼치기도 한다.

97

제9장 발을 분석해 보자

누구나 처음 태어날 때는 건강한 발을 가지고 태어나지만 대체로 성인의 80%에 해당하는 사람들은 발 모양이 변형된다. 하지만 우리는 발에 생긴 질병이나 변형의 원인(티눈, 피부경결-못, 건막류-엄지발가락 안쪽에 생기는 부스럼 따위)을 맞지 않는 신발 탓으로 여기는 경향이 있다. 발에 맞지 않는 신발도 물론 원인의 일부가 될 수는 있지만 이는 어디까지나 부분적인 원인에 지나지 않는다.

문제가 생긴 발 부위는 몸에 병이 난 부위와 관계가 있다. 단지 무엇이 원인이고 무엇이 결과이냐 하는 문제로, 마치 "달걀과 닭"의 관계와 같다고 할 수 있다. 경락에 생긴 울혈이나 반사점에 생긴 울혈은 그 원인이 내부 요인에 근거한 것일 수도 있고 외부 요인 때문일 수도 있지만 둘

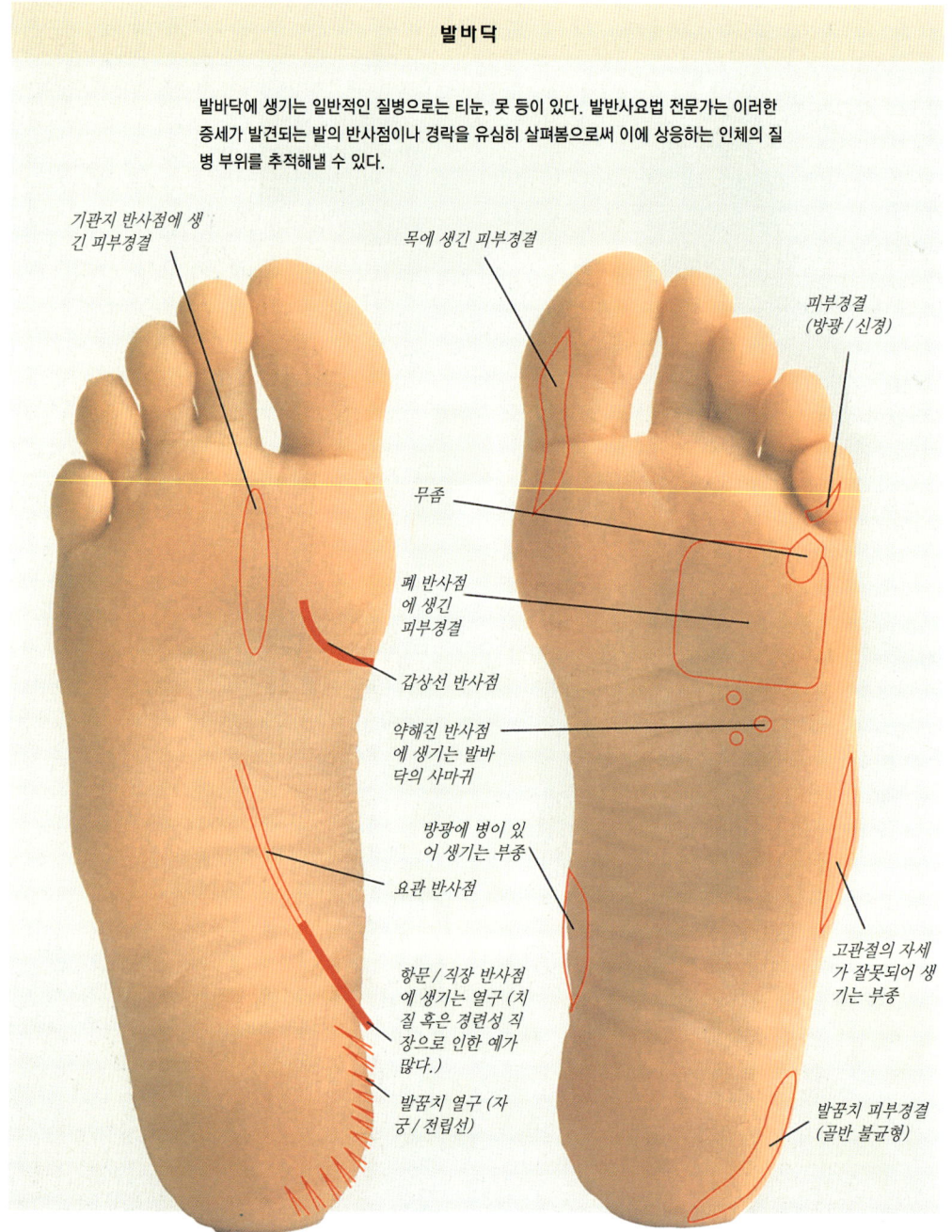

다 인체의 평형을 깨뜨리는 결과를 가져온다. 그 문제의 원인이 내부 요인으로 인한 것이라면 반사점과 관련 경락은 과도한 압력과 마찰에 특히 민감한 반응을 보일 것이고, 티눈이나 피부경결, 그 밖의 질병이 더 잘 생기게 될 것이다.

또한 외부 요인들도 내부 요인과 마찬가지로 경락을 따라 울혈이 생기게 만든다. 이처럼 경락에 생긴 울혈을 제대로 풀지 못하면 인체에 퍼져 있는 전체 경락에 나쁜 영향을 주게 되며, 결국 몸 전체의 균형이 깨지게 된다. 인체를 전체 개념으로 파악한다면 반사점과 경락을 조화시킴으로써 기존과는 다른 관점에서 이런 문제들을 해석하고 실마리를 풀어나갈 수가 있다. 또한 경락을 고려할 때는 어느 지점에서 증세가 발견되었는가 하는 것이 매우 중요하다.

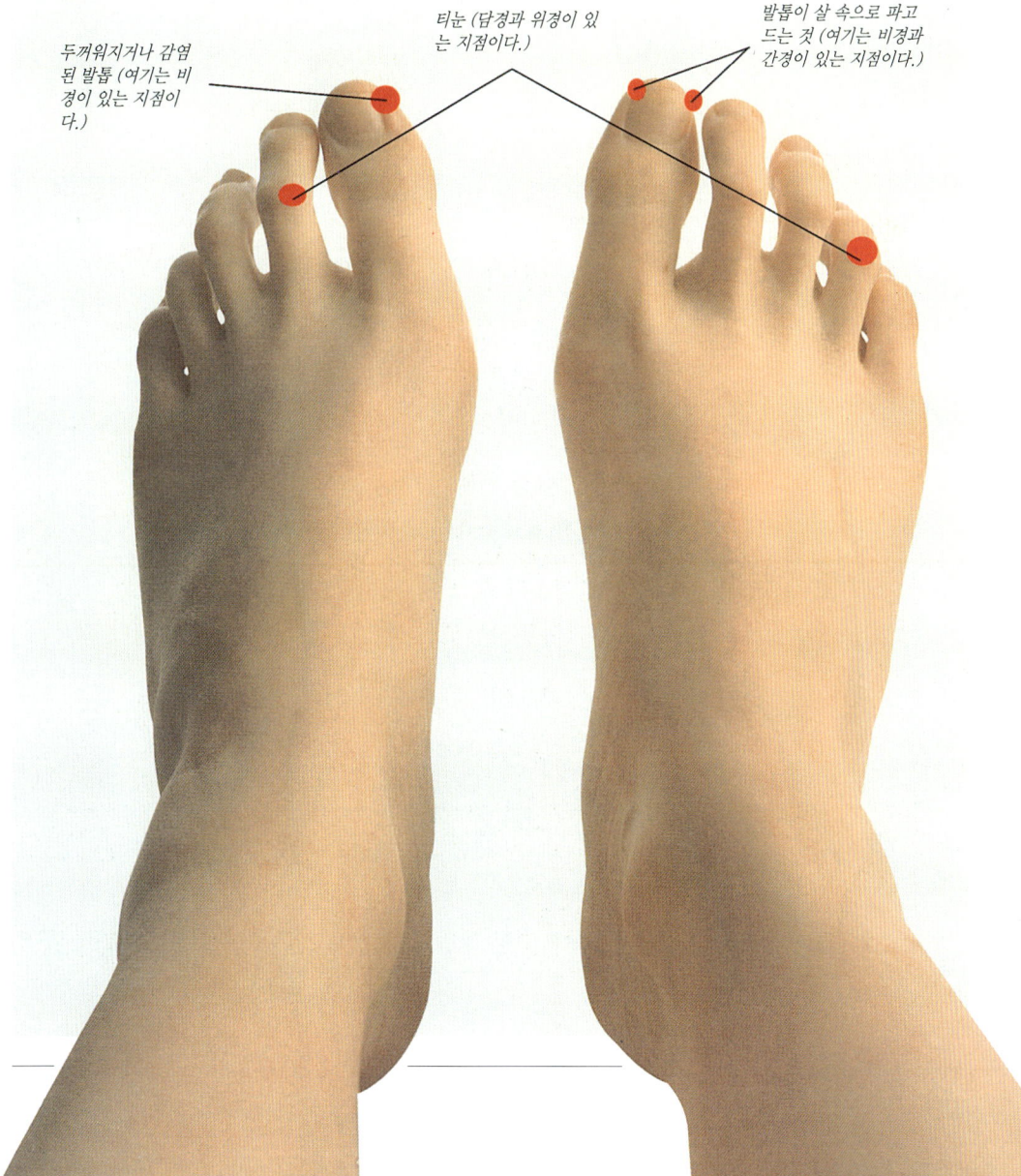

발 치료를 위해 특별히 고안된 샌들이 가장 좋은 신발이다. 발에 생기는 질병은 흔히 제대로 맞지 않는 신발을 신었기 때문이다.

발등

발등에 생기는 흔한 질병으로는 발톱이 두꺼워지거나 균에 감염되는 것, 티눈, 못 등이 있다.

두꺼워지거나 감염된 발톱 (여기는 비경이 있는 지점이다.)

티눈 (담경과 위경이 있는 지점이다.)

발톱이 살 속으로 파고 드는 것 (여기는 비경과 간경이 있는 지점이다.)

뼈와 관절에 생기는 병

건막류(모지 외반증)

건막류는 중족골의 맨 윗부분과 엄지발가락이 만나는 지점에 흔히 생긴다. 이 지점에 있는 점액낭에 염증이 생기거나 종창이 생기는 것이 건막류이다. 점액낭이란 일종의 액체 주머니로서 섬유조직으로 둘러싸여 있다. 이 섬유조직이 관절을 감싸고 있어서 마찰로부터 보호하는 역할을 한다. 점액낭에 염증이 생기면 중족골 관절이 늘어나게 되고 신발로 인한 마찰이나 압력을 받기 쉬워 증세를 더욱 악화시키고 피부를 손상시킨다. 이 경우는 신발이 가장 큰 원인이다. 특히 앞이 뾰족하고 뒷굽이 높은 하이힐은 발을 계속 앞으로 쏠리게 하므로 엄지발가락이 지나치게 많은 압력을 받는다.

발가락을 조이는 신발 역시 새끼발가락에 좋지 않은 영향을 끼친다. 새끼발가락이 가운데 쪽으로 계속 쏠리게 되므로 새끼발가락이 시작되는 지점 바깥쪽에 "소건막류(새끼발가락에 생기는 혹)"가 생기게 된다. 건막류는 보기에도 안 좋고 느낌도 불쾌하기 때문에 보통 수술로 제거하는 경우가 많다. 맨발로 사는 사람들은 대개 건막류에 걸리지 않는다.

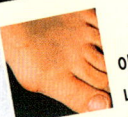

사진에 나타난 건막류를 보면 엄지발가락의 종창이 얼마나 부풀어 있는지 알 수 있다.

이름: 앤
나이: 33 세
현 증상: 우울증
병력: 앤은 아이 셋을 둔 바쁜 엄마이다. 그녀는 종종 피곤해지면 아이들과 함께 낮잠을 자곤 했다. 저녁에 남편이 집에 돌아올 때쯤이면 늘 피곤한 몸 때문에 함께 지낼 시간이 부족하다고 생각한다.
치료: 3 주 동안 일주일에 두 번씩 치료했다.
결과: 건막류가 생기기 시작하고 있었는데 이는 비경에 울혈이 생겼음을 나타낸다. 이로 인해 차, 커피, 초콜릿, 단음식 등을 먹고 싶은 욕구가 강해지게 되어 있다. 인 불균형으로 인해 갑상선이 영향을 받게 되어 에너지가 부족하게 되는 것이다.

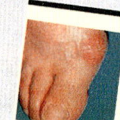

이름: 헬렌
나이: 52 세
현 증상: 무릎관절 통증
병력: 헬렌은 전에 갑상선에 이상이 있었고 20년 동안 티록신을 복용하고 있었다. 류머티즘과 눈에 유루(流淚) 증세가 있다.
치료: 10 주 동안 일주일에 한 번씩 치료했다.
결과: 관절 움직임이 개선되고 통증이 줄어들었다.
결론: 헬렌은 거의 일생 동안 양쪽 발에 건막류가 있었다. 건막류가 생긴 지점은 비경과 갑상선 반사점이 지나는 곳이다. 이 증세는 식습관을 바꾸는 것이 가장 효과적인 치료방법이다.

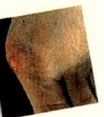

이름: 제인
나이: 31 세
병력: 첫째 아이를 출산하고 나서 2년이 지난 후부터 월경에 이상이 생겼다. 탈장 수술을 위해 대기중이다.
결과: 제인은 2주동안 일주일에 두 세 번씩 발반사요법 치료를 했다. 그 다음엔 일주일에 한 번씩 했다. 그녀의 발은 비경에 이상이 있었다. 서혜부에 생겼던 종창은 없어졌고 수술도 받을 필요가 없어졌다. 계속해서 발반사요법을 하면 통증 없이 지낼 수 있을 것으로 보인다.

여성의 왼쪽 발에 생기는 건막류는 제대로 맞지 않는 신발을 신어서 생기거나 혹은 비경의 불균형으로 인해 생기는 경우가 대부분이다.

이 여인의 오른발은 건막류로 붉게 부풀어올랐으며, 엄지발가락이 둘째발가락을 덮다시피 하고 있다.

모지 외반증과 추상족지증은 잘 맞지 않는 신발 때문에 생기는 병이다. 하지만 발가락이 굳어 버리는 증세는 외상이나 관절염으로 인해 생기는 경우가 많다.

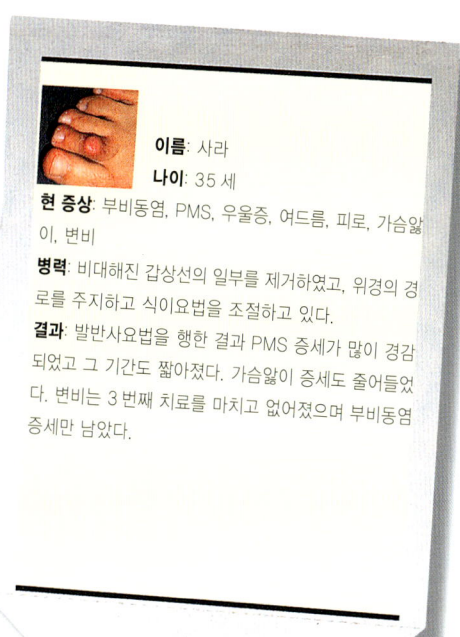

이름: 사라
나이: 35세
현 증상: 부비동염, PMS, 우울증, 여드름, 피로, 가슴앓이, 변비
병력: 비대해진 갑상선의 일부를 제거하였고, 위경의 경로를 주지하고 식이요법을 조절하고 있다.
결과: 발반사요법을 행한 결과 PMS 증세가 많이 경감되었고 그 기간도 짧아졌다. 가슴앓이 증세도 줄어들었다. 변비는 3번째 치료를 마치고 없어졌으며 부비동염 증세만 남았다.

이 사람의 둘째발가락은 추상족지증의 전형적인 예이다. 이 환자는 추상족지증에 걸린 발가락이 신발에 계속 스쳐서 티눈까지 생겼다.

추상족지증

이 질병은 모지 외반증을 동반하는 예가 종종 있다. 중간 관절(medial joint)이 굽어 있을 경우 발가락이 다른 발가락 위로 올라가 맨 위에 위치한 관절(top joint)이 아래로 굽어 생기는 증세이다. 이로 인해 가장 고통을 받는 곳은 둘째발가락이다.

발바닥 가운데(족궁)가 많이 들어가 있는 사람일수록 인대의 위치로 인해 추상족지증에 걸릴 확률이 높다. 이런 증세는 신발 때문에 계속 악화된다. 나이가 들어가면서 추상족지증이 더 굳어지게 되면 결국 수술을 해야 한다.

강직성 굴지증

강직성 굴지증은 골관절염, 외상, 비만, 혹은 평발 때문에 생길 수 있다. 엄지발가락이 중족골에 유착되면 부자연스러울 정도로 뻣뻣해진다. 이렇게 되면 엄지발가락이 유연성을 잃기 때문에 걷기조차 힘들어진다. 움직임이 줄어들수록 결과는 더 심각해진다. 결국 관절을 제자리로 되돌리는 것만이 유일한 해결방법이다.

이름: 캐서린
나이: 48세
현 증상: 등 아래쪽의 통증
결과: 평발인 사람은 척추가 약한 경우가 많다. 척추에 중병이 드는 것을 피하려면 발바닥 가운데 부분(족궁)이 제대로 체중을 지지할 수 있도록 만들어 줄 필요가 있다. 척추를 강화하는 치료를 주기적으로 받으면서 교정용 신발을 신도록 한다. 강직성 굴지증은 관절염의 초기 증세로 볼 수 있다. 산이 과대하게 함유된 음식은 관절염을 일으키는 직접적인 원인이 된다. 따라서 올바른 식단을 권장할 필요가 있다.

발가락이 굳는 증세는 평발 때문에 생기는 경우가 많다(엄지발가락이 유난히 뻣뻣해진다).

엄지발가락 관절에 생기는 관절염으로 인해 강직성 굴지증에 걸릴 수 있다.

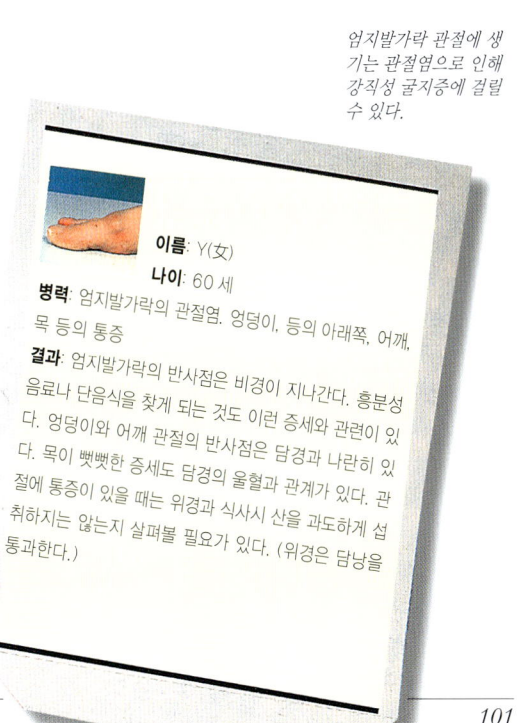

이름: Y(女)
나이: 60세
병력: 엄지발가락의 관절염. 엉덩이, 등의 아래쪽, 어깨, 목 등의 통증
결과: 엄지발가락의 반사점은 비경이 지나간다. 흥분성 음료나 단음식을 찾게 되는 것도 이런 증세와 관련이 있다. 엉덩이와 어깨 관절의 반사점은 담경과 나란히 있다. 목이 뻣뻣한 증세도 담경의 울혈과 관계가 있다. 관절에 통증이 있을 때는 위경과 식사시 산을 과도하게 섭취하지는 않는지 살펴볼 필요가 있다. (위경은 담낭을 통과한다.)

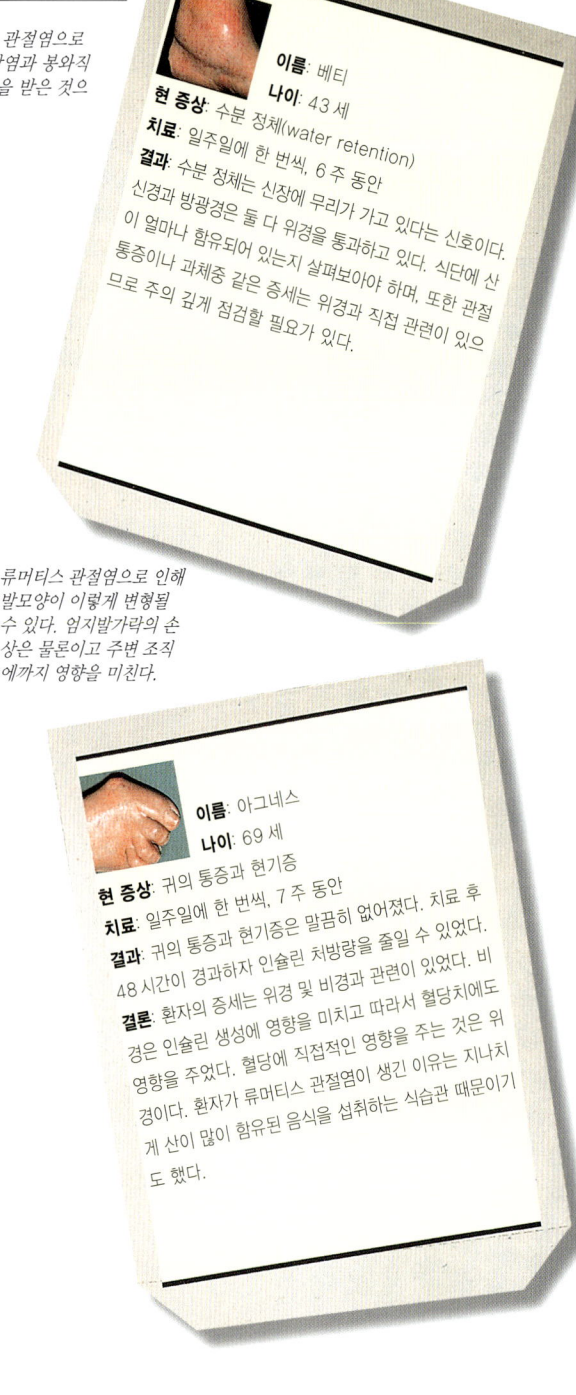

복사뼈가 변형된 류머티스 관절염으로 피부와 피하조직에 세균 감염과 봉와직염(cellulitis)에 의해 영향을 받은 것으로 보인다.

이름: 베티
나이: 43 세
현 증상: 수분 정체(water retention)
치료: 일주일에 한 번씩, 6 주 동안
결과: 수분 정체는 신장에 무리가 가고 있다는 신호이다. 신경과 방광경은 둘 다 위경을 통과하고 있다. 식단에 산이 얼마나 함유되어 있는지 살펴보아야 하며, 또한 관절통증이나 과체중 같은 증세는 위경과 직접 관련이 있으므로 주의 깊게 점검할 필요가 있다.

류머티스 관절염으로 인해 발모양이 이렇게 변형될 수 있다. 엄지발가락의 손상은 물론이고 주변 조직에까지 영향을 미친다.

관절염

관절염에는 여러 종류가 있다. 그 중 일부는 감염에 의한 것도 있고 외상에 의한 것도 있다. 관절염에 걸리면 연골이 퇴화하고 뼈가 과도하게 성장하거나 아니면 닳아 없어지게 된다. 대개의 경우 관절 내층이 먼저 공격을 받고 나중에는 뻣뻣해져서 부풀어오르며 통증을 느낀다. 또한 관절을 움직이는 근육이 제대로 기능을 할 수 없게 되거나 아예 없어져 버린다. 관절을 감싸고 있던 조직에 염증이 생기고 물이 차게 되면 통증을 느끼게 된다.

보통 관절염은 두 가지로 나뉘며, 골관절염과 류머티스 관절염이 그것이다. 골관절염이란 뼈를 감싸고 있는 연골이 퇴화되는 것으로, 혈액이 충분히 공급되지 못하거나 외상이 있다거나, 몸무게가 많이 나가는 경우 증세가 더욱 악화된다. 주로 체중을 지탱하는 관절에 영향을 끼친다.

류머티스 관절염이란 보통 원인을 알 수 없는 만성적인 염증이 지속되는 것을 말한다. 이 병은 계속 진행이 되는 병이며 치료가 불가능하다. 대개 노인이 걸리는 경우가 많으며 남자보다는 여자들이 많이 걸린다. 바이러스에 감염되기 쉽고 정서적으로 스트레스를 쉽게 받는다. 류머티스 관절염을 앓고 있는 환자들은 감염에 약하다. 그 이유는 관절염이 자가 면역 이상으로 인해 생기는 병이기 때문이다.

이름: 아그네스
나이: 69 세
현 증상: 귀의 통증과 현기증
치료: 일주일에 한 번씩, 7 주 동안
결과: 귀의 통증과 현기증은 말끔히 없어졌다. 치료 후 48시간이 경과하자 인슐린 처방량을 줄일 수 있었다. 비
결론: 환자의 증세는 위경 및 비경과 따라서 혈당치에도 영향을 주었다. 혈당에 직접적인 영향을 주는 것은 위경은 인슐린 생성에 영향을 미치고 따라서 혈당치에도 영향을 주었다. 혈당에 직접적인 영향을 주는 것은 지나치게 산이 많이 함유된 음식을 섭취하는 식습관 때문이기도 했다.

통풍(痛風)

통풍이란 신진대사 계통의 질환으로, 혈액 중에 요산이 과다한 경우와 관계가 있다. 이 병의 특징은 통증을 동반한 염증이 생기고 소관절이 팽창하며 일반적으로 엄지발가락에 많이 생긴다. 관절 주변에 요산이 쌓이면 염증이 생긴다. 이 병은 주로 남성에게 많이 발병하며 정서적으로 스트레스를 받을 때 걸릴 가능성이 높다.

이름: G(男)
나이: 71 세
현 증상: 통풍
치료: 매일 3~4일에 걸쳐 조금씩 짧게 발반사요법을 실시하고 있음.
결과: 통풍은 관절염의 일종이다. 지나치게 산이 많이 함유된 음식을 먹는 식습관이 이 병의 원인으로 알려져 있다. 이러한 식습관은 위경에 직접적으로 영향을 준다(위경은 간을 통과하는데 이는 엄지발가락의 정맥염과도 관계가 있다). 간경은 우울증세나 화를 내는 등의 정서상태도 관장한다.

관절염과 통풍은 발의 뼈와 관절에 심각한 이상을 초래할 수 있다.

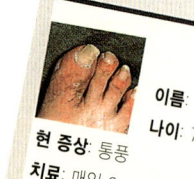

사진에 나타난 발가락은 염증과 함께 부풀어올라 있다. 바로 혈액순환 경로와 관절에 요산이 축적되는 통풍이 그 원인이다.

경락과 뼈 / 관절의 이상

엄지발가락에는 두 개의 주요 경락이 지나간다. 그 하나는 비경(비장/췌장)으로 발가락 바깥쪽에 있고 다른 하나는 간경으로 발가락 안쪽에서 둘째발가락을 향해 있다. 건막류는 비경 위에 있는 갑상선 반사점에 생긴다. 비경의 내부 지류는 갑상선을 지나고 있을 뿐 아니라 이 둘 사이의 긴밀한 관계까지도 나타내 주고 있다. 건막류에 걸린 사람 중 대다수는 비경에 문제가 있거나, 당분의 신진대사가 제대로 이루어지지 않거나, sweet teeth 같은 증세를 보이는 것으로 보아 췌장에 문제가 있는 경우가 많음을 알 수 있다. 이 경우 차나 커피, 담배, 술 따위의 흥분제를 찾게 되고 끊임 없이 배가 고픈 증세도 있을 수 있다. 갑상선에 문제가 생겼기 때문에 우울증으로 고생할 수도 있다. 초기에 건막류를 제거하거나 수술한 사람이라도 나이가 들어서 갑상선 계통의 이상 증세로 발전하는 예가 많다. 혹은 이와 반대로 갑상선에 이상이 있는 사람이 건막류에 걸리는 경우도 있다. 이것은 모두 췌장과 갑상선의 불균형을 제 때에 치료하지 않아서 생기는 증세이다.

일단 성인의 발에 건막류가 생기면 수술을 하지 않고는 제거하거나 똑바로 펼 수가 없게 된다. 운동으로도 제 형태로 돌려놓을 수가 없다. 우리는 경락과의 연관관계를 살펴봄으로써 문제의 원인(췌장의 불균형)을 알 수가 있으며 교정을 할 수도 있다. 이 병을 치료하는 가장 효과적인 방법은 식습관을 바꾸는 것이며, 발반사요법의 병행으로 충분히 통증을 경감시킬 수 있다.

추상족지증의 경우도 경락과의 연관관계를 먼저 살피도록 한다. 때로 둘째발가락(위경), 혹은 넷째발가락(담경)에서 증세가 나타나는 경우도 있는데 이것도 경락의 불균형과 관계가 있을 수 있다. 발가락이 굳는 증세는 엄지발가락에서만 보인다. 따라서 비경과 간경이 관계되어 있다고 말할 수 있다.

경락, 반사점, 관절염, 통풍

통풍은 엄지발가락에만 생기기 때문에 비경, 간경과 관계가 있다고 할 수 있으며, 지나치게 산이 많이 함유된 식단 때문이라고 밝혀진 바도 있다. 이 밖에도 발가락 관절에는 각종 형태의 관절염이 있을 수 있다. 이제 이들 반사점과 경락의 관계에서 문제가 생긴 기관으로 확대하도록 한다. 발반사요법은 발로 흘러드는 혈액의 양을 증가시킴으로써 요산의 배설을 돕고 통증을 경감시킬 수 있다.

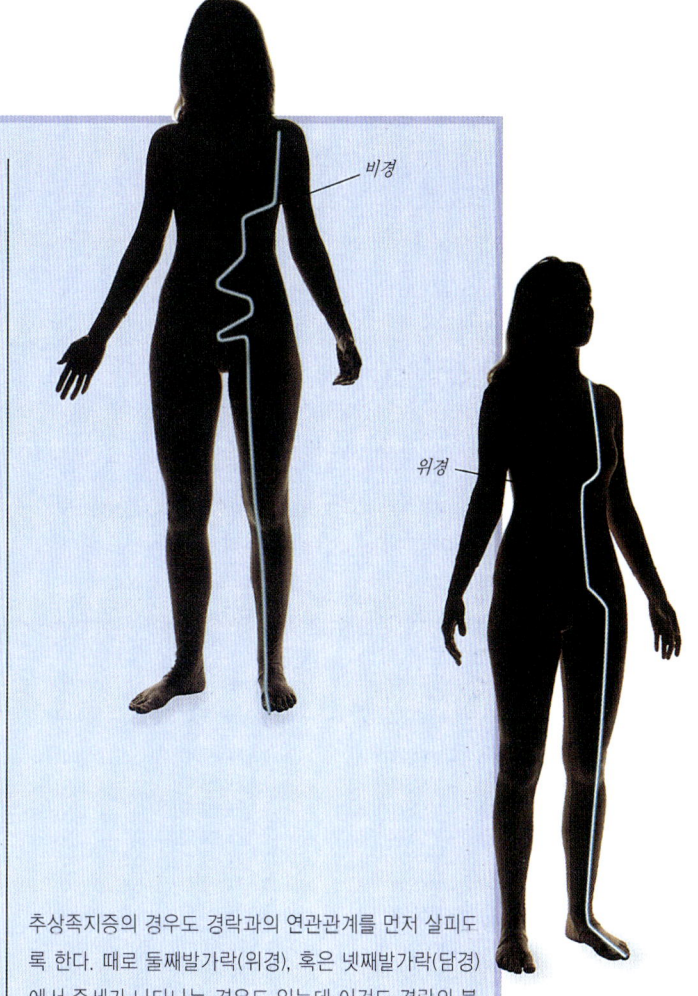

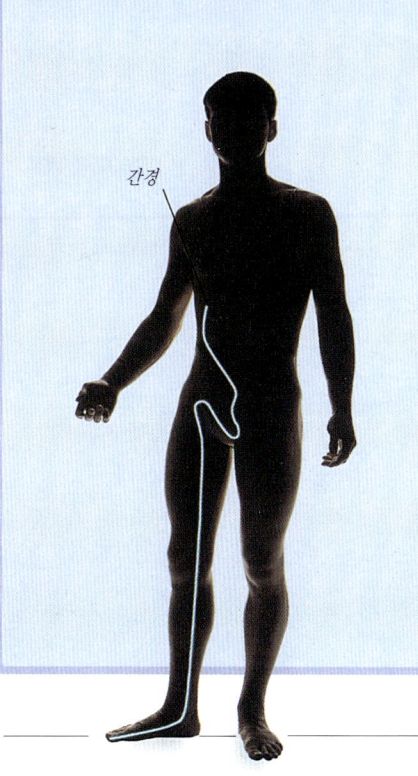

비경과 간경은 엄지발가락에서 찾을 수 있다. 건막류를 앓고 있는 환자들에게서는 대개 비경의 이상 증세도 함께 발견된다. 위경은 둘째발가락을 통과한다. 따라서 추상족지증 환자들은 위장에 문제가 있는 경우가 종종 있다.

피부질환

피부경결

압력과 마찰이 반복되면 피부가 굳어져 피부경결 증세가 나타나게 되는데 이는 일종의 보호 방편이기도 하다. 특히 발은 가장 많은 압력을 받는 부위이고 늘 신발을 신고 있기 때문에 경결 현상이 나타나는 것은 매우 흔한 일이다. 피부경결은 평평한 표면에서 발생하는 것이고 신경핵이 있는 것은 아니다. 발가락 윗부분이나 발꿈치, 볼과 같이 체중을 많이 받는 부위에서 피부경결이 흔하다. 또한 발가락의 도톰한 부분(특히 넷째발가락과 새끼발가락)에 생기기도 한다. 이 부위에 생기는 굳은 피부는 두껍고 날카로워서 마치 "칼날" 같다. 엄지발가락의 피부도 굳어지기 쉽다. 운동이나 신발로 인해 발가락 피부가 두꺼워지며 오래 서 있는 사람의 경우는 더욱 그러하다. 이러한 피부경결은 체중이 골고루 분산되지 못해서 생기는 증상이다.

압력이 계속 가해져서 이런 증상이 점차 악화되면 통증을 느끼게 된다. 굳어진 부위가 타는 듯한 느낌과 피부 밑이 부풀어 오르거나 울혈이 생기는 것은 신경 말단을 자극하기 때문이다. 이런 증세가 심해지면 수술이나 발 치료 전문의의 도움을 받아 제거해야 한다. 증상의 발생원인에 대해 제대로 대처하지 못하면 다시 재발하게 된다.

아래 사진은 추상족지증 환자의 발에 생긴 티눈의 모양이다.

이름: 고든
나이: 54 세
현 증상: 귀울림, 이명
병력: 이 사람은 스쿼시 선수인데 발가락 윗면에 티눈이 생겼다. 안경을 착용하며 최근에 사랑니를 발치했다.
결과: 환자의 질환과 관련된 경락이 위치한 부위는 발가락이지만 머리에 있는 기관의 반사점은 발가락(부비동과 치아의 반사점은 둘째발가락 끝이고, 눈의 반사점은 넷째발가락과 새끼발가락)이 된다. 귀의 반사점은 넷째발가락을 지나는 담경가락과 셋째발가락이며, 귀의 반사점은 넷째발가락을 지나는 담경의 영향권에 있다. 이 담경이 위로는 귀까지 연결된다.

티눈과 피부경결은 발에 생기는 흔한 질환이다. 보통 지속적인 압박이나 마찰이 있을 때, 혹은 발을 지나는 여섯 개의 경락이 균형을 이루지 못할 때 이런 질환이 생긴다.

티눈

보통 발에 생기는 티눈은 피부를 보호하는 방편이 되기도 하는 것으로 근골격계질환 중에 가장 흔하다. 티눈은 모양이 원추형이고 뿌리는 없으며 대체로 발가락 관절 부위에 생긴다. 발가락이 신발로 인한 압력에 특히 민감하기 때문이다.

압력이 집중되는 지점의 피부는 딱딱해지고 두터워진다. 두터워진 피부 중앙의 압력이 가장 크기 때문에 티눈이 생기는 것이다. 여기다 반복되는 마찰로 인해 그 부위가 더 자극을 받게 되고 공급되는 혈액이 증가하면 결국 세포의 성장이 촉진된다. 발바닥에도 티눈이 생기기 쉬운데 대체로 발바닥이 체중의 압력을 가장 많이 받기 때문이다.

이 티눈의 "중심"이 피부조직을 파고 들어가 민감한 조직과 신경 말단을 자극하게 되면 살을 찌르는 듯한 통증을 느끼게 된다.

이름: 로버트
나이: 30 세
현 증상: 발바닥이 타는 듯한 통증이 있음.
병력: 이미 머리가 벗어졌고 밤중에는 소변을 보기 위해 자다가 일어나야 할 정도이다.
결과: 로버트의 발을 자세히 살펴보면 양쪽 새끼발가락 바깥쪽으로 작은 티눈이 자라고 있음을 알 수 있다. 이 환자는 발은 넓은데 신고 있는 신발이 좁아 발이 지나치게 압박받고 있었다. 새끼발가락 양측을 방광경(머리카락이 빠짐)과 신경(배뇨시 타는 듯한 아픔)이 지나가고 있다.

티눈은 굳어진 피부 조직이 원형모양을 이루며 붉어진 피부로 둘러싸여 있다. 이 경우는 성인의 새끼발가락에 생긴 것이다. 굳어진 피부 조직이 피라미드 모양으로 깊숙한 피부층까지 침투하면 통증을 느끼게 된다.

경락과 피부질환

티눈과 피부경결은 발꿈치나 발의 볼, 그리고 발가락 윗면에 생기기 쉽다. 우선 이런 증상이 어느 부위에 생겼는지, 그리고 어떤 경락과 반사점에 자리잡고 있는지를 정확하게 파악하는 것이 중요하다. 그래야 우리 몸의 어느 기관이 균형을 잃었는지 알 수 있다. 예를 들어 위경은 둘째발가락과 셋째발가락으로 이어져 있으므로 이 부위에 이상이 있다는 것은 위경에 울혈이 생겼음을 의미한다. 위산과다, 위염, 궤양, 충수와 편도선의 이상 증세, 부비동염, 피부질환, 유방 관련질환 등은 모두 둘째발가락과 셋째발가락에 티눈과 피부경결이 있는 사람들에게서 발견된다.

둘째발가락이 엄지발가락보다 긴 사람들도 많이 있다. 이런 사람들은 유전적으로 위장이 약하다. 그 원인은 유전적인 것도 있겠지만 산모가 임신 기간 동안에 특정 영양소를 충분히 섭취하지 못한 것도 이유가 될 수 있다. 이렇게 태아가 영양이 결핍된 상태에서 성장하게 되면 나중에 위장이 약해진다. 만일 위장이 약한 이유가 유전적인 것이라면 식이요법에 특히 주의를 해야 한다. 예를 들어 지나치게 산이 많이 함유된 음식은 피하는 것이 좋다.

둘째발가락 아랫부분에 기다란 모양으로 피부가 굳어져 있는 사람들도 있다. 이런 증세는 기관지 / 후두 반사점과 관련된다. 피부에 파여 있는 홈이 깊다면 후두가 약한 것이고, 이런 사람은 목과 기관지, 편도선에 이상이 생겨 고생하는 경우가 많다. 위경은 목 부위(편도선, 갑상선, 후두)를 통과한다. 위경은 둘째발가락 윗면에 있는 데 반해 목과 기관지의 반사점은 엄지발가락과 둘째발가락 사이에 있는 발바닥에 위치한다. 경락은 이 부분에서 아래쪽으로 내려와 뼈 밑의 갑상선 반사점으로 이어진다. 뼈 주변으로 피부가 굳어지거나 티눈이 있는 사람들이 많은데 바로 비경과 위경이 균형을 잃은 경우이다. 이 두 경락은 매우 밀접한 관련이 있기 때문이다. 폐 반사점에 있는 피부가 굳어진 경우도 흔히 볼 수 있는데, 이 경우는 가슴 부위가 약함을 나타낸다. 위경은 폐경을 통과하고, 담경은 측면에서 폐경으로 들어간다.

이상의 경우에서 알 수 있듯이 모든 문제의 원인을 파악하기 위해서는 티눈과 피부경결이 어느 부위에서 생겼는지, 그리고 그 지점과 경락 사이에 어떤 관계가 있는지를 파악하는 것이 중요하다.

위경은 둘째발가락과 셋째발가락을 통과하기 때문에 이 부위에 티눈이나 피부경결이 생겼다면 위장에 이상이 생긴 것이라고 할 수 있다. 발 아랫부분에 생기는 피부경결은 위경의 짝이 되는 비경에 이상이 생겼다는 신호가 된다. 새끼발가락 바깥면은 담경이 지나가는데 여기에 문제가 생기면 담낭 계통의 질병을 발견할 수 있다.

무좀

무좀은 보통 발가락 사이의 피부가 곰팡이에 감염되어 생기는 질환이다. 발가락 사이는 습하고 온도가 높아서 곰팡이가 번식하기 쉬운 부위이다. 이 곰팡이가 케라틴(피부 표면의 각질)이 되는 것이다. 무좀의 주 증상은 가려움증이다. 각질이 벗겨져 떨어지는 무좀의 경우는 주변 피부가 붉다. 무좀을 일으키는 곰팡이균은 20여종이 있다.

발바닥 사마귀

사마귀는 바이러스에 의해 생기는 것으로 알려져 있다. 사마귀가 생기면 피부가 돌출되는데, 그 이유는 피부조직의 세포 크기가 커지기 때문이다. 주로 발바닥에 사마귀가 생기며 상당한 불편을 느끼게 된다.

무좀이나 바이러스 감염, 사마귀 같은 곰팡이 감염균은 발가락과 발바닥에 영향을 끼친다. 습진은 전염성 질환은 아니지만 발에 영향을 끼치는 또 다른 피부질환에 속한다.

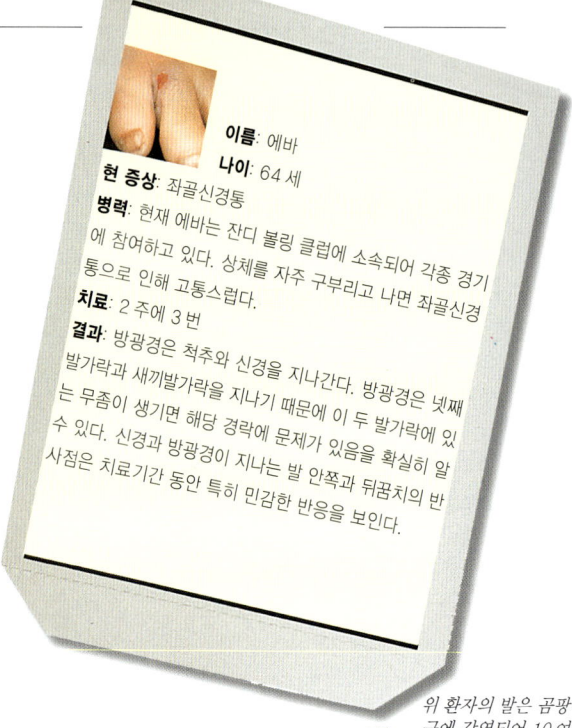

이름: 에바
나이: 64 세
현 증상: 좌골신경통
병력: 현재 에바는 잔디 볼링 클럽에 소속되어 각종 경기에 참여하고 있다. 상체를 자주 구부리고 나면 좌골신경통으로 인해 고통스럽다.
치료: 2 주에 3 번
결과: 방광경은 척추와 신경을 지나간다. 발가락과 새끼발가락을 지나기 때문에 이 두 발가락에 있는 무좀이 생기면 해당 경락에 문제가 있음을 확실히 알 수 있다. 신경과 방광경이 지나는 발 안쪽과 뒤꿈치의 반사점은 치료기간 동안 특히 민감한 반응을 보인다.

위 환자의 발은 곰팡이 균에 감염되어 10 여일이 지난 상태이다.

이름: 빌
나이: 75 세
현 증상: 기관지염, 부비동염, 귀앓이
결과: 빌은 발가락과 볼이 심하게 곰팡이에 감염되어 있다. 그래서 매일 얇은 양말을 신고 작업을 해야 했다. 감염부위를 살펴보면 기관지, 폐, 횡경막의 반사점과 연관이 있음을 알 수 있다. 그리고 발가락 위쪽에는 부비동(空洞)과 만성적 귀질환의 반사점이 있다.

환자의 발바닥에 무좀이 있다. 이 곰팡이 감염은 백선의 가장 흔한 형태이다.

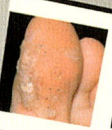
이름: 제프리
나이: 63 세
현 증상: 잠을 제대로 자지 못함
병력: 엄지발가락에 사마귀; 발의 피부가 굳어 있고, 차고, 창백함. 음주와 흡연.
결과: 엄지발가락은 비경과 간경이 지나가는 자리에 놓여 있다. 비장의 균형이 깨지면 갑상선에 영향을 끼쳐 정서적으로 어려움을 겪게 되고, 당분 함유율도 균형을 잃어 간에 영향을 끼치게 되는데 이렇게 되면 정서적으로 불안하고 수면장애로 흥분제를 찾게 된다.

발바닥 사마귀(plantar warts)는 발가락과 발바닥에 생기는 사마귀로 알려져 있다. 수영장이나 대중 목욕탕 등에서 주로 감염된다.

습진

습진은 피부상태가 급성 혹은 만성적으로 감염되어 있는 것을 말한다. 처음에는 부스럼 같은 발진이 돋다가 진물러서 딱지가 된다. 감염부위에는 염증과 불편이 계속 뒤따른다. 감염부위가 마른 상태로 각질이 벗겨지는 상태는 마른 습진이라 한다. 삼출성(滲出性) 습진이란 감염부위가 채 마르기도 전에 계속해서 진물이 나오는 상태를 가리킨다.

이 환자의 발가락 사이에는 만성 습진이 생겼다.

이름: 토비
나이: 43세
현 증상: 팔꿈치와 무릎, 발에 습진. 허약체질.
병력: 토비는 어렸을 때 천식이 있었고 집안의 집들에 대한 알러지 반응을 보였다. 유제품을 먹으면 이런 증세기 더 심해졌다.
결과: 가장 심하게 감염된 부위가 둘째발가락과 셋째발가락 사이로 이곳은 위경과 관련되어 있다. 폐나 소화 계통에 문제가 생기는것이 전형적인 증상이다. 보통 에너지 소모가 많아 쉽게 피로를 느낀다.

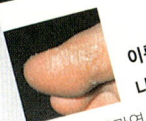

이름: 로나
나이: 28세
현 증상: 방광염
병력: 로나는 휴가에서 돌아온 후 자신의 엄지발가락 측면 중간 부분에 있는 사마귀를 발견하였다. 아구창이나 방광염은 간이 지나치게 스트레스를 받으면 발병한다. 로나의 사마귀는간경이 지나가는 엄지발가락에 생겼다.
결과: 질 부위는 간경이 지나가는 곳이다.

경락과 무좀

다시 한 번 강조하지만 발의 어느 부위에서 이상 증세가 발견되는지를 명확히 알아야 한다. 무좀이 가장 흔한 부위는 넷째발가락과 새끼발가락 사이이다. 이 지점은 방광경이 지나가는 위치로 방광과 그 경락이 관련되어 있다. 만일 셋째발가락과 넷째발가락 사이에 무좀이 있다면 담경에 균형이 깨졌음을 의미한다.

방광경

경락, 반사점과 사마귀

사마귀로 고생하는 사람들은 많이 있다. 이 사마귀는 제거하기도 매우 어려우며, 수술로 제거하더라도 다시 재발하는 경우가 흔하다. 한 노인 환자는 심경에 다섯 개의 사마귀가 있는데 심장수술을 받고 나서 생긴 것이라고 하였다. 다시 한 번 강조하건대 증세가 발생한 지점이 어디인지, 그리고 그와 관련된 경락과 반사점, 기관은 무엇인지를 정확하게 관찰하도록 하라. 발반사요법으로 문제가 발생한 기관을 강하게 만들 수 있으며 이로 인해 신체 불균형이 치유된다. 그렇게 되면 결과적으로 사마귀는 사라진다.

순환기 경락

환자의 엄지발가락에 여러 개의 사마귀가 있다.

경락, 반사점과 습진

위에 제시한 원칙은 여기 제시하는 또 다른 예에도 적용된다. 증세가 발생한 지점과 연관되는 경락과 반사점, 그리고 신체기관에 따라 범위를 확정할 수 있다.

어느 경락에서 증세가 발병하는지를 먼저 검토하라. 발반사요법 전문가는 인체에 영향을 미치는 부위를 짚어낼 수 있다.

습진이 생긴 부위와 관련 경락을 연관시켜 생각하라.

발톱 이상

발톱이 살 속으로 파고드는 증세

발톱이 살 속으로 파고드는 증세를 겪어 본 사람이라면 이것이 얼마나 아프고 불편한지 느껴 보았을 것이다. 흥미 있는 사실은 이런 사람들 중 대부분이 10대에서 20대에 그런 증세를 경험했다는 것이다. 이것은 엄지 발톱의 측면이 피부를 뚫고 파고들어가는 증세이다. 치료에 방해가 되는 상처가 있는 경우라면 조직 내에 육아(肉芽)가 생겨서 발톱 끝과 측면에 계속 쌓이게 된다. 그렇게 되면 피부조직에서 출혈이 있고 감염되기도 쉽다. 때로 피부경결이 이런 현상을 방지할 수도 있다.

발톱이 살을 파고드는 이유는 발톱을 너무 짧게 깎거나 아니면 발톱 측면을 깎는 습관 때문이다. 발톱은 가로(직선이 되도록)로 깎는 것이 제대로 깎는 방법이다. 얇고 부서지기 쉬운 발톱과 습한 피부에 이런 증상이 발생할 확률이 더 높다.

발톱에 생기는 만성적인 곰팡이균 감염은 오른쪽 환자와 같은 피부 곰팡이균에 의한 것이거나 아니면 비경에 생긴 이상 증세 때문일 수도 있다. 이 환자는 감염 증세를 없애기 위해 1년 혹은 그 이상 기간 동안 약을 복용해야 할 것이다.

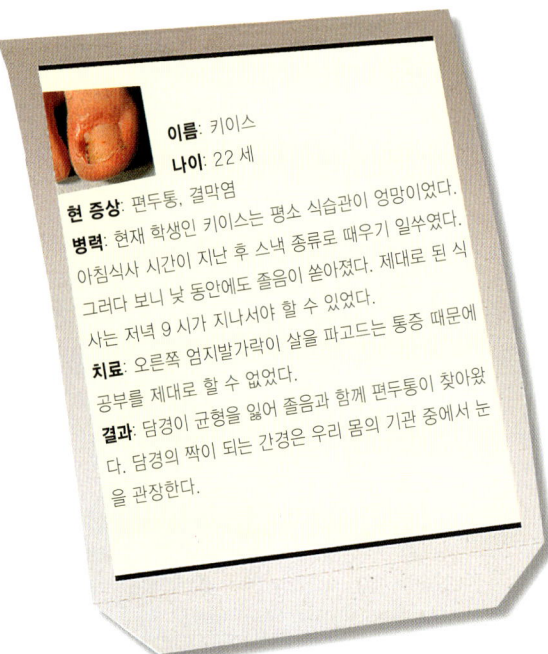

이름: 키이스
나이: 22 세
현 증상: 편두통, 결막염
병력: 현재 학생인 키이스는 평소 식습관이 엉망이었다. 아침식사 시간이 지난 후 스낵 종류로 때우기 일쑤였다. 그러다 보니 낮 동안에도 졸음이 쏟아졌다. 제대로 된 식사는 저녁 9시가 지나서야 할 수 있었다.
치료: 오른쪽 엄지발가락이 살을 파고드는 통증 때문에 공부를 제대로 할 수 없었다.
결과: 담경이 균형을 잃어 졸음과 함께 편두통이 찾아왔다. 담경의 짝이 되는 간경은 우리 몸의 기관 중에서 눈을 관장한다.

이 환자의 엄지 발톱은 둘째발가락 쪽으로 파고들었다. 주변 피부는 부풀어 오르고 출혈이 있으며 균에 감염되었다.

발톱에 생기는 이상 증세는 감염에 의한 것일 수도 있고, 발톱 세포를 만들어 내는 중심에 문제가 생기거나 혹은 발톱을 너무 짧게 깎는 습관 때문에 발생한다.

발톱이 두꺼워지는 증상

발톱 세포를 만들어 내는 중심에 문제가 생기면 발톱이 두터워지게 된다. 발톱이 오랫동안 신발과 마찰된다든지 사고로 발톱에 생긴 상처를 방치하면 발톱이 두꺼워진다. 하지만 한 번 이렇게 되어 버린 발톱은 원상회복이 불가능하다. 발톱이 자라면서 이상 증세가 더해지기 때문이다. 새로 자라난 발톱이 불편하고 보기 싫게 구부러지는데 이런 이상만곡부분을 "램스 혼(양의 뿔)"이라고 부른다. 노인 중에 이런 사람이 많다.

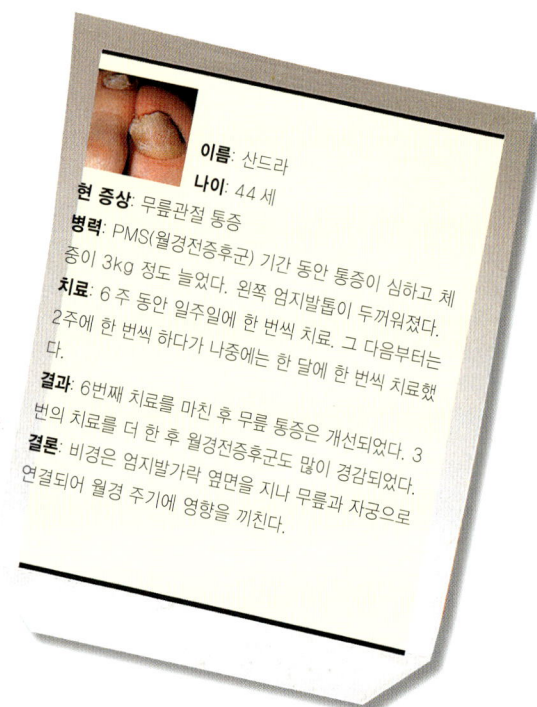

이름: 산드라
나이: 44 세
현 증상: 무릎관절 통증
병력: PMS(월경전증후군) 기간 동안 통증이 심하고 체중이 3kg 정도 늘었다. 왼쪽 엄지발톱이 두꺼워졌다.
치료: 6주 동안 일주일에 한 번씩 치료. 그 다음부터는 2주에 한 번씩 하다가 나중에는 한 달에 한 번씩 치료했다.
결과: 6번째 치료를 마친 후 무릎 통증은 개선되었다. 3번의 치료를 더 한 후 월경전증후군도 많이 경감되었다.
결론: 비경은 엄지발가락 옆면을 지나 무릎과 자궁으로 연결되어 월경 주기에 영향을 끼친다.

퇴축(退縮) 발톱

발톱이 퇴축될 때 제대로 처치를 해 주지 않으면 발톱이 살을 파고드는 증세로 발전하게 된다. 이는 정상적으로 커브를 이루며 자라야 할 발톱이 지나치게 구부러져 발톱 아랫부분에서 통증을 느끼게 된다. 이러한 이상만곡은 발톱 양면에 티눈과 피부경결을 초래할 수도 있다.

퇴축 발톱은 깎기도 어렵다. 발톱 측면을 깎는 것은 피해야 한다. 왜냐하면 측면을 깎을 경우 발톱이 부드러운 피부를 향해 자라 결국 살을 파고들기 때문이다.

곰팡이균에 감염된 발톱

조사상균증(爪絲狀菌症)이라고도 알려져 있으며 무좀에 동반되는 증상이다. 곰팡이균이 발톱에 침투하여 발톱이 두꺼워진다. 여기서 증세가 더 심각해지면 발톱의 색깔이나 질감까지 변한다. 처음에는 발톱의 색깔이 백악질로 희게 변하거나 노랗게 되면서 고약한 냄새를 동반하며 발톱 가장자리 표면은 오톨도톨하게 마치 모래 같은 질감으로 변한다. 이런 증세가 발견되면 되도록 빨리 치료하는 것이 좋다.

간경과 발톱 관련질환

발톱에 관련된 질환을 다룰 때는 반드시 경락을 고려하도록 한다. 발톱이 살을 파고드는 증세를 예로 들어보겠다. 이 병은 주로 젊은 사람들에게서, 그리고 엄지발가락에서 나타난다. 엄지발가락은 비경이 지나는 곳이다. 젊은 사람들의 식습관은 당분이 많이 함유된 패스트 푸드와 술, 담배를 많이 하는 경향이 있다. 젊은 사람들이 걸리는 병 또한 체내의 당분이 제대로 신진대사를 거치지 못해 생기는 병이거나 췌장 관련질환이 대부분이다. 엄지발가락에는 머리 부분의 반사점도 있으며 엄지발톱이 살을 파고드는 사람들은 대개 두통과 편두통을 동반한다. 경락이 지나는 부위를 검토하고 어느 경락이 발 부분으로 지나가는지, 그리고 어느 부위에서 변형이 일어났고 어느 기관에서 울혈 등의 문제가 발생했는지에 유의하도록 한다.

이름: 알레드
나이: 15 세
현 증상: 심각한 소화불량, 변비
병력: 알레드가 어렸을 때 복통을 앓은 적이 있고 9세 되던 해 편도선을 제거하는 수술을 했다.
치료: 7주 동안 일주일에 한 번씩 치료했다.
결과: 소화불량은 그 빈도가 줄어들었으며 고통도 경감되었다. 변비는 완전히 해소되었다.
결론: 감염되어 있는 둘째발가락으로 위경이 지나간다. 앞의 키이스 사례에서처럼 위경이 균형을 잃으면 위산 과다, 위염, 궤양 등의 증상이 나타난다. 이런 증상을 조절하기 위한 식이요법이 요구된다.

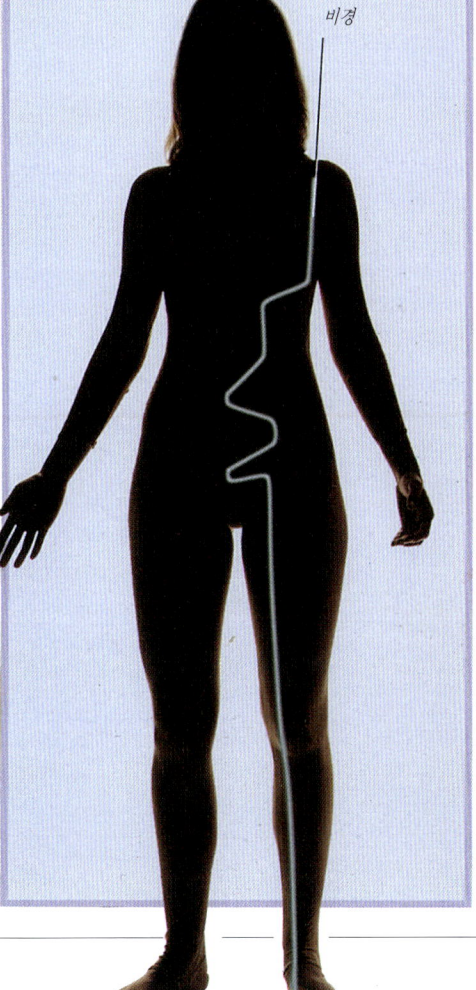

왼쪽 사진의 경우는 봉와조직염(蜂窩組織炎)이라는 박테리아 감염으로 인해 둘째발가락이 균에 감염되어 있는 상태다.

비경

엄지발톱이 살 속으로 파고드는 것은 비경에 문제가 있음을 나타낸다.

이름: 댄
나이: 45 세
현 증상: 요통과 균형 상실
병력: 댄은 간질을 제어하기 위해 진정제와 약물을 복용하고 있다. 발톱이 길고 균에 감염되어 있다.
치료: 1주일에 2번씩 귀와 척추 반사점에 집중해서 치료했다.
결과: 현재 진행중인 치료는 진정제 복용으로 인한 간기능을 보조하기 위함이다. 간질과 관련이 있는 뇌하수체 반사점과 간경은 모두 엄지발가락에 있다. 간경이 뇌하수체선 안으로 통과하고 있는 것이다.

발가락과 족궁

평발(편평족)

평발의 원인은 여러 가지가 있을 수 있다. 유전적 요인으로 평발이 되는 경우도 있지만 관절이 약하거나, 발에 "지나치게 무리가 가는" 경우, 혹은 오랜 질병으로 인해 평발이 될 수도 있다. 어린시절에 갑자기 성장을 하거나 영양이 충분치 못해서, 혹은 지나치게 비만이어도 이런 증세가 나타난다. 발이 약할수록 평발이 될 가능성이 많아진다.

유전적 요인이 아닌 경우라면 복사뼈가 서로 내측으로 기울어져 있을 가능성도 있다(회내된 발목). 이런 경우는 복사뼈 아래 관절이 정상이 아니므로 발목이 약하다. 혹은 발목 인대가 주저앉은 경우인데 보행시 생긴 사고라든지 잘못된 보행습관으로 인해 이렇게 되는 경우가 있다. 발목 인대는 조절능력을 잃고 발 모양은 넓게 퍼져 사각형으로 된다.

평발의 두드러진 특징은 피로와 통증이다. 족궁이 아픈 증상에서부터 무릎 통증까지 이어질 수 있다. 걷는 자세도 보기에 좋지 않다. 평발은 척추에도 영향을 끼친다. 발이 효율적으로 충격을 흡수하지 못하게 되므로 척추에 무리가 가고 더 강한 힘이 위로 전달된다.

너무 오랫동안 서 있게 되면 발을 지지하고 있는 인대가 약해지며 족궁이 무너져 등 아랫부분이 스트레스를 받게 된다. 등에서 통증이 느껴지는 것은 이러한 류의 발 관련질환에 걸렸다는 신호이다. 발의 통증이나 발바닥이 "타는 듯한" 느낌은 족궁이 아래로 무너지고 있다는 의미이다. 이럴 경우 근육 강화를 위해 특별히 고안된 체조를 하면 좋다. 시중에 나와 있는 족궁 보조기구도 쓸모가 있다.

양발의 근육과 건이 약하거나 과도하게 스트레칭되어 있는 경우도 뼈가 긴장된다. 또 다른 문제점은 발의 족궁로 인해 지면으로부터 직접적인 영향을 받지 않는 신경과 혈관이 평발일 경우는 압력을 받기가 쉽고 따라서 이 부분의 반사점에도 좋지 않은 영향을 끼친다는 점이다.

편평족의 경우 족궁이 지면에 닿는다. 평발의 원인은 유전적인 것도 있으나 지나치게 오래 서 있는 사람의 경우도 평발이 될 수 있다.

다리 통증
복사뼈가 내측으로 기울어져 있음(회내)
족궁이 지면에 맞닿아 있음
관절이 약함
신경과 혈관에 압력이 가해짐

족문

족문으로 발의 상태를 알 수 있다.

건강한 발

편평족

족궁이 높은 발

족궁이 지나치게 높은 발(凹足)

족궁이 지나치게 위로 솟은 발은 대개 뻣뻣해서 기동성이 떨어지고 기능을 제대로 할 수 없다. 이러한 발은 유전적인 원인이 대부분이며 체중을 지탱하기 위해서는 특수하게 제작된 신발을 신거나, 중족골의 족궁을 교정하는 보조 기구를 사용해야 한다. 발 모양으로 인해 중족골의 앞부분에 통증을 느낄 수 있으며, 체중이 발가락과 발 볼에 집중되기 때문에 이 부위에 피부경결이 생길 수도 있다.

족궁이 지나치게 높으면 서 있을 때 발바닥이 지면에 올바르게 닿을 수가 없다. 발가락은 그 모양과 위치가 비정상적이어서(아래로 굽어 있기 때문에 일명 "의곡족"이라고 불린다) 외부 압력의 영향을 받기가 쉽고 티눈이나 피부경결이 생기기도 쉽다.

유전적인 영향 이외에 신경이나 근육의 균형이 깨졌을 때도 이렇게 될 수가 있다. 척수성 소아마비와 이분척추(Spina bifida)에서 신경학상으로 이런 예가 발견된다. 보통 이런 발은 수술로 교정해야 한다.

족궁과 발반사요법

발반사요법 전문가의 입장에서 볼 때 평발의 문제점은 바로 척추가 굳는다는 사실에 주목하고자 한다. 이는 결국 그 사람의 움직임이 유연하지 못하고 따라서 등 아래쪽에 통증이 유발된다는 뜻이다. 족궁이 높은 발이나 척추 반사점이 굽어 있는 경우는 모두 척추에 문제가 있음을 의미한다. 그리고 이는 인체의 상부, 즉 가슴(후두) 부위에 영향을 끼치게 된다.

발에 있는 폐 반사점을 주먹으로 눌렀다가 다시 부드럽게 정상 위치로 뻗어 보면 척추가 저절로 제자리로 돌아오는 것을 볼 수 있다. 척추 반사점과 연관된 문제가 있는 사람은 등 아랫부분에 병이 있거나 목이 경직되고 폐 부분에 울혈이 생겼다는 징조이다. 발가락에도 영향이 미치는 경우가 있는데 이는 해당 지점을 지나는 경락에 문제가 생겼음을 의미한다.

이름: 랜
나이: 35 세
현 증상: 목과 어깨의 긴장이 머리까지 연결되어 있다.
병력: 척추측만증, 관절 교착성 척수염, 요추 결합을 위해 수술
치료: 증세가 견디기 힘들 때는 1 주일에 2 번씩 치료를 받았고 현재도 계속하고 있다.
결과: 발반사요법으로 긴장을 완화시킬 수는 있었으나 척추 상태를 교정할 수는 없었다.
결론: 담경은 어깨를 지나면서 목에도 영향을 주어 머리 주위의 통증을 유발한다.

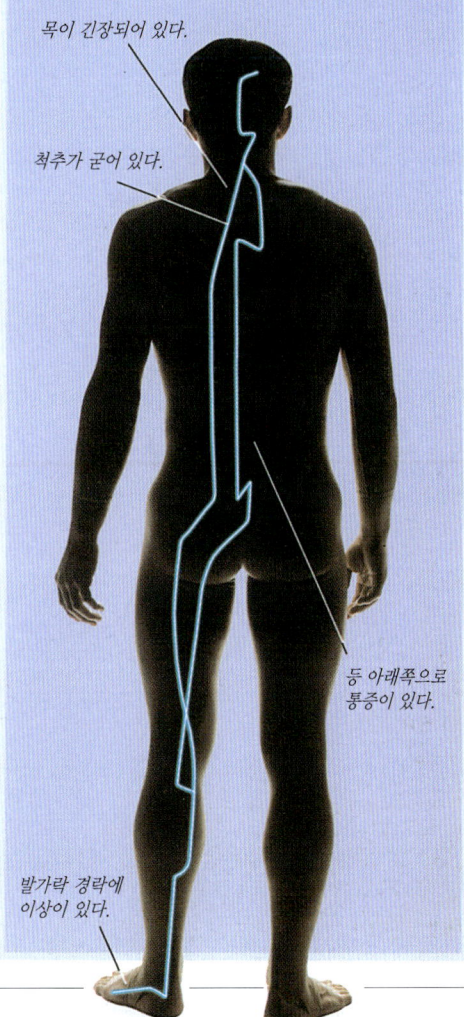

목이 긴장되어 있다.

척추가 굳어 있다.

등 아래쪽으로 통증이 있다.

발가락 경락에 이상이 있다.

의곡족(claw foot)인 경우 신발 안에 깔창을 깔면 체중을 발 전체로 골고루 분산시킬 수가 있다. 정도가 심할 때는 발 아래쪽의 건(腱)을 절제해서 발바닥을 평평하게 하는 수술을 해야 하는 경우도 있다.

척추 반사점은 발의 족궁 부분에 있다. 이 부분에서 발생하는 문제점은 환자의 등 아래쪽 통증과 목의 긴장을 반영한다.

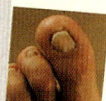

이름: 페기
나이: 19 세
현 증상: 바람이 불면 귀가 아픔.
병력: 월경이 시작되기 전이면 초콜릿이 몹시 먹고 싶다. 3주에 한 번씩 편두통이 있다. 특히 춤을 추고 나면 그렇다.
치료: 3주 동안 일주일에 한 번씩 치료를 받다가 나중에는 2주에 한 번씩 받았다.
결과: 발반사요법으로 귀앓이 증세가 호전되었으며 편두통도 완화되었다.
결론: 양쪽 발의 넷째발가락이 경미하게 부풀어 올랐다면 담경의 균형이 깨졌음을 의미한다.

넷째발가락이 부풀어오른 것만 보아도 담경을 따라 이상 증세가 있음을 알 수 있다.

이름: M(女)
나이: 40 세
현 증상: 매일 두통과 변비, 경미한 통증을 동반한 과다 월경 증세.
병력: 운동을 하다 입은 외상으로 엄지발가락 관절이 비대해짐. 오른쪽 유방에 종양, 단것을 좋아한다.
치료: 증세가 줄어들 때까지 매주 치료하였다.
결론: 비경과 관련해서 발생한 문제점이었다. 매일 있던 두통은 담경의 균형이 깨졌음을 의미하지만 이 경우는 다른 증상으로 인한 것으로 보여진다.

여기 사진에 보이는 것처럼 모든 발가락이 엄지발가락처럼 커질 수 있다. 이는 비경에 이상이 생겼음을 의미한다.

발가락 신경염

신경염이란 신경이 감염되어 통증을 일으키고 기능을 잃게 되는 것을 말한다. 이런 특수한 형태의 신경염은 발가락, 특히 넷째발가락에 좋지 않은 영향을 미친다. 셋째발가락과 넷째발가락 사이에서 시작된 통증은 넷째발가락에서 극대화된다. 발가락이 느끼는 감각은 신경에 미치는 영향 정도에 따라 경미한 마비상태일 수도 있고 극심한 통증이 있을 수도 있다. 이런 불편은 발가락을 마사지함으로써 경감시킬 수 있다. 보통 남자보다는 여자에게서 많이 나타나는 증세이다.

비대해진 발가락

때로 발가락의 도톰한 쿠션부분이 비대해져 형태가 변형되는 경우가 있다. 이런 증세는 어느 발가락에서나 생길 수 있지만 대체로 넷째발가락에서 흔히 나타난다. 역시 담경이 지나는 지점이므로 경락이나 반사점에 문제가 있음을 암시한다.

요관 / 방광 취약

요관 반사점은 신장 반사점에서부터 방광 반사점까지 뻗어 있는 발바닥의 족궁을 지난다. 이것은 우리가 눈으로 보기에도 아주 명확한 선을 이루고 있으며 신장/방광의 병력을 나타내 준다. 방광 반사점이 부풀어오른 것이 확실히 보이면 방광이 약하다는 뜻이다.

방광경이 부풀어오르면 방광이 약해졌다는 의미이다.

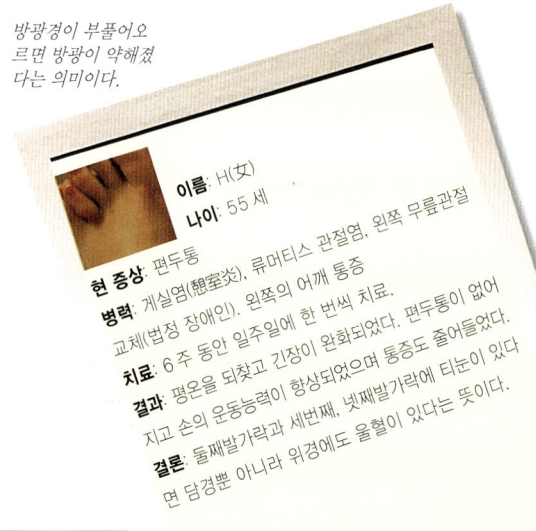

이름: H(女)
나이: 55 세
현 증상: 편두통
병력: 계실염(憩室炎), 류마티스 관절염, 왼쪽 무릎관절 교체(법정 장애인), 왼쪽의 어깨 통증
치료: 6주 동안 일주일에 한 번씩 치료.
결과: 평온을 되찾고 긴장이 완화되었으며 통증도 줄어들었다. 손의 운동능력이 향상되었고 넷째발가락에 티눈이 있다.
결론: 둘째발가락과 세번째, 넷째발가락이 울혈이 있다는 뜻이다. 면 담경뿐 아니라 위경에도 울혈이 있다는 뜻이다.

고관절에 생기는 문제는 입방골(58~59페이지 참조)에 반영되는 대로 담경과 관련이 있을 수 있다.

경락과 발가락 신경염

담경은 넷째발가락을 지나는데 이 곳은 발가락 신경염이 흔히 발생하는 부위이다. 특히 여성에게 이 증세가 많이 나타나서 월경 직전에 초콜릿이나 카페인, 그 외 담낭에 무리를 주는 다른 자극제를 찾게 된다. 이런 증세는 담낭과 관련이 있는 다른 문제가 생겼음을 암시하기도 한다.

또한 고관절 부분의 이상 증세와도 관련이 있으며 넷째발가락의 선을 따라서 복사뼈에 인접한 부분이 부풀어오르기도 한다. 담경은 고관절까지 이어져 있고 이 부분이 부풀어 올랐다는 것은 담경에 울혈이 생겼다는 의미가 된다. 때로 자세에 이상이 생기기도 한다.

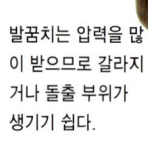

담경

발꿈치는 압력을 많이 받으므로 갈라지거나 돌출 부위가 생기기 쉽다.

발꿈치

발꿈치는 엄청난 체중을 감당해야 하고 보행으로 인해 스트레스를 받기 쉬운 부위이다. 발꿈치에 있는 뼈는 발에서 가장 큰 뼈로 걸을 때마다 이 뼈에 충격이 전해지므로 피부의 지방층이 두터워지게 되어 있다.

발꿈치 피부경결

발꿈치 가장자리가 다른 부위보다 두터워지는 것을 말한다. 이는 압력과 마찰로부터 발을 보호하기 위해 나타나는 현상이다. 제대로 대처하지 않으면 나중에 아프다.

발꿈치 열구(裂溝)

발꿈치 가장자리 피부가 갈라지는 것이 발꿈치 열구이다. 대체로 피부가 지나치게 건조하거나 잘 맞지 않는 신발을 신었을 때 생긴다. 갈라진 홈이 깊을 경우 통증과 출혈이 있을 수 있다. 나중에 균에 감염될 우려도 있다.

발꿈치 거상돌기

발꿈치 뼈의 아래쪽으로 뼈가 자라서 생기는 것이다. 체중이 많이 나가는 사람은 과도한 체중이 발꿈치로 쏠리기 때문에 거상돌기로 발전하게 된다. 거상돌기는 세로축 인대가 찢겨져서 나타나는 것으로 출혈을 유발하고 섬유질 조직을 석회화시킨다. 통증과 염증을 동반할 수 있다.

이름: 브라이언
나이: 68 세
결론: 브라이언은 긴장을 누그러뜨리고 "좋은 기분"을 느껴 보기 위해 발반사요법을 받게 되었다. 하지만 그 동안 교정용 신발을 신고 있었기 때문에 모양이 변형된 자신의 발을 보고는 매우 당황했다. 시술자는 이런 경우를 많이 대해 보았기 때문에 적절하게 대처할 수 있다는 말로 브라이언을 안심시킬 수 있었다. 가정방문 치료 일정을 잡아 두었다.

이 환자의 경우 척추 소아마비로 발 모양이 변형되어 체중이 분산되지 못하고 과도한 체중감당으로 인해 발꿈치에 피부경결이 나타난 것이다.

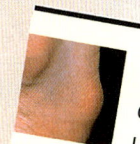

이름: 낸시
나이: 41 세
현 증상: 오른쪽 고관절의 움직임이 부자연스럽고 통증이 있다.
병력: 최근에 자궁 절제술을 했고 자궁 내막염과 편두통이 있다.
결론: 낸시의 발은 자궁에 문제가 있는 전형적인 형태이다. 발꿈치 피부가 두껍고 갈라졌으며 따라서 거상돌기가 돋아 있다.
발꿈치에는 골반 반사점이 있다. 따라서 고관절에 문제가 있다. 주요 경락 여섯 개가 이 곳을 지난다.

이 환자의 경우는 잘 맞지 않는 신발을 신어서 발꿈치에 거상돌기가 생겼다.

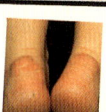

이름: 엘리스
나이: 28 세
병력: 공무원인 엘리스는 체력관리를 위해 축구와 조깅을 한다. 그는 발꿈치와 발바닥에서 약간의 불편한 증세를 느끼며, 서혜부와 등 아랫부분에서 통증을 느낀다.
결론: 발꿈치는 골반 부위와 직접적으로 연결되어 있다. 엘리스의 통증은 이 두 부위와 밀접하게 연관되어 있다. 등 아랫부분이 아픈 것은 방광경 때문이다.

조깅을 하는 사람의 발은 신발로 인해 압력을 받기 때문에 양쪽 발에 거상돌기와 피부경결이 생기기 쉽다.

발꿈치에 생기는 문제는 골반 부위에도 반영되어 나타난다.

경락, 반사점, 발꿈치 관련 이상증세

발꿈치는 골반 반사점과 경락이 지나는 곳으로 남자의 경우는 전립선 이상, 여자의 경우는 자궁에 이상이 있음을 암시한다. 여성들 중에는 자궁 절제술을 하기 직전에 발꿈치가 깊게 갈라졌다가 수술 후에 저절로 없어진 것을 경험한 사람이 많이 있을 것이다. 그외 생식기와 관련된 문제들은(불임, 월경시 과다출혈과 불편한 증세) 남자나 여자 모두 골반 부위의 불균형과 관계가 있다. 여섯 개의 주요 경락은 전부 이 부위를 통과하며 발꿈치를 마사지함으로써 인체기관과 경락을 자극할 수 있다.

안쪽 복사뼈 바로 아래에 있는(발꿈치와 족궁이 만나는 지점) 항문/직장 반사점도 갈라질 수가 있다. 이 경우 치질이나 경련성 결장으로 이어지는 경향이 있다.

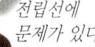

자궁에 이상이 있다.

대체로 골반 부위에 이상이 있다.

발꿈치가 깊게 갈라져 있다.

전립선에 문제가 있다.

치질과 경련성 결장

항문/직장이 갈라지는 증세

사례 1

당신의 발을 보면 무엇을 알 수 있을까? 발반사요법 전문가는 환자의 발을 관찰한 뒤 경락의 경로와 특징에 대한 지식으로 환자의 건강상태에 대한 상세한 결론을 내릴 수 있다.

환자: 25세 여성

엄지발가락

양쪽의 엄지발가락이 다른 발가락 쪽으로 기울어져 있는 것으로 보아 건막류와 피부경결이 진행중임을 알 수 있다. 건막류가 발생한 지점은 갑상선 반사점이 있는 곳이다.

건막류를 들여다보면 "정신적인 갑상선(emotional thyroid)"이 보인다. 따라서 환자는 자극성 음식을 찾게 되고 눈물을 자주 흘리는 감정상태가 된다. 간경은 엄지발톱 "안쪽"에 있고 비경은 엄지발톱 "바깥쪽"에 있다. 비장이 균형을 잃으면 몸 전체나 일부에서 기가 부족하고 혈액이 부족해진다.

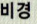
비경

비경
- 월경 주기가 불규칙하다.
- 정강이뼈에 통증이 있다. 홍차에 설탕을 곁들여 먹을 때처럼 자극성 음식을 먹을 때 특히 그렇다.
- 최근에 체중이 13kg가 늘었다. (오행 중 해당요소는 土이다.)
- 기운이 없고 일할 때 스트레스를 받는다.
- 왼쪽 유방 바깥쪽에 있는 종양을 제거했고 두 번의 제왕절개 수술을 받았다.
- 입술이 마르고 창백하며 양 끝이 갈라졌다. (오행 중 土와 연관된다.)

상징 요소
각 경락은 오행과 밀접한 관련이 있다. (64-83 페이지 참조) 여기서 나타나는 특징이 환자의 건강상태를 반영한다.

둘째발가락과 셋째발가락

둘째발가락과 셋째발가락 윗면을 보면 티눈이 있는데 이는 위경과 연결되어 있다.

위장은 소화를 관장하여, 영양분을 받아들이고 함축시켜서 "순수한" 음식 에너지로 만든 뒤 비장으로 전달한다.

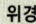
위경

위경
- 부비동과 후비부에서 콧물이 나고 알러지 증세가 있다. 코 양 옆으로 습진이 있다.
- 사랑니를 발치했다.
- 알러지 때문에 눈이 가렵다.
- 눈 밑에 검은 그림자가 진다. — 신장에 과도하게 스트레스가 쌓였음을 의미한다.
- 안색이 홍조를 띤다. 이 환자는 가슴 부위가 경직되어 있고 호흡이 짧으며 후두염이 재발해서 고생하고 있다.
- 편도선과 충수는 어렸을 때 제거했다.
- 열공(裂孔)성 탈장(hiatus hernia), 난소 통증 등으로 고통이 심하다.
- 위경의 직접적인 영향을 받는 왼쪽 허벅지가 얼룩져 있다.

9. 발을 분석해 보자

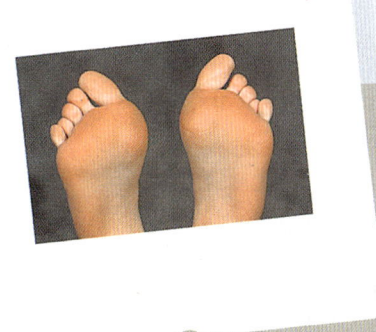

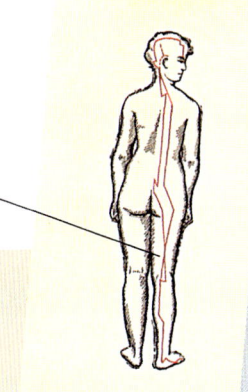
방광경

새끼발가락

새끼발가락 윗면(방광경)에 티눈이 있다. 새끼발가락 아래쪽으로는 마치 칼처럼 날카롭게 피부가 경결되어 있다. 방광 반사점이 부풀어 올라 있다. 아킬레스 건(신경)을 따라 통증이 있다.

방광경
- 장딴지 경련과 새끼발가락에 티눈이 있다.
- 방광경을 따라 정맥류가 있다.
- 밤시간에도 방광이 활동을 한다.

넷째발가락

오른발의 넷째발가락 윗면에 티눈이 있으며, 왼쪽발의 넷째발가락 측면에도 티눈이 있다. 원래 위치에서 벗어나 새끼발가락 쪽으로 밀려 있다. 넷째발가락은 담경과 관련이 있다.

간 / 담낭은 인대와 건의 통합을 담당한다.

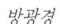

오행 중 木의 특성
- 신맛이 강한 음식을 좋아한다. (맛)
- 봄을 가장 선호한다. (계절)
- 발의 인대와 건이 약하다.
- 시력은 점차 약해진다. (감각기관)
- 뚜렷한 이유 없이 공격적 성향을 띤다. (정서)

담경

水의 특성
- 치아가 약하다. (조직)
- 추운 날씨(기후), 겨울(계절)을 싫어한다.
- 머리털이 건조하고 쉽게 끊어진다.(조직)
- 좁은 공간을 싫어한다. (정서)
- 손발톱이 약하고 쉽게 벗겨진다. (조직)

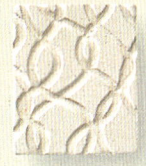

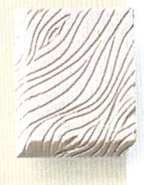

그 밖의 주목할 사항

본 반사점과 관련 있는 부위에 입방골(cuboid)이 튀어 나와 있다는 것은 고관절 부분이 약함을 의미한다. 담경은 고관절 부분을 통과하여 양발의 측면 고관절 반사점을 지나간다. 이 환자는 고관절 부분에서 통증이 시작되어 신체 앞부분 아래쪽으로 이어진다. 짝이 되는 경락인 간경을 보면 환자의 질에 칸디다증이 재발하여 고생하고 있음을 알 수 있다.

사례 2

이번 사례연구는 환자의 발에서 드러난 구조적 문제점이 해당질환의 진전 정도를 얼만큼 나타내 줄 수 있는지를 보여 준다. 다음의 환자는 이전 사례에서 보았던 환자의 부모이며, 이 환자의 경우 역시 딸의 건강상태에 잠재되어 있던 경로를 그대로 반영하고 있다.

환자: 67세 여성

이 환자는 앞에 제시하였던 환자의 엄마이다. (114-115 페이지)

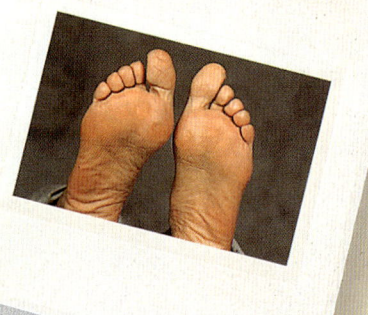
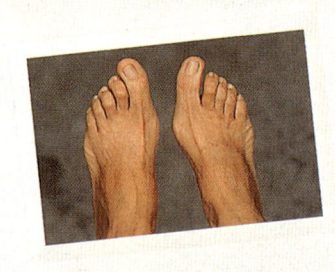

둘째발가락과 셋째발가락

비경과 짝이 되는 위경은 둘째발가락과 셋째발가락에 있다. 이 환자의 경우 둘째발가락 윗면에 추상족지증과 티눈이 있다.

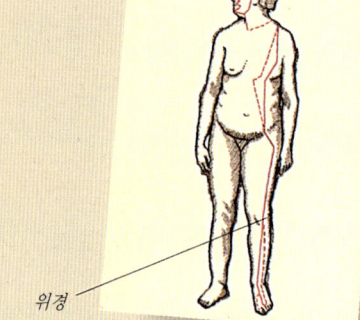
위경

엄지발가락

비경이 지나는 양 엄지발가락이 모두 다른 발가락을 향해 기울어졌고 건막류가 있다. 이는 정서적으로 췌장이 갑상선에 영향을 주게 되어 자극성 음식을 찾는다는 것을 의미한다. 환자의 갑상선 반사점에 피부경결이 있으며 현재 갑상선 치료를 받고 있다.

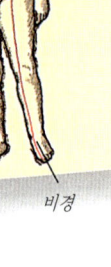
비경

위경의 울혈
- 딸과 마찬가지로 부비동염과 후비부의 콧물로 고생하고 있으며 소화기능에 문제가 있고, 눈 밑의 그늘로 보아 신장이 약함을 알 수 있다.
- 의치를 착용하고 있다. 딸 역시 치아 부위가 점점 약해지고 있다.
- 뺨을 보면 기관지 부위에 이상이 있음을 확인할 수 있다. 양 볼의 모세혈관이 터져 있는 것이다. 가슴 부위에 생긴 울혈 때문에 자주 앓으며 담배를 많이 피운다.
- 또한 식도 반사점에 있는 피부가 단단히 굳어져 있으며 때로 위장 내에 가스가 고이고 가슴앓이 증세가 있기도 하다.

비경의 울혈
- 양쪽 유방의 바깥쪽에 있는 종양을 제거했다.
- 환자가 젊었을 때는 월경량이 많고 불규칙했으며 자궁 절제술을 하였다.

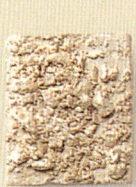

오행 중 土의 특성
- 차나 담배를 많이 찾는다. (맛)
- 사랑과 관심에 대한 갈망이 강하다. (정서)

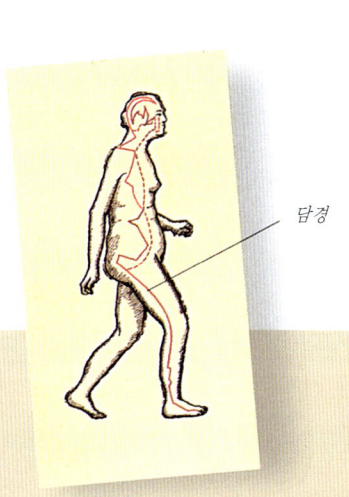
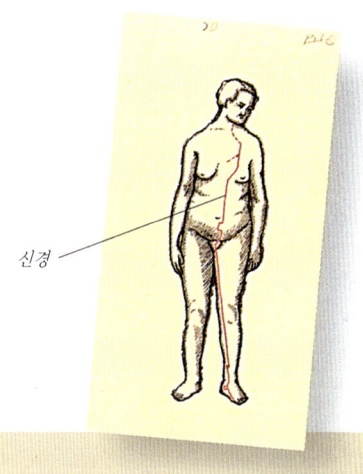

담경

신경

새끼발가락

새끼발가락을 관찰해 보면 어깨 반사점 쪽으로 피부가 굳어 있는 것을 발견할 수 있다. 발가락 윗면에는 티눈도 있다. 또한 리보플라빈 결핍증(burning soles)도 앓고 있는데 주로 발등의 신경을 따라 증상이 나타난다.

넷째발가락

이 환자의 담경을 보면 왼쪽 무릎 양 옆으로 통증을 일으키는 울혈이 발견된다. 다리 경락을 따라 정맥류도 있다. 딸과 마찬가지로 입방골(cuboid)이 돌출되어 있으며 고관절에도 이상이 발견된다.

방광경 울혈
- 정수리를 가로질러 방광경을 따라 두통이 있다.
- 어깨 통증이 있다.
- 방광이 탈수(脫水)된 적이 있었고 배뇨시간이 오래 걸린다.
- 새끼발가락 윗면에 티눈이 있다.

담경 울혈
- 고관절 통증과 몸을 구부릴 때 어려움이 있다.
- 지방질 음식을 소화시키기 어려우며 구역질이 난다.
- 담경을 따라 정맥류가 있다.
- 무릎 양 옆으로 통증이 있다.

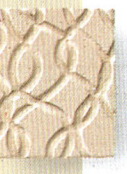

오행 중 水의 특성
- 대체로 기운이 없다. - 특히 늦은 오후에 심하다. (오후 3~7시 사이)
- 겨울만 되면 아프다. (계절)
- 추운 날씨를 싫어한다. (기후)
- 푸른색을 좋아한다. (색깔)
- 엘리베이터를 두려워한다. (정서)
- 목소리가 신음소리에 가깝다. (음성)
- 손톱이 잘 부서진다. - 치아도 마찬가지이다. (현재 의치를 착용중이다.) 머리카락이 건조하고 잘 끊어진다. (조직)

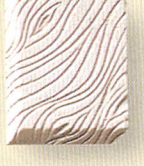

오행 중 木의 특성
- 눈이 약하다. (감각기관)
- 봄에는 건강하다. (계절)
- 녹색을 싫어한다. (색깔)
- 신맛을 싫어한다. (맛)
- 쉽게 공격적으로 변하는 성향이 있다. (정서)

사례 3

여기서는 앞부분에서 살펴보았던 사례에서 나타난 유전적 취약점을 설명하고자 한다. 발을 보면 가족 구성원간의 공통점을 알 수 있다. 게다가 일반적인 경락을 따라 나타나는 문제점들도 동일하다.

환자: 28세 남성

이 환자는 앞에 설명했던 환자의 아들이다. (116-117 페이지)

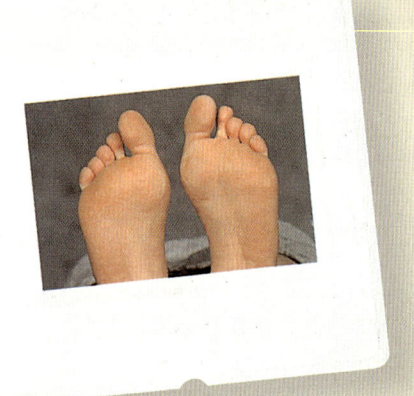

둘째발가락과 셋째발가락

둘째발가락과 셋째발가락에는 비경과 짝이 되는 위경이 자리한다. 이 환자의 둘째 셋째발가락은 양쪽이 모두 다른 발가락에 비해 굽어 있다. 나중에 환자의 엄마처럼 추상족지증으로 발전할 가능성이 있다. 왼쪽 발바닥의 폐 반사점이 지나는 부분에 사마귀가 있어서 호흡기 계통이 약하다.

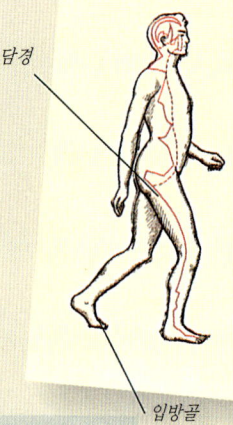

담경

입방골

위경

엄지발가락

비경이 지나는 양 엄지발가락이 다른 발가락 쪽으로 기울어져 있어서 장차 건막류로 발전할 가능성이 있다. 이는 췌장이 균형을 잃었음을 암시하는 것으로 특히 정서적으로 갑상선에 영향을 끼쳐 자극성이 강한 음식을 찾게 될 우려가 있다. 이미 환자의 갑상선 반사점에 피부경결 현상이 보인다.

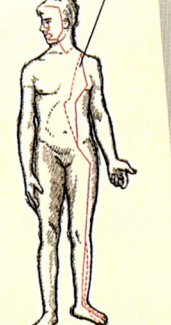

오행 중 土의 특성
- 차나 담배를 많이 찾게 된다. (맛)
- 사랑이나 관심에 대한 갈망이 강하다. (정서)
- 날씨가 습할 때는 환자의 가슴 부위가 좋지 않다. (기후)
- 잠 자는 동안 베개에 침을 흘린다. (체액의 분비)

위경 울혈
- 환자의 엄마나 누나처럼 부비동염을 앓고 있다. 또한 양볼을 보면 환자의 기관지 부위에 이상이 있음을 알 수 있다. (엄마와 마찬가지로 모세혈관이 터져 있다.)
- 스트레스를 받으면 "산소가 모자란 듯한" 느낌과 가슴이 답답한 느낌을 받는다. 목이 따끔따끔한 적도 있다. 기관지염이 있고, 폐에 울혈이 맺혀 있다.
- 누나와 마찬가지로 눈 아래에 그늘이 지는 것은 위경이 균형을 이루지 못해 배뇨기관이 스트레스를 받고 있음을 나타내는 것이다. 소화성 궤양 증세가 있으며 때로 환자의 엄마와 마찬가지로 위장 내에 가스가 고이거나 가슴앓이 증세를 보이기도 한다.
- 누나와 마찬가지로 편도선과 맹장은 제거했다.
- 출생시부터 이상이 있었던 소장은 현재 수술을 진행 중이다.
- 누나와 마찬가지로 열공성이 있었다.
- 장 운동에 이상이 있어서 변비나 설사가 잦다.

9. 발을 분석해 보자

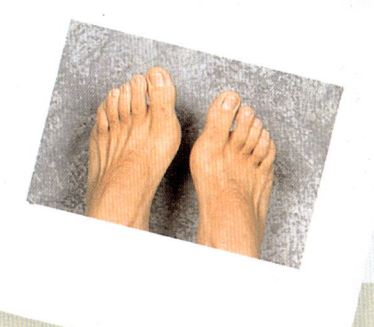

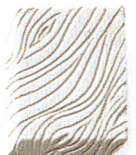

오행 중 木의 특성
- 눈이 약하다. (감각기관)
- 때로 눈에 눈물이 괸다. (체액 분비)
- 봄에 건강상태가 제일 좋다. (계절)
- 쉽게 공격적으로 변하는 성향이 있다. (정서)

새끼발가락

새끼발가락 양 옆으로는 두 가지 경락이 지나간다. 방광경과 신경이 그것인데 이 환자의 경우 새끼발가락 부위에 칼처럼 날카롭게 피부가 굳어 있고 발톱이 딱딱하고 곰팡이에 감염된 것이 보인다. 방광 반사점 부위는 부풀어 있고 신장 반사점에서 방광 반사점까지 줄이 나 있는 것으로 보아 방광 부위가 약함을 알 수 있다. 환자가 소변을 볼 때 문제가 있는 것을 보면 확실하다. 발에 있는 항문/직장 반사점에도 균열이 있다.

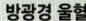

넷째발가락

넷째발가락은 담경과 그 짝이 되는 간경이 지나는 곳으로 환자의 경우 누나나 엄마와 마찬가지로 발가락이 굽어 있어서 인대나 건이 약함을 알 수 있다. 또한 간 반사점에 피부경결이 나타난 것으로 보아 간이 취약했다.

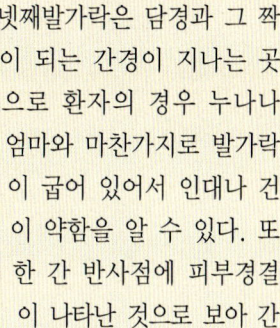

방광경 울혈
- 대머리가 되어 가고 있다.
- 등 아랫부분에 통증이 있으며 가끔씩 치질로 인한 통증도 있다.
- 새끼발톱이 곰팡이균에 감염되어 있다.

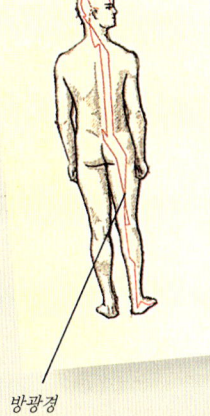

방광경

담경 울혈
- 가끔씩 등이 아프거나 고관절 부위가 뻣뻣하다.
- 눈 양 옆으로 두통이 있다.
- 발가락이 굽어 있다.
- 인대와 건이 약하다.

기타 주목할 점

환자의 엄마와 누나와 마찬가지로 몇 개만 제외하고는 대부분의 경락을 따라 울혈이 맺혀 있다. 소장경을 보면 귀울림 증세가 있고 새끼손가락이 유난히 짧은 것도 소장경, 심경과 관련이 있다(이 부분은 환자가 태어날 때부터 약했다). 왼쪽 발에 있는 사마귀는 나중에 심장에 이상이 생길 것임을 암시하고 있다. 이미 심계항진 증세가 나타나고 있다. 혈관 조직도 매우 약하다. 정맥류가 있으며 양발이 항상 차다. 정서적 측면에서 보면 삶에 대한 열정이 부족한 상태였다가 과다 흥분 상태로 변하는 등 정신상태가 엇갈리고 있다.

오행 중 水의 특성
- 머리카락 질이 좋지 않다. (신체적 진단)
- 푸른색을 좋아한다. (색깔)
- 추운 날씨를 싫어한다. (기후)
- 고소 공포증이 있다. (정서)
- 손톱이 부드럽고 잘 벗겨진다. (조직)
- 갑자기 귀가 멍해지는 때가 있다. (감각기관)

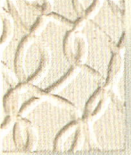

제10장 발반사요법이란 무엇인가? 일종의 치료술인가?

발반사치료를 받으면 기분이 매우 좋아진다는 생각이 들어야 한다. 처음 치료를 받게 되는 사람들 중에는 다소 불안해하는 경우가 있다. 따라서 환자로 하여금 편하게 받아들일 수 있도록 이끄는 것이 시술자가 할 일이다. 시술자는 심혈을 다해 환자를 보살피는 동시에 환자가 "편안한 보살핌"을 받고 있다고 느끼도록 해야 한다. 발반사치료에서 가장 중요한 것이 긴장을 완화시키는 것이므로 주변 환경은 가능한 한 평화롭고 정돈된 느낌이 들도록 한다. 전화가 울린다든지 아이들과 개가 들락거리게 되면 원하는 결과를 얻을 수가 없다.

발반사치료 전문가가 환자에게 집중을 하고 환자의 건강을 증진시키는 데 도움을 주기 위해서는 방해요소가 없는 환경을 조성하는 것이 중요하다.

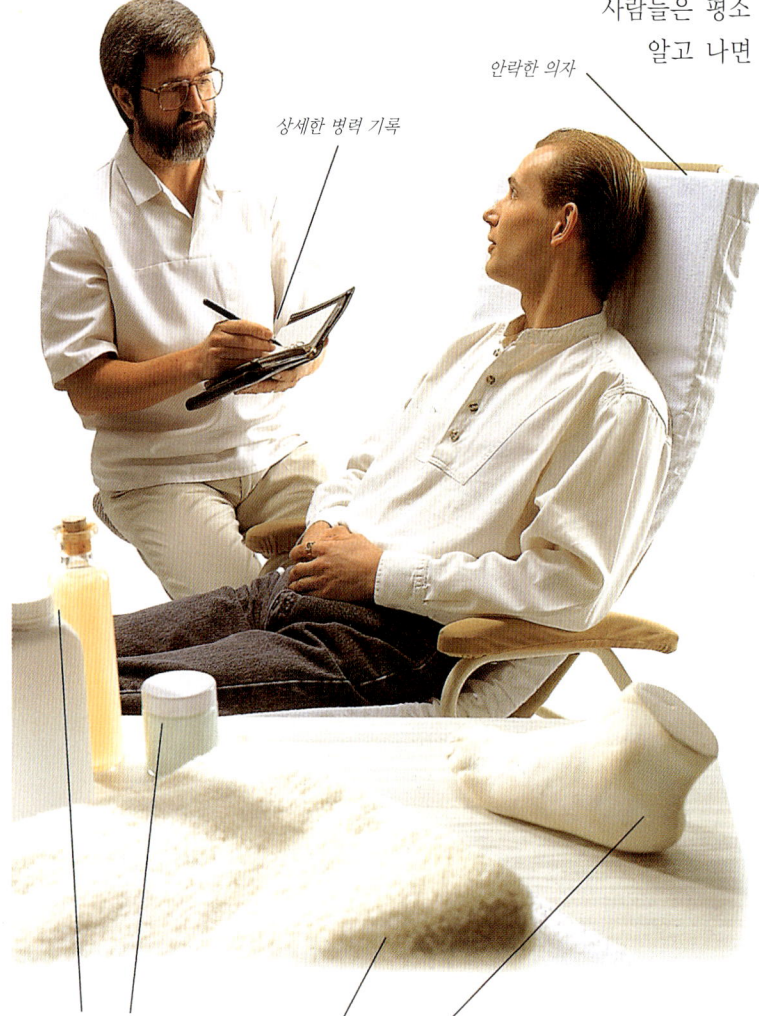

상세한 병력 기록 / 안락한 의자 / 오일 / 허브 크림 / 깨끗하게 세탁한 부드러운 타월 / 석고로 된 발모형

사람들은 평소 자신의 발에 대해 관심이 없다가 그 발의 상태를 알고 나면 적잖이 당황하는 경우가 있다. 이런 사람들이 갖는 의구심을 떨쳐 버려야 한다. 발은 발반사 시술자의 전공이다. 이들은 발에 관한 한 전문가이며 발의 모양, 크기, 상태만 보아도 모든 것을 파악할 수 있다. 발은 사람의 몸을 대변하며, 그 사람의 건강상태에 대한 모든 정보를 담고 있는 곳이다. 발을 보면 어느 부위가 균형을 잃었는지 확연히 드러나며, 발이야말로 우리 인체의 전반적인 건강을 제고시키는 중요한 역할을 하는 곳이다.

병력

맨 처음 치료를 할 때는 시술자가 환자의 병력에 대해 철저히 파악하는 것에서부터 시작한다. 모든 문제점을 빠짐없이 기록하되 현재의 상태뿐만 아니라 환자의 과거 병력도 빠뜨려서는 안 된다. 모든 것이 환자의 완전한 건강을 유지하기 위해 필요한 것이므로 최대한 상세히 기록하는 자세가 필요하다.

환자 자신과 환자의 불만사항에 대해 이해하기 위해서는 병력 사례를 상세히 기록하도록 권하고 싶다. 치료를 진행하는 도중에라도 지난 일을 참고로 해야 할 때 유용하게 쓰일 것이다. 병력 차트를 적는 방법은 121 페이지에 일례를 제시하였다. 하지만 시술자로서 개인적으로 특별히 필요하다고 생각되는 부분을 적는 자신만의 차트 작성법을 만드는 것이 좋을 것이다.

이름: 아멜리아 라이트
주소: 15 montrose street, eastergate, chichester west sussex po21 7ru
전화번호: 01431454347

증상: 머리 앞부분의 두통, 목이 뻣뻣함(방광), 방광염 증세, 등 아래쪽 통증, 부비동염, 기름기 있는 음식을 먹으면 구역질(담낭), 월경 주기가 되면 유방 바깥쪽에 통증발생, 질 감염(칸디다증)

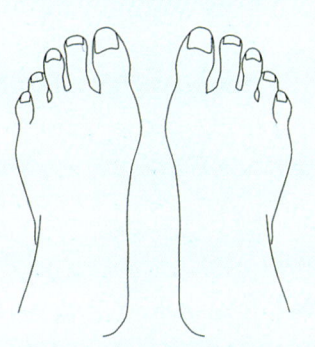

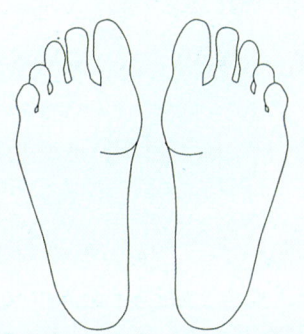

치료 경과	
투약:	진통제
혈압:	정상
장:	변비
두통:	머리 앞부분, 목
기운:	거의 항상 피곤함
정신:	"약간의" 건망증
스트레스:	근무중에는 스트레스를 많이 받음
소화:	때로 가슴앓이 증세
운동:	안함
비타민 보충제제:	복용안함
혀:	약간 갈라져 있음
피부, 머리카락, 손톱:	검지 손가락에 흰 반점 (결장)
내분비선:	월경 주기가 불규칙하고 양이 많으며 통증이 있음. PMS
수술:	편도선, 맹장
수면:	불규칙
경락:	방광(두통, 눈, 등 아래쪽), 위장(부비동염, 담낭, 결장), 비장/췌장(질과 유방)
눈:	안경 착용
체중:	58kg 내외
식사:	아침=씨리얼과 주스
	점심=빵, 치즈, 토마토
	저녁=육류, 야채
	음료=차와 주스 6-8컵, 저녁 때 가끔 와인

치료 결과
2회차: 첫번째 치료를 받고 난 후 이틀간 두통이 더 심해졌고 매우 피곤했다.
3회차: 두통은 조금 나아졌고 통증도 덜하다. 아직 등 아래쪽은 아프다.
4회차: 월경 주기가 규칙적이고, 통증도 경감되었으며 약간의 PMS만 남았다. 결장이 갈라져 있다.
5회차: 매일 배변을 볼 수 있으며 두통이 사라졌고 칸디다증도 많이 좋아졌다.
6회차: 가슴앓이 증세가 사라졌다 - 기분이 좋아졌다.

환자의 증상과 개인사항, 치료과정을 상세히 기록해 두어야 나중에 참고자료로 삼을 수 있다.

맨 처음 기록할 것은 환자의 현 증상이다. 그래야 어디서부터 치료를 시작할지 정할 수 있다. 그 다음은 기타 다른 증상들과 수술 경력 등을 최대한 자세하게 적는다. 만일 두통이 있다면 방광경이 지나가므로 방광에 병이 없었는지 검토해 본다. 담경이 지나가는 부위에 통증이 있다면 기름기 있는 음식을 먹지 못하거나 구역질이 날 수 있다. 이럴 경우 담낭의 균형이 깨진 것으로 볼 수 있다.

체내 기관 검토

체내 각 기관을 철저히 검토한다. 그 기능(소화기능, 장, 방광, 혈압)에 관해 질문한다. 환자가 정신적으로 변덕이 심하진 않은지, 스트레스를 받으면 어떻게 대처하는지, 기운이 없지는 않은지, 무슨 운동을 하고 있는지 등을 알아보도록 한다. 피부, 머리카락, 손톱상태 등을 관찰하고 적어둔다. 혀도 체크한다. 그래야 환자의 위장상태를 알 수 있다. 혀가 깨끗하다면 소화기능이 제대로 이루어지고 있음을 나타내는 것이고, 희거나 노란색 찌꺼기가 덮여 있다면 소화기관에 울혈이 맺혔거나 균형을 잃었다는 의미이다.

내분비선 계통에서 검토할 것은 무엇이 있는가? 여성의 경우라면 월경과 관련된 이상 증세와 월경전증후군(PMS)에 관한 모든 내용을 적도록 한다. 또 전에 수술을 한 적이 있다면 그것도 적어둔다. 이런 식으로 하면 어떤 경락이 증상과 관계가 있는지를 알 수 있다.

증상이 어떻게 발병한 것인지, 기간은 얼마나 되었는지, 수반하는 통증이 있는지, 음식 취향은 어떤지, 그리고 부모의 음식 취향과 유전적 성향은 어떤지도 물어본다. 예를 들어 유방과 난소에 질환이 있는 환자라면 그 환자의 자녀는 여드름이 있을 것이고 가슴 부위가 약할 것이다. 이 모든 증세는 위경을 보면 알 수 있다. 때로 유전적으로 이어진 무분별한 식습관은 이런 증상의 주원인으로 지목된다.

환자에게 식습관을 하루 아침에 바꾸라고 강요하는 것은 그다지 현명한 방법이 아니다. 그보다는 환자가 더 건강하게 음식을 먹을 수 있도록 북돋워 주는 노력을 해야 할 것이다. 위경을 예로 들어 얼마나 많은 병이 잘못된 식습관으로부터 시작되는지를 이야기해 주는 방법도 있다. 일단 환자가 자신이 불편하고 아픈 원인이 어디서 비롯되었는지를 이해하게 되면 지금까지와는 다른 생활방식을 적극적으로 수용하게 된다.

매 치료시의 내용을 일목요연하게 정리해서 기록한다. 환자의 반응이 좋든지 나쁘든지 모두 검토하고, 건강상태에 어떤 변화가 있는지 등을 기록한다. 앞페이지에 제시한 예에서와 같이 발 그림이 들어 있는 차트에 기록하는 것이 편리하다. 어느 지점에 이상이 있는지 그림에 표시해 두면 연관되는 경락을 찾기가 쉬워진다.

발반사 시술자가 해서는 안되는 일

발반사 시술자는 약을 처방하지 않는다. 이는 면허를 가진 의사만이 할 수 있는 일이다.

발반사 시술자는 병을 진단하거나, 약을 처방하지 않는다.

발반사 시술자는 특정 질환으로 야기된 증세를 경감시킬 수는 있지만 그런 특정질환을 치료하는 사람은 아니다. 그러나 우리 몸을 균형 잡힌 상태로 되돌리는 것은 발반사 시술자가 할 수 있다. 민감하게 반응하는 반사점은 우리 몸의 어느 부위에 울혈이 맺혀 있는지 알려 주는 지표가 된다. 이런 "진단"은 우리 몸의 일부가 "균형을 잃었다"는 의미일 뿐 특정 질병으로 명명할 수 없다. 이런 사실을 명백히 인식하는 것이 무엇보다 중요하다. 환자의 상태에 대해 진단을 하거나 처방을 하는 행위는 아무리 훌륭한 발반사 시술자일지라도 해서는 안될 일이다.

치료

일단 모든 관련사항을 상세히 기록하고 난 다음에는 치료를 시작하도록 한다. 환자를 편안히 앉힌다. 머리와 목을 지탱할 수 있는 부드러운 안락의자가 좋다. 그래야 환자와 눈을 마주할 수 있다. 신발, 양말, 팬티 스타킹, 혹은 스타킹 등을 벗고 몸에 딱 붙는 옷은 헐겁게 해야 체내 순환이 원활해진다.

맨 처음 단계는 흡수력이 좋은 면 수건을 소독액에 담갔다가 환자의 발을 깨끗이 닦는 것으로 시작한다. 혹은 순한 소독액을 첨가한 발 전용 온천수로 대체해도 괜찮다. 그리고 양쪽 발을 완전히 건조시킨다. 부드러운 손놀림으로 환자의 발을 검사하도록 한다. 사람마다 모두 틀린 것처럼 발도 다 제각각이다.

체온, 근육, 조직, 피부상태, 어떤 형태 변형이 있는지 이런 모든 것이 환자의 증세를 나타낸다. 차고 푸른기가 돌거나 혹은 붉은 기가 도는 발은 혈액순환이 잘 되지 않는다는 뜻이다. 땀이 많은 발은 호르몬의 균형이 깨졌다는 뜻이다. 건조한 피부도 혈액순환이 잘 되지 않는다는 표시이다. 부풀어 오르거나 부종이 있는 발은, 특히 발목 부위가 그러하면 체내에 많은 병이 있다는 뜻이다. 발이 예민하면 몸이 긴장하고 있다는 뜻이고, 유약하고 흐늘흐늘한 발은 근육상태가 좋지 않다는 뜻이다. 발의 변형에 관해서는 제 9장 "발을 분석해 보자"에서 상세히 다루었다. 곰팡이균에 감염된 부위를 다룰 때는 세심한 주의가 필요하다. 균이 퍼져 다른 부위로 옮길 염려가 있고 시술자 자신이 감염될 수도 있기 때문이다. 감염 부위를 붕대나 흡수력이 좋은 면 수건으로 감싼 뒤 치료에 임하도록 한다. 정맥류가 있는 발이나 발목 부위를 치료할 때는 혈관에 손상을 입힐 수 있으므로 피해야 한다.

발반사 시술자는 뒤에 설명할 "세부 치료 방법" 내용을 숙지한 후 치료에 임해야 한다. 인체의 모든 기관과 조직을 활성화시키는 반사점을 철저히 연구하면 어느 지점에 울혈이 맺혔는지 알 수 있을 것이다. 환자와 눈을 바라보는 것도 중요하다. 아픈 부위를 만지게 되면 환자들이 대개 비슷한 반응(소리를 크게 지르는)을 보인다. 하지만 너무 경직되어 있어서 아무 반응을 보이지 않는 경우도 있을 수 있다. 환자와 눈을 맞추면 민감하게 반응하는 부위가 어디인지 짐작할 수 있게 된다.

치료를 시작하기 전에 환자의 발을 소독액으로 씻는다.

부드러운 손놀림으로 마사지하면 환자가 긴장을 풀게 되고 몸이 이완된다.

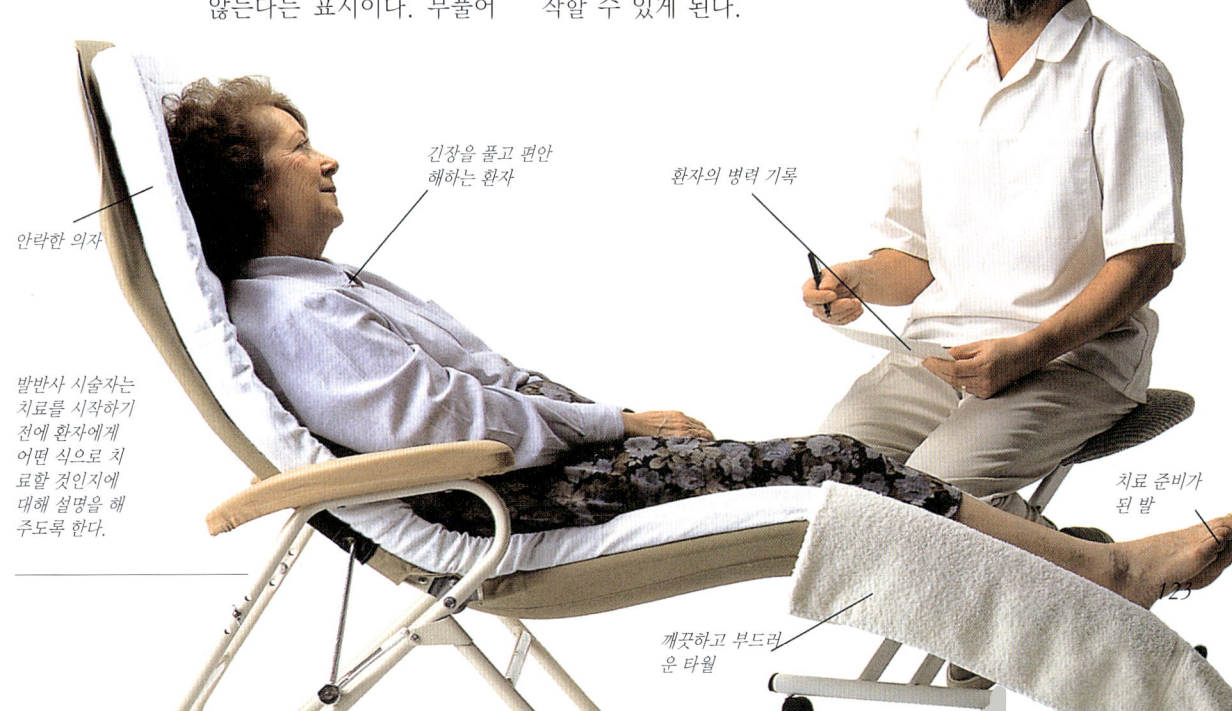

안락한 의자

긴장을 풀고 편안해하는 환자

환자의 병력 기록

치료 준비가 된 발

발반사 시술자는 치료를 시작하기 전에 환자에게 어떤 식으로 치료할 것인지에 대해 설명을 해주도록 한다.

깨끗하고 부드러운 타월

치료를 할 때는 부드럽되 강하게 해야 한다. 발반사 시술자가 환자의 발을 주무르고 있는지 아니면 손을 떼었는지 환자가 느낄 수 없을 정도여야 한다. 치료를 받는 환자 입장에서는 통증이 있을까봐 두려운 마음에 긴장을 할 수 있기 때문이다. 시술자가 환자의 발에 가하는 압력은 편안함, 그 선을 넘어서는 안 된다. 그러면서도 인체의 치유능력을 활성화시킬 수 있을 정도의 강도는 유지해야 한다.

감각

관련된 인체기관의 기능에 따라 발에 있는 감각 부위도 다양하게 구분된다. 울혈이 맺힌 부위가 아무래도 예민할 것이다. 예민한 강도가 강할수록 울혈이 많이 맺혀 있다는 뜻이다. 감각은 유리조각 같은 예리한 것에 찔리는 듯한 느낌에서부터 경미한 통증, 불편, 죄는 듯한 느낌, 혹은 강한 압력에 이르기까지 다양하다. 예민한 정도도 사람에 따라 제각각이다. 스트레스나 기분, 그리고 하루 중 어느 시간이냐에 따라서 치료에 대한 반응도 다르다. 하지만 대개의 경우 사람들은 맨 처음 치료를 받는 날에는 감각이 거의, 혹은 전혀 없는 편이다. 그렇다고 해서 울혈이 맺힌 곳이 전혀 없다는 뜻은 아니다. 이는 대개 발에 에너지의 경로를 막고 있는 것이 있어서 그것을 풀어주어야 한다는 암시일 수 있다. 보통은 치료를 거듭할수록 발이 점점 예민해진다.

치료가 진행됨에 따라 예민한 감각이 줄어든다면 이상이 있었던 부위가 균형을 찾아 회복되고 있다는 의미이다. 치료과정에서 환자에게 불편을 주거나 아프게 해서는 절대 안 된다. 어느 정도의 압력을 가할지 환자의 상태에 따라 적절하게 대처하도록 한다. 한 곳에만 계속 압력을 가하는 것은 환자를 아프게 할 우려가 있으므로 피하는 것이 좋다.

다만 격심한 통증이 있는 경우는 강하고 지속적인 압력을 통증 부위에 가해야 한다. 예를 들어 두통이나 좌골신경통 등과 같은 경우가 그러하다. 15초에서 20초 정도씩 반사점에 가벼운 압력을 가한다. 환자가 압력으로 인한 통증을 견딜 수 있는 한 계속 강도를 높인다. 그러면 대개의 경우 몇 분 지나지 않아 통증이 사라지게 된다.

전 과정을 치료를 할 때는 한 부위를 완전히 마친 뒤 다른 부위로 옮기는 것이 중요하다. 부드럽고도 동일한 강도로 양발을 번갈아 치료한다. 왜냐하면 발 한쪽은 신체의 절반을 나타내는 것이기 때문이다. 그러므로 한 발의 모든 과정을 마친 후 다른 발로 옮기는 것은 잘못된 방법이다.

발반사요법은 사람으로 하여금 가볍고, 따끔따끔하면서도 매우 만족스런 느낌을 갖도록 하는 효과적인 치료방법이다.

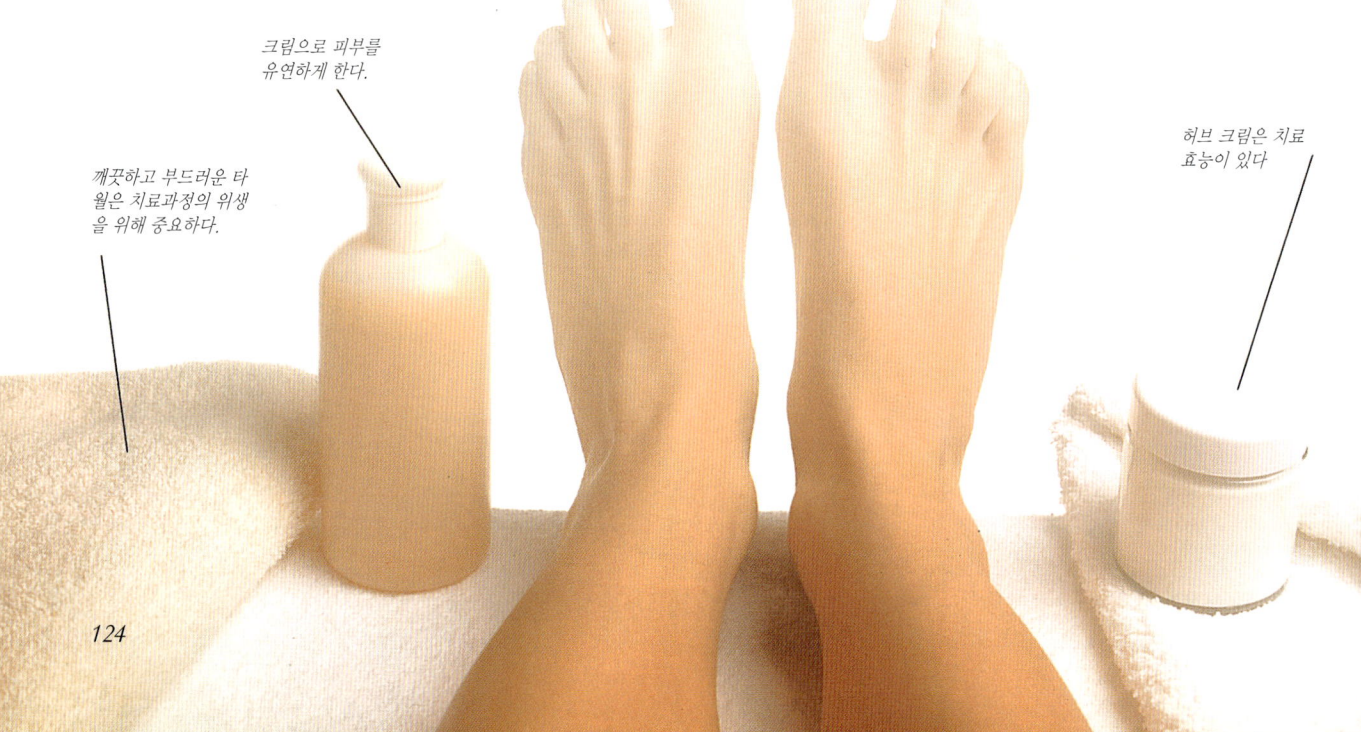

치료실에 필요한 장비를 갖추는 것은 마사지 기술에 도움이 될 뿐 아니라 환자가 만족을 느낄 수 있도록 만들어 준다.

깨끗하고 부드러운 타월은 치료과정의 위생을 위해 중요하다.

크림으로 피부를 유연하게 한다.

허브 크림은 치료 효능이 있다

발반사치료에 대한 반응

사람들은 각기 다르므로 반응도 모두 다르다. 치료를 하는 사람은 이어지는 치료에 대해 어떤 반응을 보일지 미리 알아두어야 할 필요가 있다. 대체로 치료가 끝난 후 사람들은 평온하고 긴장이 풀어지며 활기를 되찾게 되었다고 만족스러워하였다. 하지만 좋은 것이 있으면 나쁜 것도 있게 마련이다.

발반사요법은 인체의 자가치유능력을 활성화시킨다고 하였다. 따라서 몸 자체에서 독소를 제거하기 위해 일정 형태의 반응을 보이는 것을 피할 수는 없다. 이것을 일러 "치유의 위기(healing crisis)"라고 한다. 반응의 세기는 불균형의 정도가 어느 정도인지에 달려 있다. 하지만 명심할 것은 절대로 서둘러서는 안 된다는 점이다. 첫번째 치료를 마치고 환자들이 하는 말 중에 가장 일반적인 것이 "그렇게 잘 자본 적이 없었다"는 말이다.

사람들이 보이는 일반적인 반응의 대부분은 인체 자체의 세정작용(신장, 장, 피부, 폐 등의 배설기관)과 밀접한 관련이 있다. 다음의 내용들이 대체로 일반적인 반응 양식이다.

- 신장이 자극을 받게 되어 배뇨가 증가하며, 체내 독소가 배출되기 때문에 색깔이 짙고 냄새도 강하다.
- 위장에 가스가 고이고 장 운동이 더 활발해진다.
- 피부 상태는 악화된다. 특히 그 동안 억눌려 있던 부분이 심하다. 발한작용이 증가하고 여드름도 많아진다.
- 순환작용이 개선되므로 피부 톤과 촉감은 좋아진다.
- 코나 입, 기관지에서 분비되는 점액질이 증가한다.
- 수면 양상은 숙면을 취할 수 있고, 수면에 방해를 받게 될 수도 있다.
- 현기증, 혹은 구역질
- 그 동안 억눌렸던 질환의 증세가 일시적으로 발병하기도 한다.
- 여성의 경우 질 분비물이 증가한다.
- 열
- 피로
- 두통
- 우울증, 과할 정도로 울고 싶은 욕구

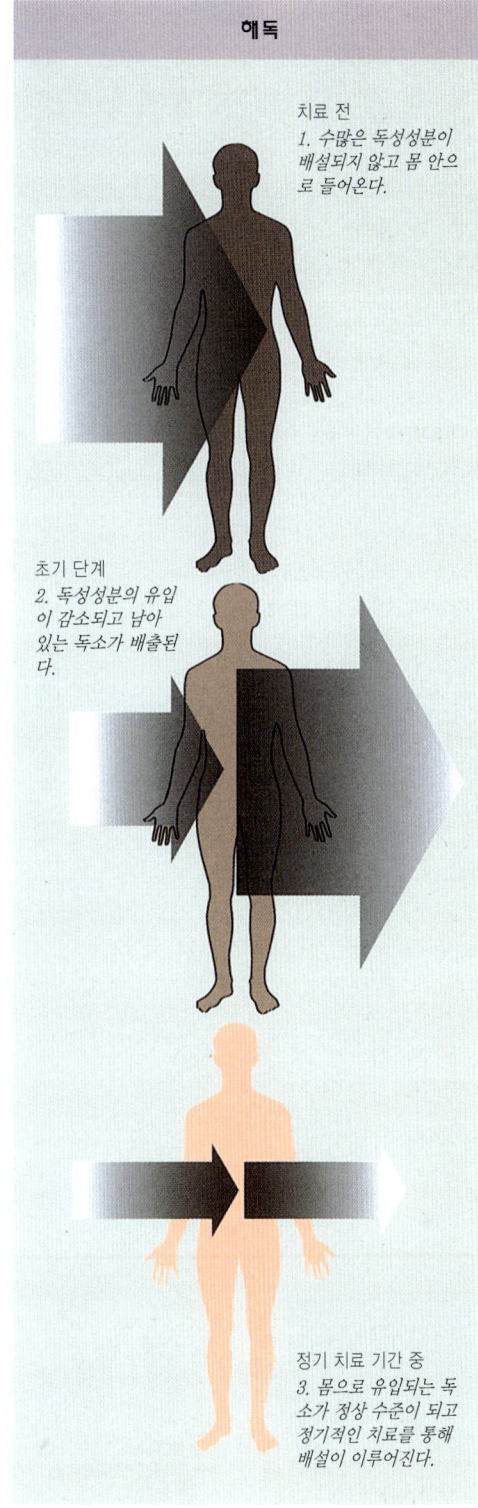

해독

치료 전
1. 수많은 독성성분이 배설되지 않고 몸 안으로 들어온다.

초기 단계
2. 독성성분의 유입이 감소되고 남아 있는 독소가 배출된다.

정기 치료 기간 중
3. 몸으로 유입되는 독소가 정상 수준이 되고 정기적인 치료를 통해 배설이 이루어진다.

발반사요법으로 인체의 치유능력이 활성화된다. "치유의 위기(healing crisis)" 시기에 과도하게 축적된 독소가 배출되며 차후 독성성분의 유입과 배출이 조절된다.

어떤 반응을 보이든지 모두가 치료과정의 일부이며 그저 지나가는 현상일 뿐이다. 다른 음료보다는 물을 마시는 것이(끓인물을 따뜻할 때 마시도록) 몸의 독소를 배출하는 데 도움이 될 것이다.

치료시간의 조절

치료를 하는 시간이나 횟수는 환자의 상태에 따라 달라진다. 환자의 기질, 질환의 병력과 원인, 연령, 치료에 대한 반응, 생활습관, 태도 등이 모두 치료과정에 영향을 준다. 따라서 환자가 시술자와 발반사치료 자체에 대한 반응 정도에 따라 결정되는 것이다.

맨 처음 치료는 대개 1시간 정도가 소요된다. 가능한 한 환자에 대해 많은 것을 조사하고 검토하도록 한다. 이어지는 2회차 때는 필요에 따라 대략 30분에서 50분 사이의 치료시간이 소요된다. 만일 치료시간이 너무 짧으면 환자의 자가치유능력을 충분히 자극할 수 없을 것이고, 반대로 너무 길어지면 과도한 자극이 됨으로써 배설작용에 불편을 초래할 수 있다.

증세 개선을 주목하라

첫번째 치료를 받고 난 후 즉시 효과가 나타나는 경우도 가끔 있다. 일반적으로는 3회나 4회차 정도 치료를 받은 후 결과가(완전 해소이든지 혹은 상당한 증세 개선) 가시화된다. 뿌리가 깊은 질환의 경우는 최근에 발병한 질환보다 제거하는 데 시간이 좀 더 오래 걸릴 수 있다. 치료의 과정을 정할 때는 모든 증세를 대상으로 삼도록 한다. 증세의 재발을 막기 위해서는 우리 몸 전체의 균형을 잡는 것이 중요하다. 치료과정은 총 8회에서 12회를 하되 일주일에 한 두 번씩 한다. 최대의 결과를 얻기 위해서는 증세 개선이 있을 때까지 일주일에 두 번 하다가 점차 횟수를 줄이는 것이 좋다. 수년 동안 서서히 진전해 온 질병이 한 번의 치료로 나을 수는 없다.

수차례의 치료를 하고도 아무 반응이 없다면 몸에서 받아들이지 않는 것이다. 과도한 투약이라든지 정신적 태도, 치료 자극이 봉쇄되는 등의 외부적 요인이 원인이다. 반응이 긍정적인 한 치료는 계속할 가치가 있다.

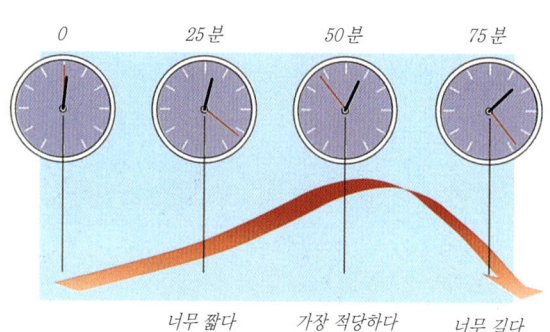

여기 있는 차트는 치료 시간별로 효능을 나타내 본 것이다. 가장 효율적인 치료시간은 대략 50분임을 알 수 있다.

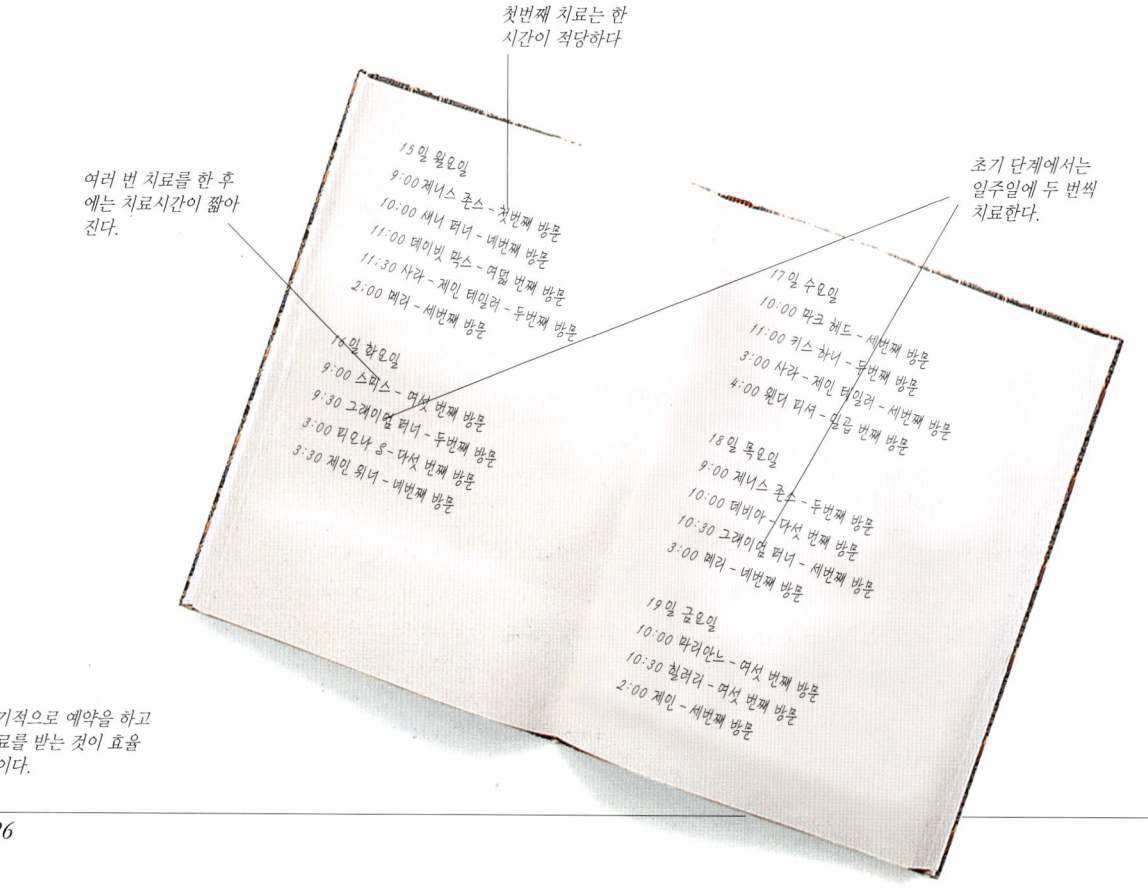

첫번째 치료는 한 시간이 적당하다

여러 번 치료를 한 후에는 치료시간이 짧아진다.

초기 단계에서는 일주일에 두 번씩 치료한다.

정기적으로 예약을 하고 치료를 받는 것이 효율적이다.

발반사요법 시술자의 자질

유능한 발반사 시술자가 갖추어야 할 자질이라면 인간에 대한 진정한 열정과 고통을 덜어 주고자 하는 열의라고 할 것이다. 발반사 시술자가 되고자 한다면 철저한 프로의식으로 무장을 하고 접근해야 한다. 반사점이라든가 경락, 발의 구조, 해부학적 기초지식 등이 해박해야 경쟁력을 향상시킬 수 있다.

깨끗하고 위생적인 공간도 필요하다. 자신의 건강을 증진시키고자 하는 사람 중에 더럽고 시끄러운 환경을 일부러 찾아올 사람이 어디 있겠는가. 발반사 시술자는 모든 면(주변환경, 복장, 그리고 접근방식)에서 전문가라는 인식을 심어 주어야 한다. 중국의학의 바이블이라고 불리는 내경에 의하면 "의원의 정신이 빈약하다는 것은 무관심하고 부주의함을 이르는 말이다. 의원은 전투에 임하는 자세를 견지해야 한다. 왜냐하면 질병이란 완전히 치료되지 않는 것이고 늘 새로운 질병으로 발전할 가능성이 있기 때문이다. …의원의 치료기술에서 가장 중요한 것은 실수를 하지 않는 것, 혹은 사안을 무시하지 않는 것이다." [1]고 하였다.

기술 설명

환자가 앞으로 전개될 치료과정을 알아야 보다 편안하게 치료를 받을 수 있다. 발반사요법에 대해 간단하게 설명하는 것은 환자로 하여금 발반사치료의 효능에 대한 신뢰감을 줄 수 있다. 하지만 지식만 있다고 해서 병을 쉽게 치료할 수 있는 것은 아니다. 발반사요법은 발을 중점적으로 마사지하는 기술이므로 비교적 정교한 수련을 요한다. 환자는 편안하고도 "안전한" 느낌을 가져야 하며, 가끔씩 이야기를 나누고 싶어할 때는 언제나 그렇게 할 수 있도록 해야 한다. 발반사요법은 숙련된 기술을 요한다. 환자의 질병의 원인이 무엇인지 제대로 알고 나서 이를 극복하기 위해 함께 노력하는 것은 오로지 경험, 연습, 지식, 그리고 끊임없는 관심으로만 가능하다.

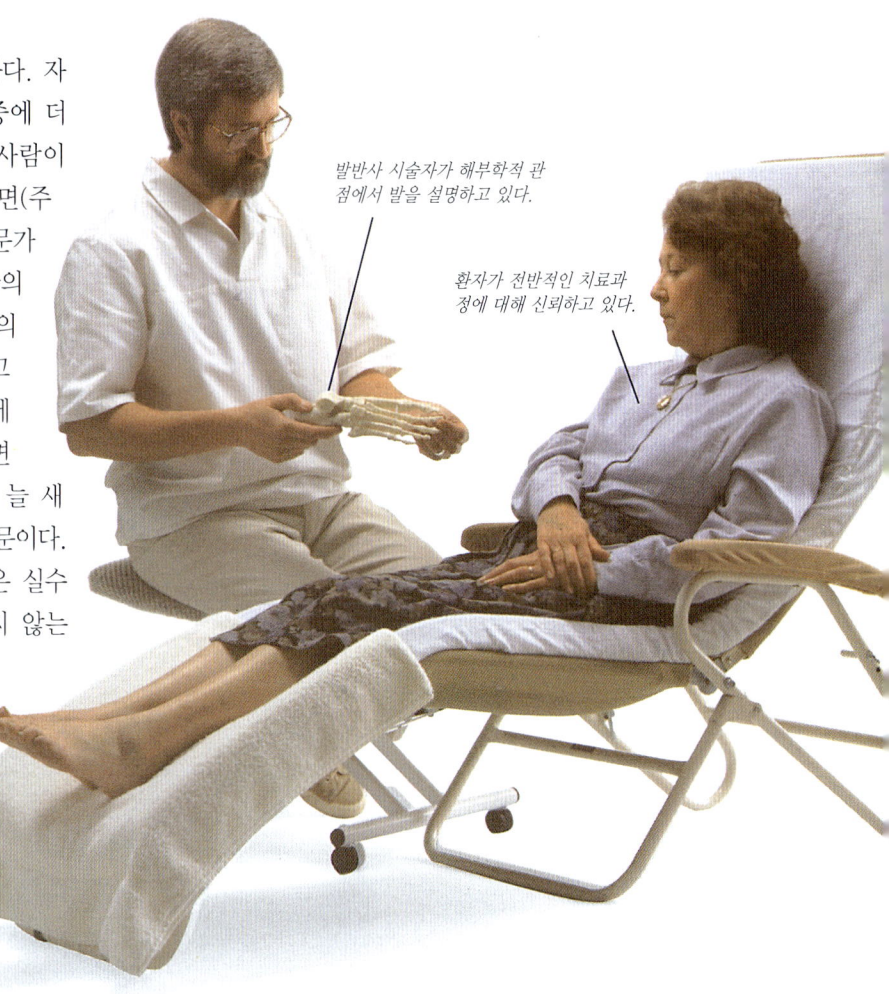

발반사 시술자의 자질
프로의식이 있어야 한다.
환자의 아픔을 이해해야 한다.
깨끗한 환경에서 체계적인 작업이 이루어져야 한다.

발반사 시술자가 해부학적 관점에서 발을 설명하고 있다.

환자가 전반적인 치료과정에 대해 신뢰하고 있다.

가능하다면 실제 치료에 들어가기 전에 치료과정에 대해 환자에게 설명을 해주는 것이 중요하다. 마사지를 하는 도중에는 많은 대화를 하지 않는 것이 좋기 때문이다. 대화를 하다 보면 환자의 근육이 긴장되고 심장박동이 증가하게 된다.

환자가 발을 해부학적으로 이해하게 되면 발반사치료를 행함으로써 어떤 이득이 있는지를 알게된다.

1- 황제 내경

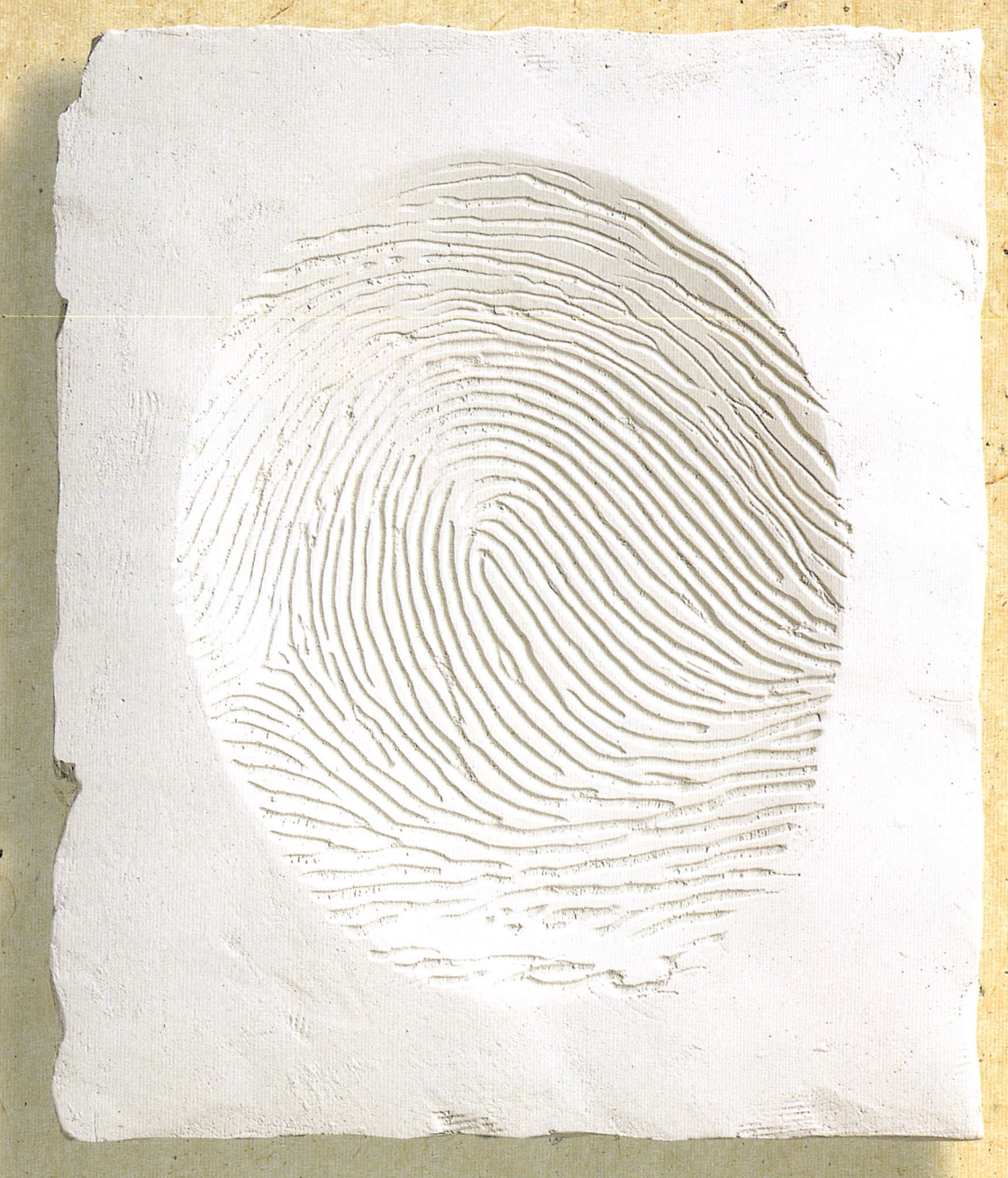

발반사 치료기술은 손을 쥐는 자세, 지압기술, 긴장이완 기술, 그리고 각 반사점에 대응하는 단계적 치료기술 등에 관한 철저한 지식을 요한다.

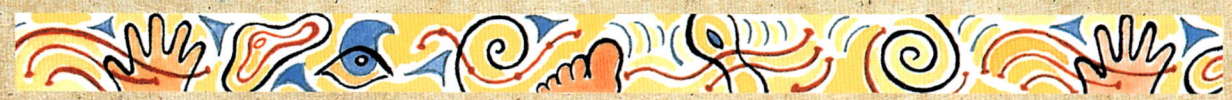

제 3 부

실전 발반사요법

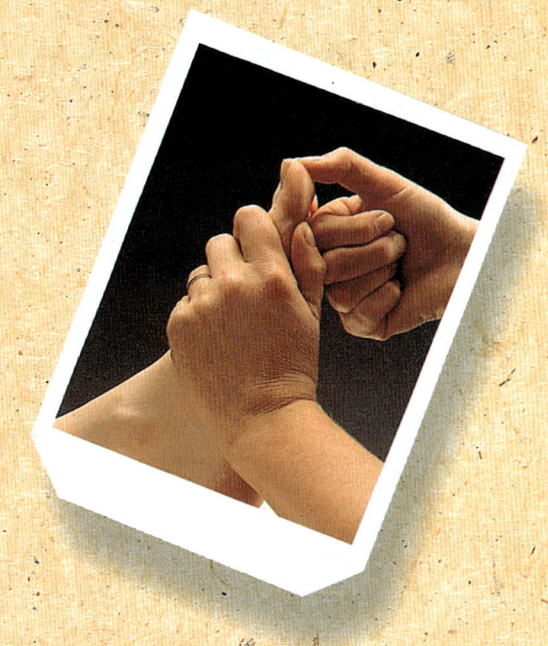

제11장 기본기술

인체를 세 부분으로 나누어 발에 대응시킬 수 있다. 따라서 각 기관을 발에 대응시키면 서로 반사점이 겹치기도 한다. 인체기관 중에는 미세한 부분도 있어서 차트에 일일이 표시되지 않는다. 하지만 단계별 치료를 거듭하다 보면 모든 반사점을 찾을 수 있다.

발반사치료 전문가 중에는 한쪽 발의 치료를 완전히 마친 후에 다른 발로 옮기라고 제안하는 사람이 많이 있다. 발반사요법의 주 목적은 발에 있는 모든 반사점을 자극하는 것이다. 여기 설명한 기법들은 모두 효과가 있기 때문에 적절한 방법을 선택하는 것은 개인의 몫이다. 내가 다년간 환자들을 대하면서 또 강의를 해오며 터득한 기술을 다음 페이지에 상세히 설명해 두었다.

이 치료기법에서 가장 중요한 점이라면 양쪽 발을 발가락에서 발꿈치까지 교대로 번갈아가면서 치료해야 한다는 것이다. 그래야 자연스런 순환이 이루어질 수 있다. 한쪽 발이 몸의 반쪽에 해당되고 우리 몸의 모든 기관은 짝을 이루고 있기 때문에 먼저 한쪽 발씩 마무리하는 것은 잘못된 방법이다. 그렇게 되면 인체기관의 반쪽만이 자극을 받게 된다.

이 장의 나머지 부분에서는 기본적으로 발을 쥐는 정확한 자세를 먼저 설명하고, 이어서 발에 있는 반사점을 자극하는 여섯 가지의 기본적인 지압기법과 일곱 가지 손 자세를 설명하였다. 치료 전에 긴장을 완화시키는 순서도 포함되어 있다.(여기서 "오른쪽", "왼쪽"이라 함은 환자의 오른발과 왼발을 지칭한다.)

일단 기본 기법을 터득한 이후에는 제12장에서 설명하고 있는 발반사치료법을 응용 할 수 있다. 이 내용을 요약한 차트는 146-147페이지에 나와 있으므로 치료순서와 지압기법, 손 자세 등을 익히는 데 참고하기 바란다.

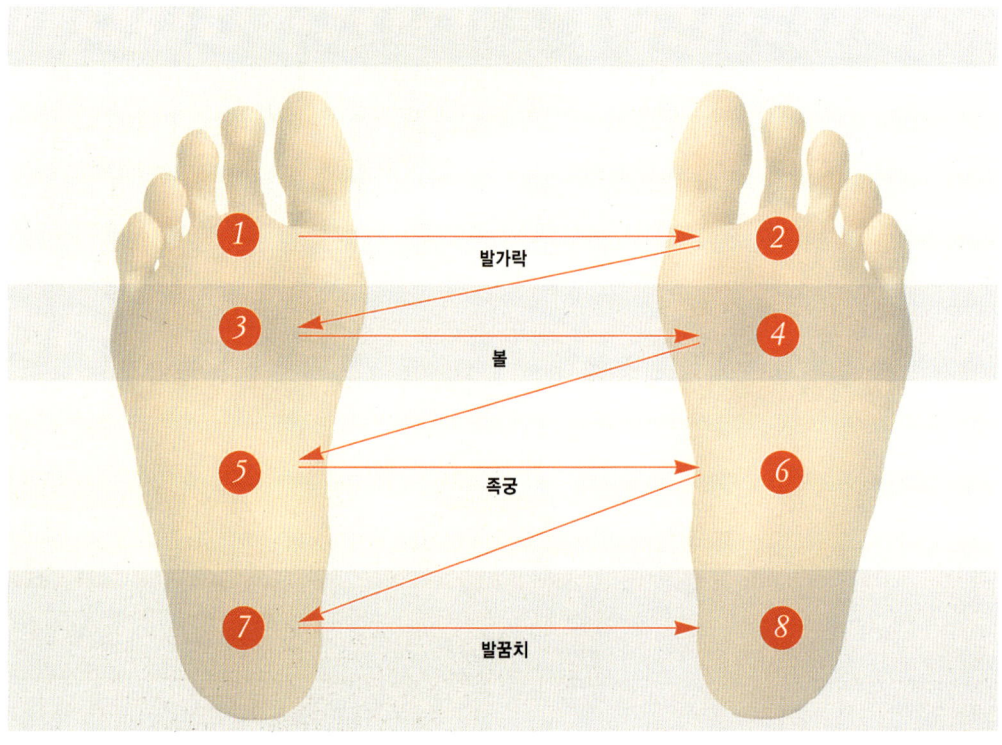

발을 마사지할 때는 발가락에서부터 발꿈치 쪽으로 해 나간다. 이 때 반드시 양쪽 발을 번갈아가며 한다.

발반사요법과 자가치료

구체적인 손 자세와 치료기법을 살펴보기에 앞서 발반사요법을 스스로 응용해 보도록 하겠다. 자가치료는 서툴고도 힘든 작업일 수 있지만 본인이 자기 자신에게 시간과 노력을 바칠 의지만 있다면 충분히 가치 있는 일이다.

자가치료는 단점이 많이 있다. 첫째로 가장 중요한 긴장 완화가 이루어지지 않는다. 두번째로는 시술자와 환자 사이에는 생명 에너지의 교환이 이루어져야 하는데, 혼자서 치료해야 하기 때문에 이런 교류가 불가능하다. 따라서 자가치료는 일종의 보호치료, 전반적인 건강요법, 그리고 응급처치(위급한 상황에서 신속히 벗어날 수 있도록 돕는) 정도로만 이용되는 것이다. 여기 소개하는 자가치료방법이 전혀 효과가 없는 것은 아니지만 숙련된 시술자가 시행하는 전문적인 치료를 대체할 수 있다거나 그에 버금가는 효과가 있는 것은 절대 아니다. 우선 편안하게 책상다리를 취한 후 한쪽 발을 다른 쪽 무릎에 올려놓는다.

전체 치료

의자에 앉거나 바닥에 다리를 포개고 앉는다. 혹은 침대 위에서 등에 쿠션을 대고 기대앉아도 된다. 만일 자기 몸의 어느 경락이 균형을 잃었는지 알고 있다면 특별히 그 부위를 치료한다. 명심할 것은 스스로 반사점이 어디인지 정확히 짚어내는 일은 쉽지가 않다는 점이다. 148~173 페이지에 설명해 놓은 전체 치료순서에 따라 천천히 부드럽게 치료를 이어가도록 한다.

발가락을 집중적으로 치료하는 것이 대안이 될 수는 있다. 발가락에는 여섯 개의 경락이 지나간다. 이들 발가락을 자극하게 되면 탁월한 효과를 얻을 수 있다. 중요한 것은 다리가 긴장되지 않도록 최대한 이완된 상태를 유지하는 것이다.

전체 치료를 하게 되면 대략 1시간 정도가 소요된다. 이 시간이 다소 길다고 생각하는 사람들이 많이 있을 것이다. 하지만 반사점을 치료하는 방법이기 때문에 두통과 편두통, 근육통, 그 밖의 다른 증상들의 통증을 경감시킬 수 있다. 치료가 끝나면 언제나 15분 가량 앉아 있거나 뒤로 기대어 적절한 호흡법을 이용하여 휴식을 취하도록 한다.

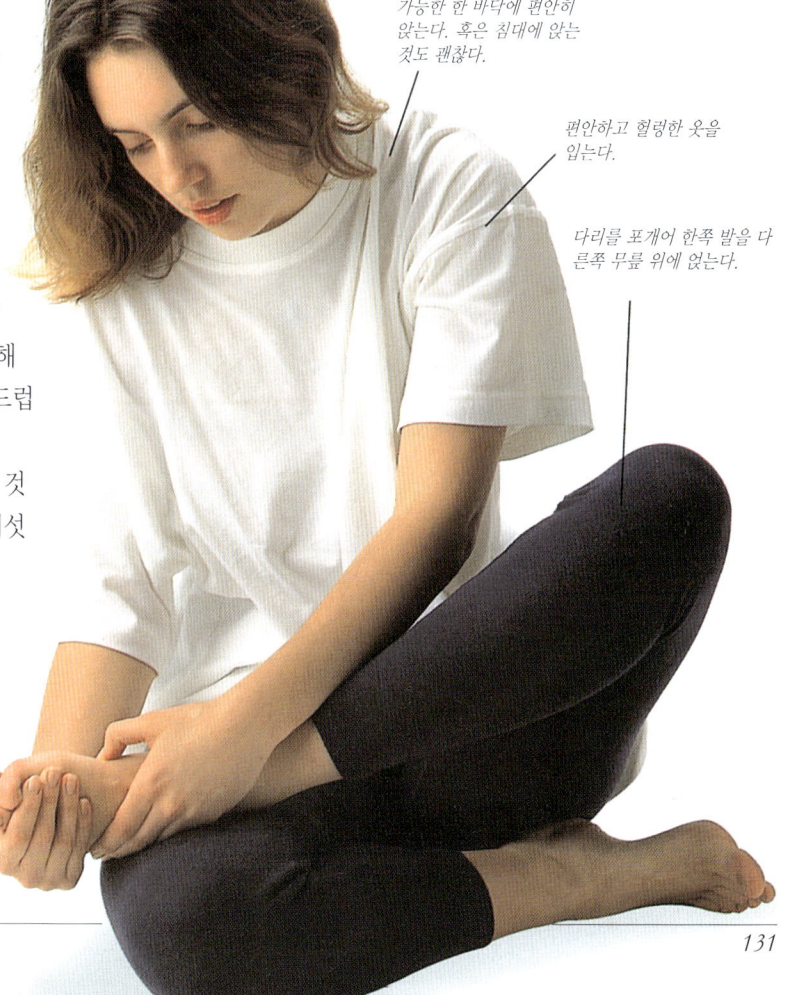

발가락 부위는 여섯 개의 경락이 모두 지나간다.

발과 발목의 긴장을 풀어주는 것을 잊어서는 안 된다.

특정 반사점이 어디에 위치하고 있는지 익히도록 한다.

가능한 한 바닥에 편안히 앉는다. 혹은 침대에 앉는 것도 괜찮다.

편안하고 헐렁한 옷을 입는다.

다리를 포개어 한쪽 발을 다른쪽 무릎 위에 얹는다.

특정 반사점을 천천히 부드럽게 마사지한다.

자가치료도 효과는 있지만 어느 정도 예민한 성격이어야 가능하다.

발을 잡는 법

발반사치료의 효과를 높이기 위해 가장 중요한 것이 정확하게 환자의 발을 잡아주는 방법을 익히는 것이다. 그렇지 않으면 지압기법을 철저히 터득할 수가 없다. 발반사치료의 전 과정을 통틀어 손은 가장 중요한 도구이다. 한손은 지압을 가하고 다른손은 버팀목 역할을 위해 발을 잡는다. 여기서는 지압을 가하는 손을 "치료하는 손"이라 하고 다른 한쪽을 "보조손"이라고 부르기로 한다. 양손의 역할은 똑같이 중요하다.

보조손의 기본자세

여기 소개하는 기본자세가 보조손의 주된 지지 기법이다.

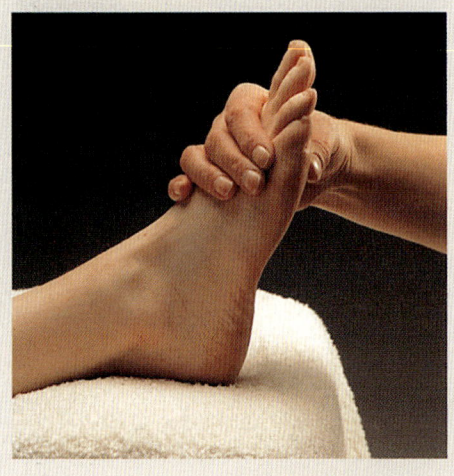

1 오른발을 치료할 때 한 손으로 발의 한쪽 옆을 잡는다. 보조손으로 발을 잡을 때는 엄지손가락과 검지손가락 사이에(지간막) 발의 옆부분이 위치하도록 하되 엄지손가락은 발바닥 쪽에, 나머지 네 손가락은 발등에 놓는다.

발은 항상 시술자 쪽으로 약간 굽어지게 잡는다.

엄지손가락과 검지손가락 사이 부분으로 발의 옆쪽을 잡는다.

2 다시 말해서 한 손으로 한쪽 발을 지지하는 것이다. 보조손은 항상 치료하는 손 가까이에 위치해야 한다. 어느 반사점을 어떠한 손 자세로 치료하든지 항상 발은 시술자를 향해 약간 굽어지도록 한다. 너무 꽉 쥐어서 발가락이 뒤쪽으로 넘어가지 않도록 주의한다.

지압기법

발의 반사점에 지압을 가하는 기본기법 6가지를 손 자세와 함께 142-145 페이지에 설명하였다.

엄지손가락 회전기법

엄지손가락 회전기법은 치료과정 전체를 통틀어 보편적으로 사용이 되는 기술이기 때문에 가장 중요하다. 발을 치료하기 전에 이 기법을 손바닥에 연습해 보면 익숙해질 수 있다. 손바닥이나 발바닥에 작은 사각형을 그려넣어 구분을 한 뒤 체계적으로 지압을 가하는 연습을 하면 많은 도움이 된다. 또한 치료 도중에도 손을 바꾸어 가며 치료를 해야 되므로 양손을 교대로 연습하면 치료효과를 높이는 데 도움이 된다.

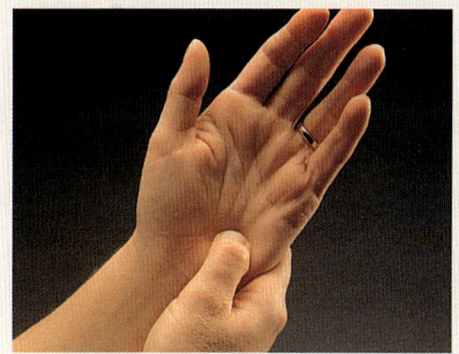

1 "치료하는 손"의 네 손가락을 다른 쪽 손등에 대고 엄지손가락을 손바닥에서 자유로이 움직여 본다. 엄지손가락은 첫번째 관절을 75도에서 90도 정도 각도로 굽히는 것이 좋다. 손톱이 피부를 파고들지 않을 정도의 각도여야 한다. 이것이 "엄지손가락 회전기법"의 기본 자세이다.

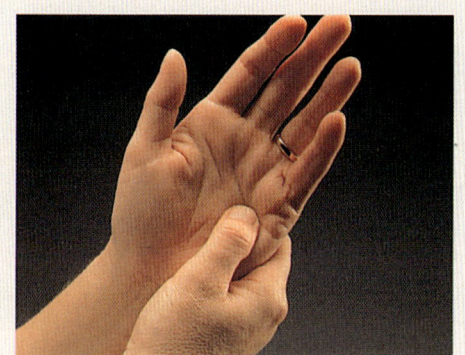

2 손가락 끝으로 지압을 가하면서 시계 방향으로 혹은 시계 반대 방향으로 회전시킨다. 이 때 가해지는 압력은 강하면서도 일정하게 유지하며, 사각형을 따라 움직여야 한다. 회전 횟수는 두세 번이면 충분하다. 즉 기본 동작은 누르고, 회전하고, 떼고, 자리를 옮기는 것이다. 압력의 세기나 회전 횟수는 시술자의 의견과 환자의 상태에 따라 다르게 정한다.

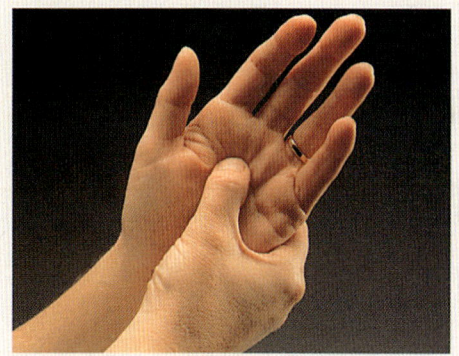

3 엄지손가락을 떼었다가 다음 지점으로 옮겨서 같은 과정을 되풀이한다. 각각의 사각형마다 지압과 회전을 적용한다. 지점을 옮길 때는 사이에 빈 공간이 전혀 없을 정도로 아주 조금만 옮겨가도록 한다. 엄지손가락을 굽히면 평평하게 편 것보다 더 강한 압력이 전달된다. 회전이 용이하도록 엄지손가락과 검지손가락 사이는 2.5cm 이상 벌어지지 않게 한다.

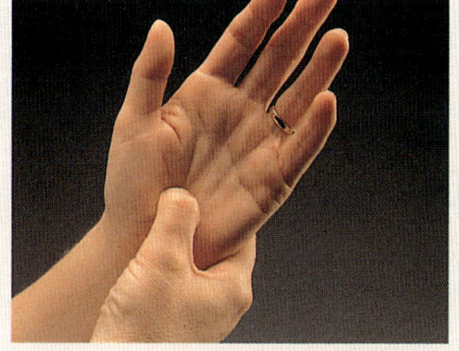

4 엄지손가락 두번째 관절을 보면 회전이 어떻게 이루어지는지 잘 볼 수 있다. 엄지손가락의 두번째 관절은 손바닥 뼈와 지골(指骨)이 만나는 곳이다. 이 치료기법을 적용할 때 주의해야 할 점이 두 가지 있다. 즉 엄지손가락은 굽히고 어깨는 아래로 내려뜨려야 하며, 팔 근육과 팔꿈치, 목, 그리고 어깨가 조금이라도 긴장되면 안 된다.

손가락 기법 1

이 기법은 발등과 발의 측면에 사용된다.

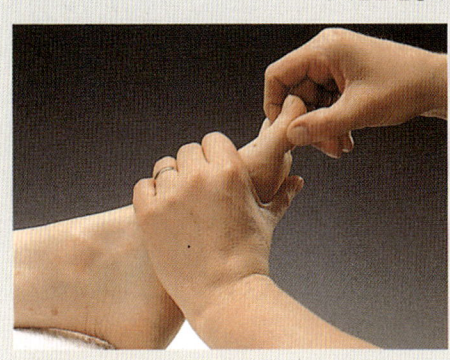

1. 치료하는 손의 엄지손가락을 발가락 아랫면에, 검지손가락은 윗면에 놓는다. 발가락을 "문지르면서" 손가락을 앞뒤 방향으로 움직인다. 이런 식으로 발가락에서 발가락으로 움직여간다.

손가락 기법 2

이 기법은 나팔관 / 정관, 임파선 반사점에 이용된다.

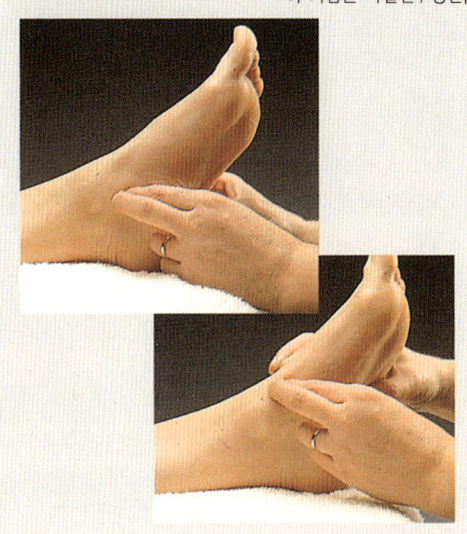

1. 엄지손가락을 발바닥에 놓고 나머지 네 손가락은 복사뼈 바로 아래에 놓는다. 치료는 둘째손가락과 셋째손가락을 이용한다. 이 때 셋째 손가락은 보통 둘째손가락 위로 겹치게 하여 힘을 실어 준다.

2. 검지손가락으로 눌렀다가, 회전시키고, 떼었다가, 자리를 옮긴다. 발 양옆에서 시작하여 발등 가운데 지점에서 양손이 만날 때까지 계속한다. 역시 지점을 옮길 때는 아주 약간만 옮겨간다.

손가락 기법 3

치료를 서서히 마무리해 가는 단계에서 사용하는 기법이다.

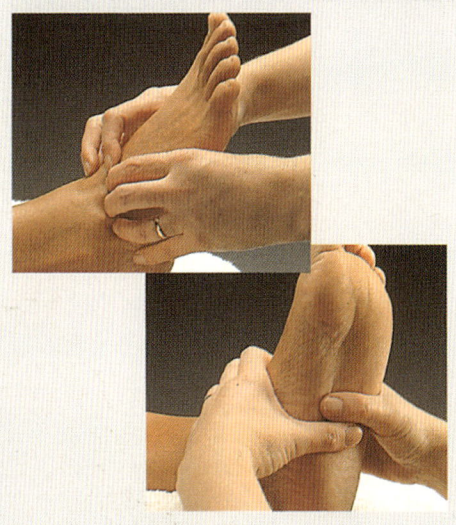

1. 양손으로 발을 잡는다. 이 때 양 엄지는 발바닥을 받쳐주고, 나머지 네 손가락은 발등을 누른다. 발목 관절에서 시작하여 깊고 부드러운 지압을 가하면서 발가락까지 내려온다. 마사지를 잘 할 수 있을 때까지 임시방편으로 이 방법을 사용할 수 있다.

2. 이 때 양 엄지는 서로 엇갈려 가며 움직인다. 크림이나 오일을 바르면 모든 동작을 부드럽게 할 수 있다.

핀치기법(pinch technique : 조이는 기법)

핀치기법은 신경과 방광경을 자극하는 데 이용된다. 이 때 어느 손으로 치료하든지 상관없다. 단지 발이 움직이지 않도록 꼭 잡아 환자가 안정되도록 하는 것이 중요하다.

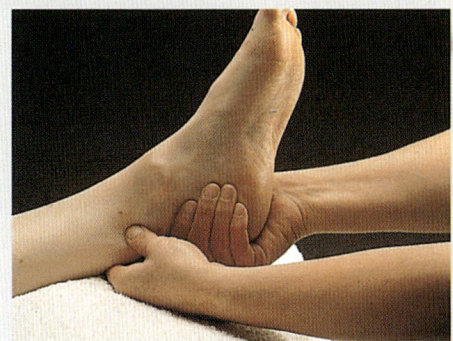
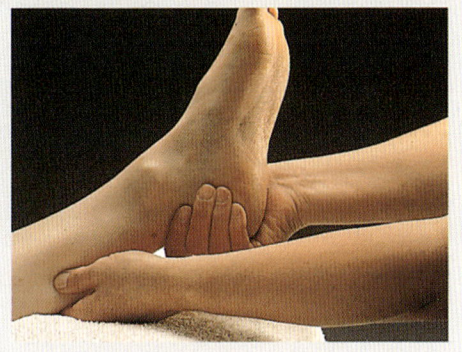

1. 보조손으로 발을 감싸쥐되 바깥쪽 복사뼈 아래에 엄지손가락을 놓고 안쪽 복사뼈를 나머지 네 손가락으로 잡는다. 치료하는 손의 엄지와 검지로 발꿈치에 있는 아킬레스건을 잡는다.

2. 치료하는 손의 엄지와 검지로 아킬레스건의 아래위로 움직여 가며 조인다.

주무르는 기법(knead technique)

이 기법은 비교적 쉬운 기술로서 빵을 반죽하듯이 하면 된다. 발꿈치에 있는 반사점(골반과 좌골신경) 치료시 사용한다. 대개 발꿈치는 다소 거칠기 때문에 효과적으로 반사점을 자극하기 위해서는 조금 강한 지압을 가할 필요가 있다.

1. 뒤꿈치를 보조손으로 감싸쥔다. 치료하는 손은 발꿈치에 대고 주먹을 쥔다.

2. 치료하는 손의 두번째손가락 관절을 이용해서 찰흙 주무르듯이 발꿈치를 주무른다.

이상은 기본적인 주요 손가락 기법을 설명한 것이다. 발반사요법으로 얻을 수 있는 가장 큰 효과가 긴장을 완화시키는 것이기 때문에 기본적인 긴장 완화기법을 숙지하는 것이 무엇보다 중요하다.

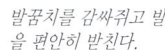

발꿈치를 감싸쥐고 발을 편안히 받친다.

발꿈치를 반죽하듯이 주무른다.

긴장완화기법

아킬레스건 스트레칭

이 기법을 사용해서 다리 뒤쪽을 스트레칭하면 긴장을 풀어 주고 발목의 운동성을 향상시킬 수 있다. 스트레칭은 발을 유연하게 하고 체내순환에도 도움이 된다.

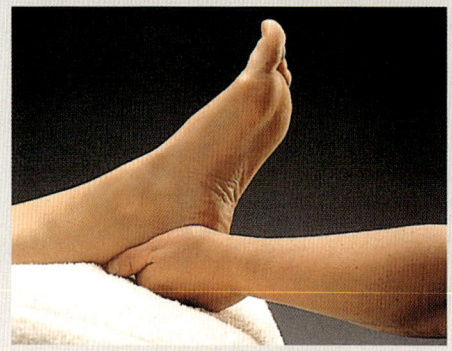

1 왼발을 치료하려면 오른손을 보조손으로, 오른발을 치료하려면 왼손을 보조손으로 한다. 치료하는 손으로 발꿈치를 부드럽고 단단하게 쥐고 체중을 지탱한다.

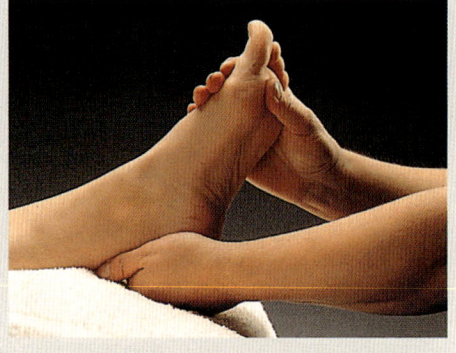

2 보조손으로 발가락이 시작되는 부분(기저부)을 잡는다. 엄지손가락은 발바닥을, 네 손가락은 발등을 잡는다(132 페이지 참조). 이 때 너무 세게 쥐지 않도록 한다. 시술자는 손의 긴장을 푼다.

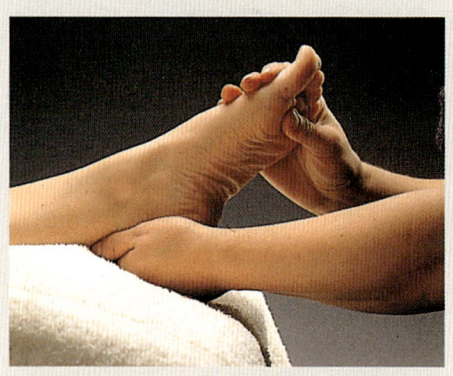

3 발꿈치가 뒤로 강하게 밀리지 않도록 주의하면서 발등을 시술자 쪽으로 당긴다.

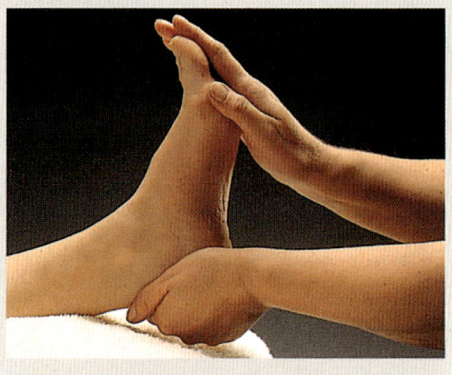

4 이번에는 반대로 발꿈치를 시술자 쪽으로 당겨서 발바닥과 아킬레스건이 자연스럽게 스트레칭되도록 한다. 이 기법으로 발을 유연하게 할 수 있다. 한발에 세 번씩 반복한다.

발을 약간 높게 올려놓은 상태로 치료 준비를 한다.

발목을 느슨하게 하여 긴장을 푼다.

발목 회전

이 기법은 고관절과 꼬리뼈 전체, 그리고 등 아랫부분 근육과 항문 반사점에 영향을 준다. 발목관절의 긴장을 풀면 온몸의 긴장이 풀어지므로 환자의 불안감을 해소시키기 위해 필요한 기법이다. 이 때 지나치게 큰 원을 그리면서 회전시키지 않도록 주의한다. 천천히 부드럽게 환자가 불편하지 않을 정도로만 한다. 반드시 동작을 부드럽게 해야 한다.

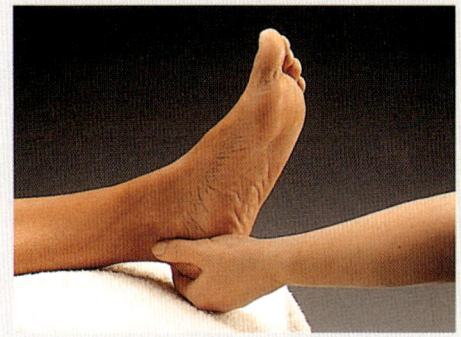

1 시술자의 왼손(보조손)으로 발꿈치를 감싸 쥔다. 단단히 쥐되 너무 조이지는 않도록 주의하면서 환자가 안심을 하고 긴장을 풀도록 한다.

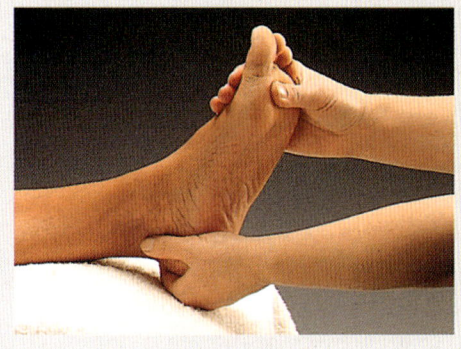

2 오른손으로 치료를 하되 발 바깥쪽부터 시작한다. 발가락의 기저부를 잡는다(132 페이지 참조). 양손에 똑같은 힘을 주면서 발을 잡는다.

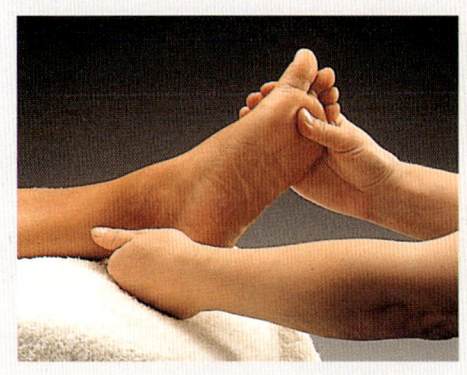

3 발목관절을 중심축으로 하여 오른손으로 360도 회전시킨다. 처음에는 시계방향으로 몇 번, 그리고 나서 시계 반대방향으로 몇 번 돌린다.

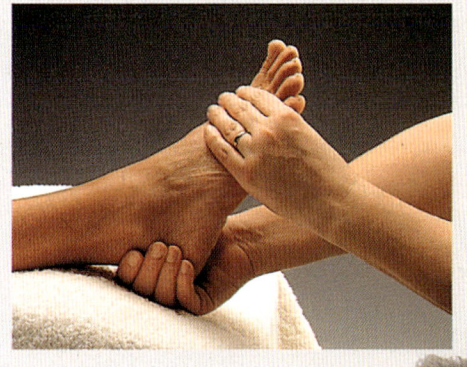

4 오른발도 같은 방식으로 치료한다. 오른손으로 보조하고 왼손을 사용해서 치료한다.

발반사치료를 하는 동안 환자는 발을 약간 올린 자세로 긴장을 풀고 앉아 있어야 한다.

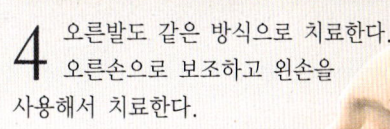

발목의 이완

이 기법을 사용해서 양쪽 발목관절의 긴장을 풀어준다. 발목관절의 긴장을 풀면 온몸의 긴장이 풀어진다.

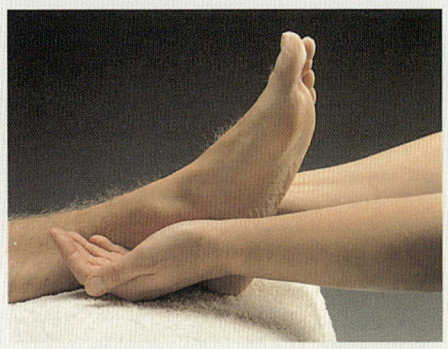 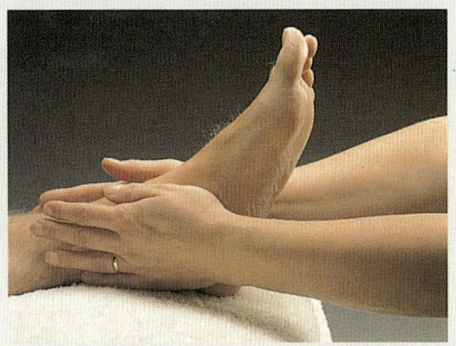

1 양손을 발 양 옆으로 가져가 손바닥이 복사뼈 뒤로 가게 한다. 손을 약간 오므려 손바닥으로 발목 관절을 감싸안을 수 있도록 한다. 이 지점이 축이 된다.

2 양손을 엇갈리게 하여 빠른 속도로 위아래로 움직인다. 이때 복사관절을 감싼 손은 풀지 않는다. 제대로 하였다면 발이 양 옆으로 움직이게 될 것이다. 발목의 긴장이 완전히 풀릴 때까지 계속한다.

좌우로 흔들기

긴장을 풀어야 할 때 이 기법을 사용한다. 발을 심하게 흔들어 줌으로써 체내순환을 돕고 긴장을 덜 수 있다. 이 방법의 가장 중요한 효능이라면 발목과 장딴지 근육을 풀어준다는 것이다. 일단 발목과 장딴지의 긴장을 풀어주면 몸 전체의 긴장이 풀어지게 된다.

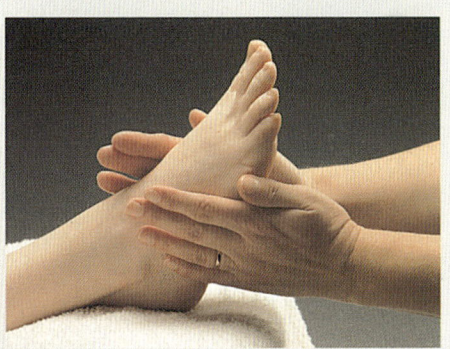

1 발 양옆의 복사뼈 앞에 양 손바닥을 댄다. 가능한 한 손의 긴장을 풀고 느슨하게 유지한다(환자가 불편을 느낄 정도로 강한 힘은 가하지 않는다). 양손을 부드럽게 앞뒤로 움직이면서 발을 돌린다. 이 때 양손은 서로 반대방향으로 움직이게 된다.

손 사이에 발을 끼고 손을 앞뒤로 돌린다.

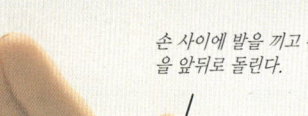

손을 점차 발꿈치 쪽으로 옮겨간다.

2 발 전체를 마칠 때까지 점차 발꿈치 쪽으로 움직여간다. 이렇게 하면 서서히 긴장이 풀어지면서 발목관절과 장딴지 양 가장자리의 긴장이 풀어지고 발 전체가 자극된다.

척추 비틀기(spinal twist)

이 방법은 긴장완화 효과가 가장 크다. 대부분의 환자들이 이 방법으로 긴장완화 효과를 보았다고 말하고 있다. 오른발을 치료하는 중이라면 오른쪽 손이 보조손이 되고 왼손이 치료하는 손이 된다. 왼발을 치료할 때는 이와 반대가 된다.

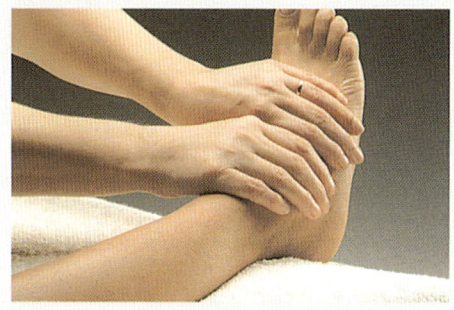

1 양손으로 발 안쪽을 잡으면서 네 손가락은 발등에 엄지손가락은 발바닥에 놓는다. 엄지손가락과 검지손가락의 사이에 척추 반사점이 놓이도록 한다.

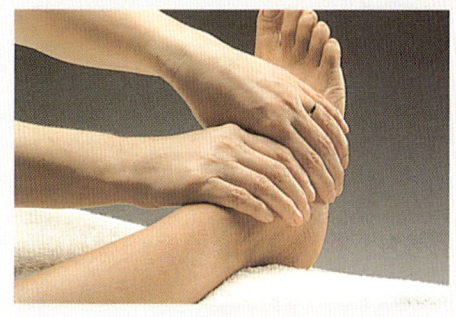

2 발목에 가까운 손으로 지지를 하고 발가락에 가까운 손으로 비트는 동작을 한다. 손가락을 함께 사용해서 동작이 일치하도록 해야 한다.

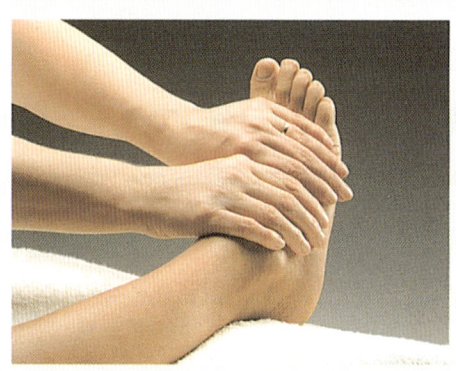

3 보조손은 그대로 둔 채 치료하는 손을 위아래로 비튼다. 보조손은 움직이지 않아야 한다.

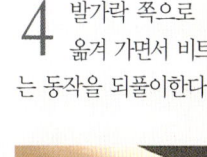

4 발가락 쪽으로 옮겨 가면서 비트는 동작을 되풀이한다.

비트는 동작은 발가락에 가까운 손으로 한다.

발목에 가까운 손이 보조손이 된다.

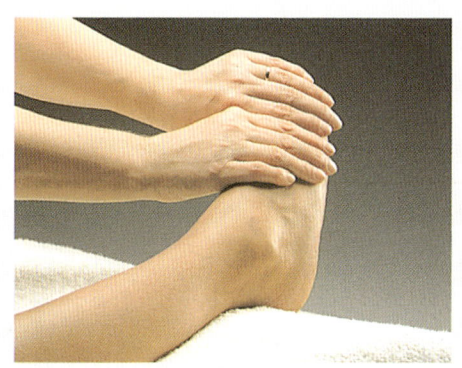

5 발 전체를 마칠 때까지 쥐었다가, 비틀고, 자리를 옮겨 쥐었다가, 비틀고, 다시 자리를 옮기는 동작을 계속한다.

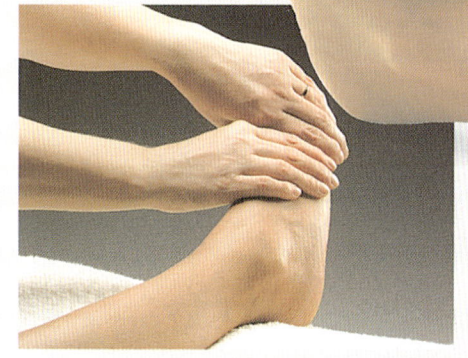

6 맨 마지막으로 도달하는 지점은 엄지발가락이 시작되는 목 반사점이다. 양손을 함께 비틀지 않도록 주의한다. 보조손은 그대로 둔 채 치료하는 손만 비트는 것이다. 이 기법을 왼발에도 반복한다.

마주잡고 뒤틀기

이 기법은 우리 몸의 목부터 척추 아랫부분에 이르는 부위의 긴장을 풀 때 많이 사용된다. 따라서 어느 한 반사점에 집중하는 것은 아니다. 이 방법은 어느 긴장완화기법보다도 효과가 탁월하다. 앞서 설명한 척추 비틀기와 비슷하나 양손을 함께 비튼다는 점이 다르다.

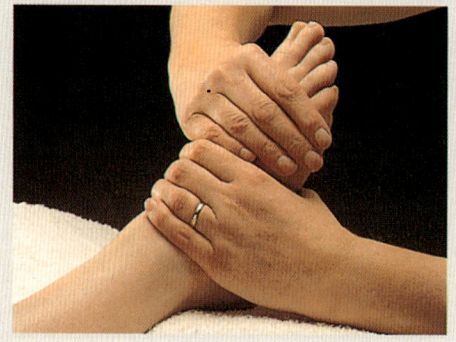 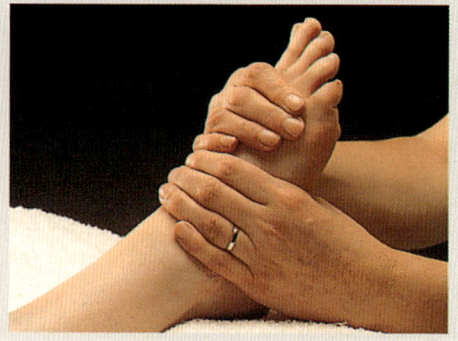

1. 양손으로 발을 붙들고 젖은 수건을 짤 때처럼 부드럽게 비튼다. 양손은 각기 다른 방향으로 비틀어야 한다.

2. 팔꿈치를 바닥에 받치고 움직여야 한다. 발 전체를 뒤틀려면 손이 점차 위로 올라가게 된다.

발가락 회전시키기

이 방법의 원리는 발목 회전기법과 같다. 이 방법은 발가락의 유연성을 증가시킬 뿐 아니라 목과 어깨의 근육을 풀어 주는 효과도 있다. 하지만 골다공증이 있거나 뼈가 쉽게 부러지는 타입의 환자에게 이 방법을 사용해서는 안 된다.

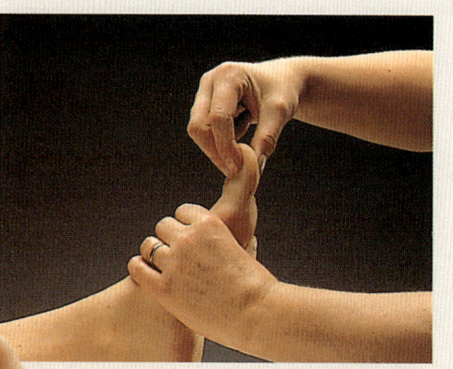

1. 엄지발가락부터 시작한다. 회전시키고자 하는 발가락의 기저부를 보조손을 이용해 기본 손 자세로 잡는다. 왼손으로는 왼발을 오른손으로는 오른발을 잡는다. 치료하는 손은 발가락 관절(중족골/지골 관절)에 붙이되 엄지손가락을 아랫면에 대고 검지와 셋째 손가락을 윗면에 댄다.

발가락을 부드럽게 잡는다.

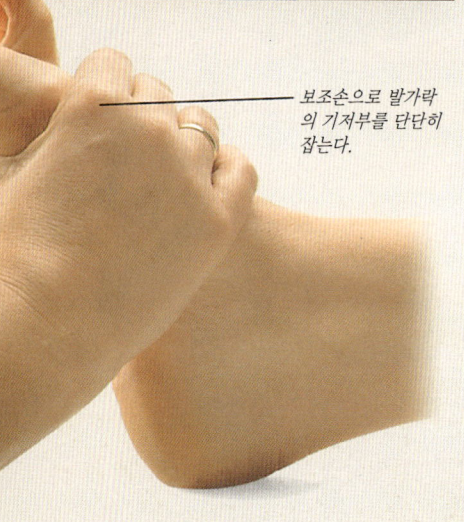

보조손으로 발가락의 기저부를 단단히 잡는다.

2. 발가락 관절을 부드럽게 조금씩 위쪽으로 들어올려 360도 회전시킨다. 시계방향으로 몇 번, 시계 반대방향으로 몇 번씩 한다. 이 때 손 동작은 부드러우면서도 강하게 유지하여야 한다. 발가락을 회전시키는 동안 보조손은 발가락의 기저부를 단단히 잡고 있어야 한다. 발가락마다 이 동작을 반복한 다음 다른 발로 옮긴다.

태양신경총(solar plexus)

스트레스 증상이 있는 환자의 경우 이 기법을 쓰도록 한다. 태양신경총은 흔히 "신경 배전반"이라고 불리는데 스트레스가 모두 여기로 모이기 때문이다. 태양신경총 반사점에 지압을 하면 긴장이 풀어지는 느낌을 받을 수가 있다. 여기 소개하는 기법은 보통 치료를 시작하는 단계에 사용하지만 필요하다면 치료 중 어느 단계에서든지 사용할 수가 있다. 또한 태양신경총 반사점 지압은 치료과정의 마지막 단계에서도 사용된다.

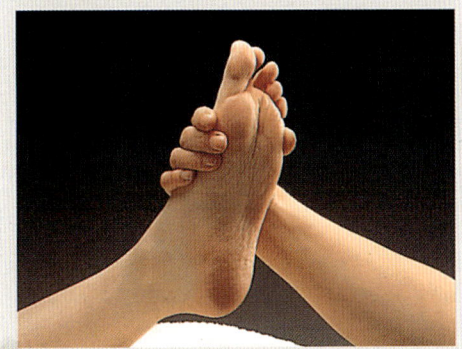

1 태양신경총 반사점의 위치를 알기 위해서는 볼 양쪽의 중족골 부위 발등을 손으로 꽉 쥐어본다(발의 양옆을 강하게 쥔다).

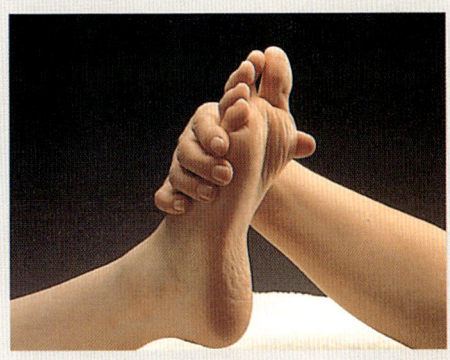

2 발바닥에 움푹 파이는 부분이 나타날 것이다. 이 부분이 횡격막 선의 중심이 된다. 이곳이 바로 태양신경총 반사점이다.

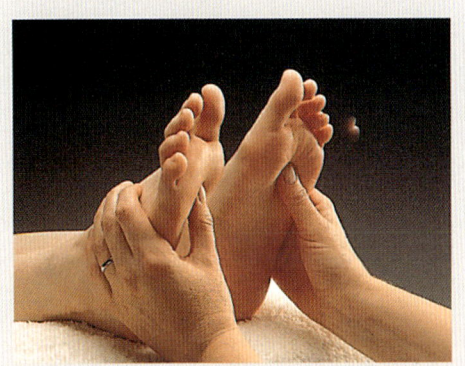

3 이 기법을 양발에 동시에 실시한다. 왼발을 시술자의 오른손으로 잡고 오른발은 왼손으로 잡는다. 손가락은 발등을 감싸고 엄지손가락 끝은 태양신경총 반사점에 놓는다.

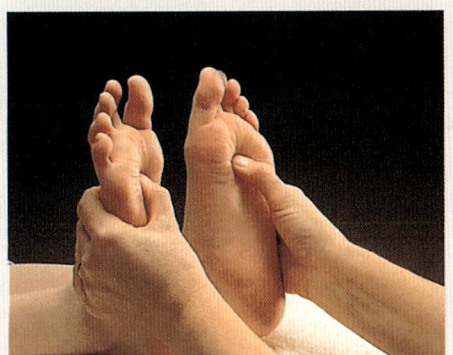

4 시술자가 발바닥을 누를 때 환자로 하여금 숨을 들이마시도록 한다. 그리고 시술자가 손에서 힘을 빼면 환자도 숨을 내쉰다. 이 때 발에서 손을 떼지는 않는다.

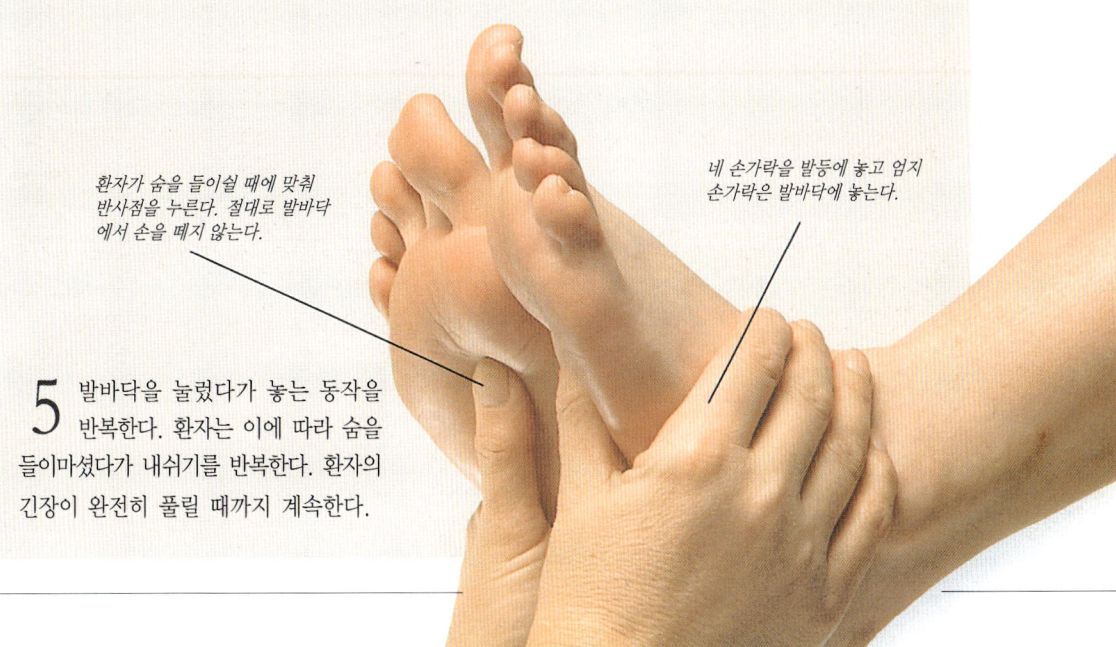

환자가 숨을 들이쉴 때에 맞춰 반사점을 누른다. 절대로 발바닥에서 손을 떼지 않는다.

네 손가락을 발등에 놓고 엄지손가락은 발바닥에 놓는다.

5 발바닥을 눌렀다가 놓는 동작을 반복한다. 환자는 이에 따라 숨을 들이마셨다가 내쉬기를 반복한다. 환자의 긴장이 완전히 풀릴 때까지 계속한다.

그립(Grips: 잡는 자세)

발반사치료를 성공적으로 마치기 위해서는 환자의 발을 받치고 있는 기술이 능숙해야 한다. 환자의 발을 꼭 잡아야 발이 움직이지 않으므로 정확한 치료부위에 정확한 동작을 취할 수 가 있게 된다. 또한 환자 입장에서도 안심할 수 있고 긴장을 완전히 풀 수 있게 된다. 아래 설명하는 그립으로 능숙하게 발을 지지한다면 완전한 제어 능력을 갖춘 것이 된다.

1번 그립으로 치료하는 반사점
- 부비동염
- 만성적 눈과 귀의 질환
- 기관지, 폐, 심장

1번 그립

1번 그립은 발가락과 볼 부분의 반사점을 자극할 때 사용한다.

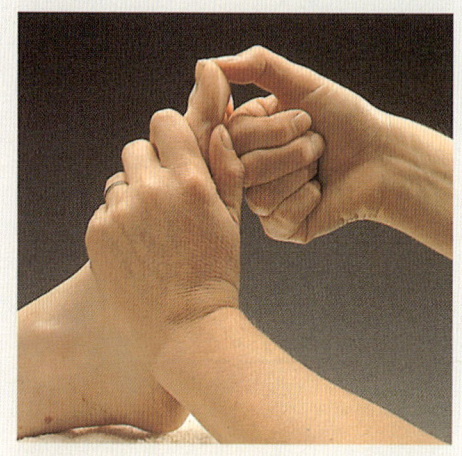

치료하는 손은 엄지손가락은 제외하고 주먹을 쥔다. 주먹을 쥔 손은 발바닥을 추가로 지지하게 된다. 앞에 설명한 엄지손가락 회전기법으로 반사점에 지압을 가한다. 보조손의 자세는 기본 지지 자세(132 페이지 참조)로 치료하는 손 가까이 둔다. 1번 그립에서는 대개 왼손이 보조손이 되고 오른손으로 치료하게 된다.

2번 그립으로 치료하는 반사점
- 뇌하수체
- 뇌질환
- 눈과 귀

2번 그립

발가락에 2번 그립을 사용할 수도 있다.

이 기법은 어느 손을 치료하는 손으로 하든지 상관 없다. 보조손은 기본 손 자세로 발가락의 기저부를 잡고 받쳐준다. 치료하는 손으로는 발 윗부분을 꽉 쥐되, 네 손가락의 끝은 발목 쪽을 향하게 하여 발등을 잡고, 엄지손가락은 발가락 아랫면을 잡는다.

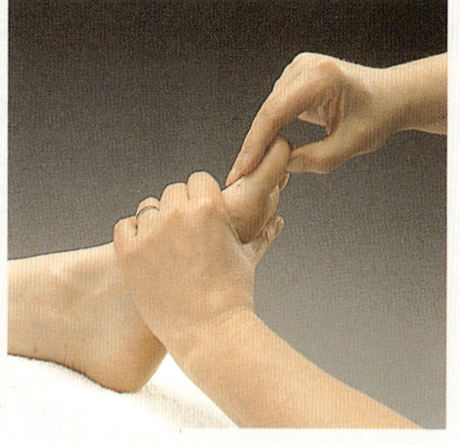

3번 그립

2번 그립에서 설명한 기법으로는 뇌하수체선의 위치를 찾아 자극하기가 힘들 수도 있다. 왜냐하면 2번 그립은 엄지손가락 끝만을 사용하기 때문에 반사점을 놓치기가 쉽다. 이럴 경우 3번 그립을 대신 사용할 수 있다.

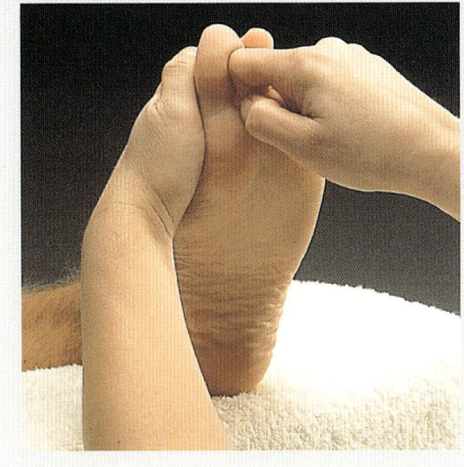

치료하는 손의 검지손가락 두번째 관절을 구부려 2번 그립의 엄지손가락 대신 사용한다. 반사점을 찾아 누른 후, 시계 방향으로 회전시켰다가 시계 반대방향으로 회전시키는 것을 몇 번 반복한다. 반사점에 충분한 자극이 전달되었다고 생각되면 눌렀던 손가락을 놓는다. 환자의 반사점을 눌렀을 때 더 이상 불편을 느끼지 않는 것 같으면 시술자가 원하는 상태에 도달한 것이라고 생각해도 좋다. 이 기법을 연습하다 보면 경험에 의해 알 수 있게 된다.

3번 그립으로 치료하는 반사점

● 뇌하수체선

4번 그립

여기 설명하는 그립은 상부 임파 조직의 반사점을 자극하는 데 유용한 기법이다. 시술자의 왼손이 보조손이 되고 오른손이 치료하는 손이 된다.

4번 그립으로 치료하는 반사점

● 상부 임파 조직

1 족궁을 보조손의 손바닥을 이용해 감싸쥔다. 치료하는 손의 엄지손가락은 보조손을 보조하고 검지손가락은 발등에 댄다. 치료하는 손의 가운데 손가락을 검지손가락 위에 겹치게 해서 압력을 증가시킨다. 엄지손가락과 검지손가락의 사이가 엄지발가락과 둘째발가락 사이(지간막)에 닿도록 한다. 회전 동작을 이용해 압력을 가한다(133 페이지 참조).

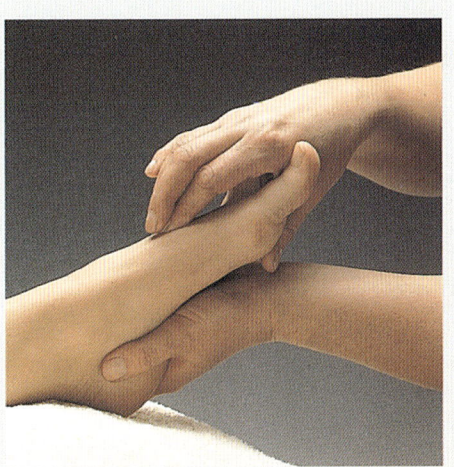

2 발가락 사이는 임파 조직의 반사점이 위치한 중요한 지점이므로 꽉 조이는 느낌이 들도록 압력을 가한다. 이렇게 중족골 선을 따라 발가락 사이를 조이는 동작을 반복한다. 다른 쪽 발에도 위의 전 과정을 반복하여 실시한다.

발가락 사이를 조이면서 압박한다.

족궁을 안정감있게 감싸쥔다.

5번 그립으로 치료하는 반사점

- 갑상선
- 부갑상선
- 목

5번 그립

5번 그립은 갑상선 반사점을 치료할 때 사용한다. 엄지발가락의 기저부에 있는 발의 볼 전체가 갑상선 반사점이다. 이 부분을 충분히 자극하기 위해서는 볼 아랫부분(속)의 뼈를 "위아래로" 눌러 주도록 한다. 5번 그립에서는 팔꿈치를 들어 올려야 갑상선을 자극할 수 있는 각도가 생긴다. 왼발을 치료할 때는 왼손이 보조손이 되고 오른손이 치료하는 손이 된다. 오른발을 치료할 때는 이와 반대가 된다.

시술자의 보조손을 기본 자세로(132페이지 참조) 하여 발의 볼 바로 아래쪽을 잡는다. 치료하는 손은 발바닥 안쪽을 잡아 엄지손가락으로 갑상선 반사점을 치료한다. 엄지손가락으로 눌렀다가 회전기법을 응용하여(133페이지 참조) 발의 볼 아래를 치료한다. 다시 목 반사점으로 이동하였다가 엄지발가락의 기저부에 이 기법을 실시한다.

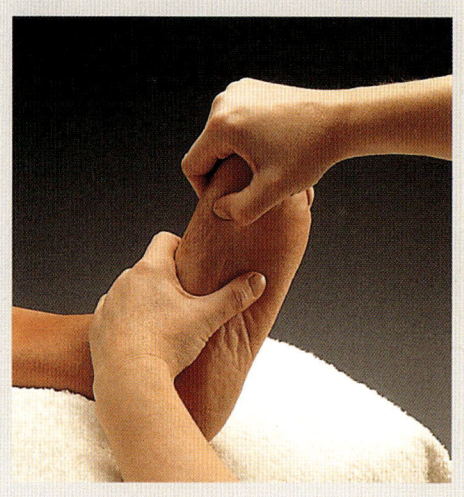

6번 그립으로 치료하는 반사점

- 방광
- 자궁, 전립선, 난소, 고환
- 척추
- 무릎, 고관절, 팔꿈치, 어깨

6번 그립

여기 설명하는 그립은 주로 발의 안쪽과 바깥쪽을 치료하기 위한 것이다. 발 안쪽은 척추, 방광 반사점이 자리잡고 있으며 발 바깥쪽은 무릎, 고관절, 팔꿈치, 어깨 반사점이 위치한다. 양쪽 발을 번갈아 치료한다.

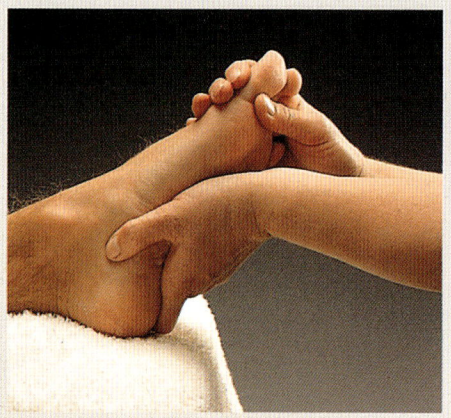

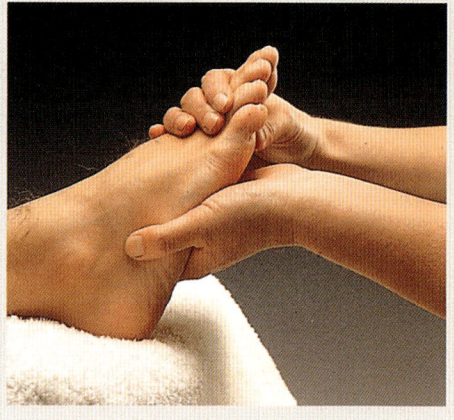

1. 치료하는 손의 손바닥으로 발을 감싸쥐어 발바닥이 손바닥에 편하게 놓이도록 한다. 이 때 엄지손가락만 빼서 회전기법(133페이지 설명 참조)을 실시하도록 한다. 보조손의 자세는 발가락의 기저부분을 기본 자세(132페이지 참조)로 잡는다. 발 안쪽에 있는 척추, 방광 반사점을 치료하기 위해서는 환자의 왼발을 시술자의 오른손으로 잡고 왼쪽 엄지손가락으로 치료하도록 한다. 오른발의 안쪽을 치료할 때는 손을 바꾼다.

2. 무릎, 고관절, 팔꿈치, 어깨 반사점은 발 바깥쪽에 있다. 환자의 오른발을 시술자의 오른쪽 손으로 잡고 왼손으로 치료를 한다. 왼발은 손을 바꾸어 치료한다.

7번 그립

7번 그립에 관한 설명을 들으면 처음에는 다소 혼란스러울 수도 있다. 하지만 이 방법이야말로 소화기관 부위를 확실하게 치료할 수 있는 기법이다. 7번 그립을 실시하기 위해서는 발을 세로로 반을 나누었다고 생각하고 양손을 맞바꿔가며 치료한다. 시술자는 회전이 용이한 의자에 앉아 환자의 발이 "똑바로" 세워지지 않도록 한다.

7번 그립으로 치료하는 반사점

- 간 / 담낭
- 위장, 췌장, 십이지장, 비장
- 소장, 회맹부 판막, 맹장, 대장
- 신장, 부신, 자궁

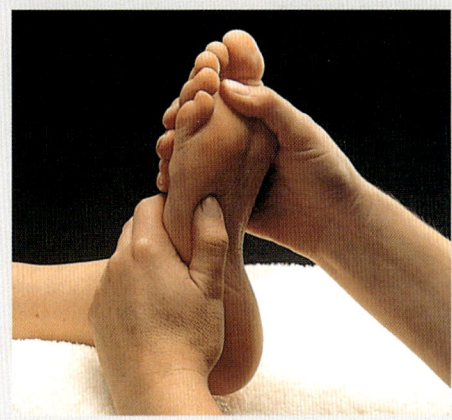

1 오른발을 시술자의 오른손으로 잡되 발가락 아랫부분을 기본 자세(132 페이지 참조)로 잡는다. 발바닥 바깥쪽을 왼손으로 잡고 엄지손가락으로 압박한다. 강도는 보통 정도를 유지하면서 엄지손가락을 회전시키는 방법(133페이지 참조)을 사용한다. 허리선 위에 있는 간과 담낭의 반사점이 바로 이 곳이다.

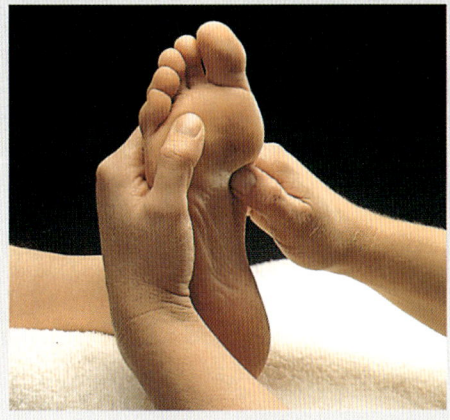

2 오른발을 시술자의 왼손으로 잡고 발바닥 안쪽을 오른쪽 손 엄지손가락으로 압박한다. 허리선 위쪽의 위장, 췌장, 십이지장, 신장, 부신 등의 반사점이 바로 이 지점이다.

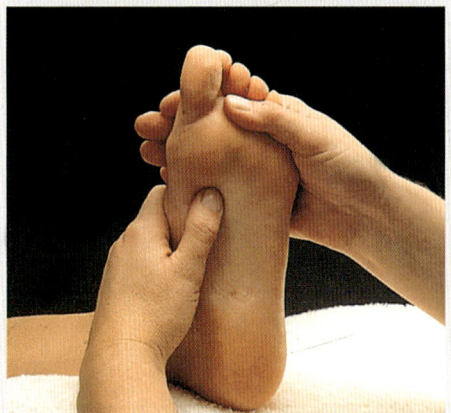

3 왼발로 옮긴다. 왼발을 시술자의 오른쪽 손으로 잡고 발바닥 안쪽을 왼손 엄지손가락으로 압박한다. 이 부분도 위장, 췌장, 십이지장, 신장, 부신의 반사점이 위치한 곳이다.

4 왼발을 시술자의 왼손으로 잡고 발바닥 바깥쪽을 오른손 엄지손가락으로 압박한다. 이 부분은 비장 반사점이 위치한 곳이다.

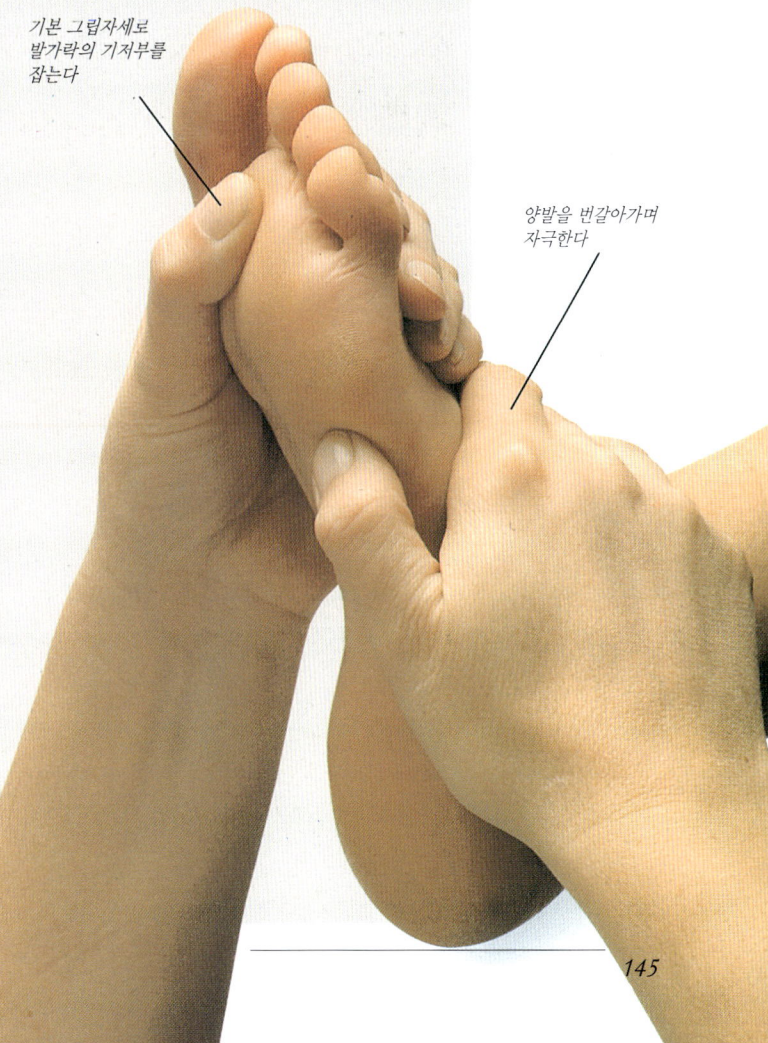

기본 그립자세로 발가락의 기저부를 잡는다

양발을 번갈아가며 자극한다

치료과정은 앞에 그렸던 발 지도와 똑같이 구역을 나눌 수 있다.

치료를 할 때는 반드시 양발을 교대로 발가락에서 발꿈치 방향으로 하여야 한다.

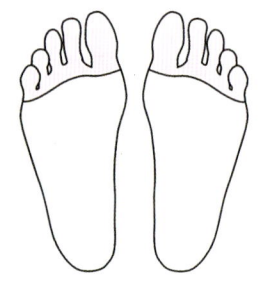

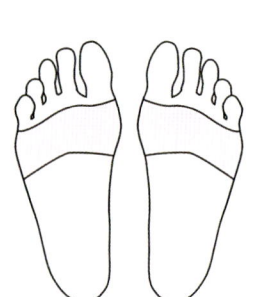

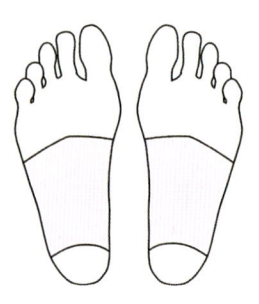

단계별 치료 가이드			
과정	그립	지압기법	본문페이지
1. 긴장완화기법			
* 아킬레스건 스트레칭			136
* 발목 회전			137
* 좌우로 흔들기			138
* 발목의 이완			138
* 발가락 회전시키기			140
2. 머리와 목 부분 – 발가락			
* 부비동염	①	✋	150
* 뇌하수체	② OR ③	✋	151
* 뇌질환	②	✋	151
* 눈과 귀	②	✋	152
* 발가락 옆면과 윗면		✋	153
* 만성적인 눈과 귀의 질환	①	✋	154
* 상부 임파 조직	④		155
3. 흉곽 – 발의 볼 부분			
* 기관지, 폐, 심장	①	✋	157
* 갑상선, 부갑상선, 목	⑤	✋	158
* 횡경막	①	✋	159
4. 복부 – 발의 족궁 부분			
* 간과 담낭	⑦	✋	161
* 위장, 췌장, 십이지장, 비장	⑦	✋	162
* 소장 / 회맹부 판막	⑦	✋	163
* 맹장	⑦	✋	163

단계별 치료 가이드			
과정	그립	지압기법	본문페이지
4. 복부 – 발의 족궁 부분(계속)			
* 대장	7		164
* 신장, 부신	7		165
* 요관, 방광	6 AND 7		166
5. 골반 부분 – 발꿈치			
* 골반과 좌골신경		OR	167
6. 생식기 부위 – 발목			
* 자궁, 전립선, 난소, 고환	6		168
* 나팔관, 정관	6	OR	169
7. 척추 – 발 안쪽			
* 척추 비틀기		긴장 완화	139
* 척추			170
8. 인체 바깥쪽 – 발 바깥쪽			
* 무릎, 고관절, 팔꿈치, 어깨	6		171
9. 순환기와 유방 – 발등			
* 유방과 순환기			172
10. 긴장완화기법			
* 신경과 방광경			172
* 태양신경총, 심호흡			173

제12장 치료과정의 세부순서

여기서 설명하고 있는 치료과정은 전체 치료과정을 보다 쉽고 유연하게 진행하기 위한 손 자세에 관한 것이다.

긴장완화

치료의 첫번째 단계는 환자의 긴장을 풀어주는 것이다. 발목의 긴장을 풀고 발을 느슨하게 한다. 여기에서는 긴장완화기법을 순서대로 나타내 보았다. 이것을 따르면 전체 치료과정의 준비를 마치게 된다. 어떤 그립을 택하든지, 어떤 반사점을 압박하든지, 항상 견고하고 부드럽게 환자의 발을 잡아야 하며 발은 시술자 쪽으로 약간 굽어져 있어야 한다.

아킬레스건 스트레칭

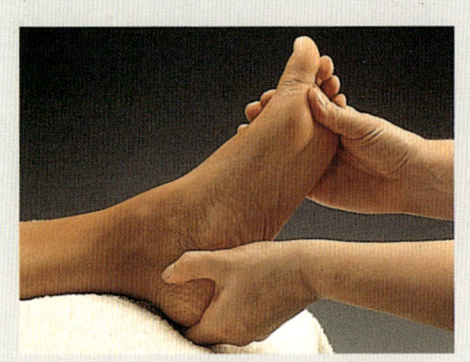 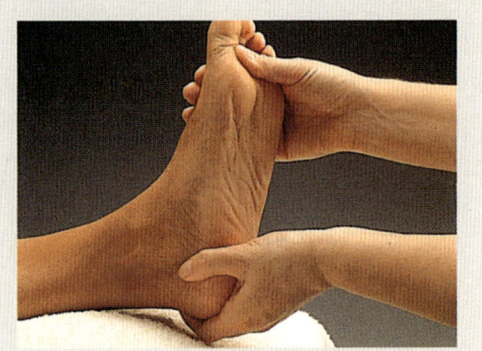

아킬레스건 스트레칭은 다리 뒷부분의 긴장을 풀어줄 때 많이 쓰이는 기법이다. 자세한 설명은 136 페이지를 참조하도록 한다.

발목 회전

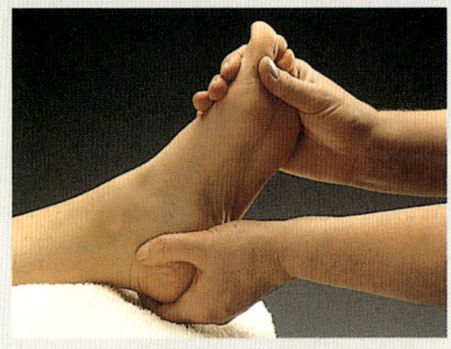 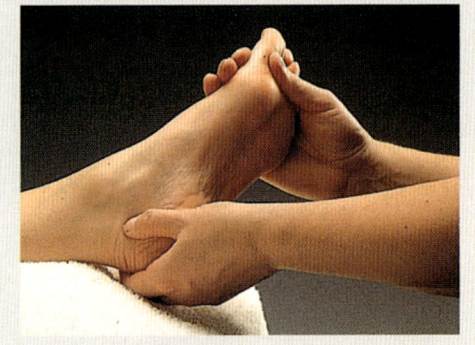

발목을 시계방향으로 회전시켰다가 다시 시계 반대방향으로 회전시킨다. 항문과 등 아래쪽 근육의 긴장을 풀어주는 데 효과가 있다. 자세한 설명은 137 페이지를 참조한다.

좌우로 흔들기

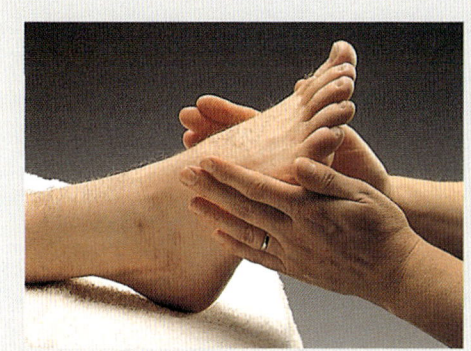 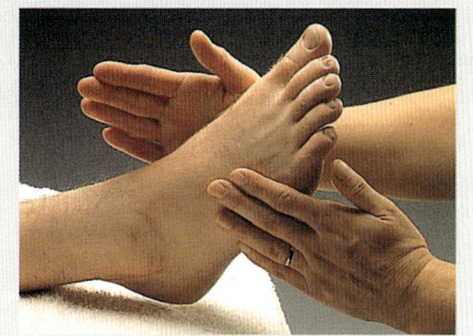

좌우로 흔드는 기법은 발목의 순환운동을 자극하고 발목관절과 정강이 근육의 긴장을 풀어 준다. 자세한 설명은 138 페이지를 참조한다.

발목의 이완

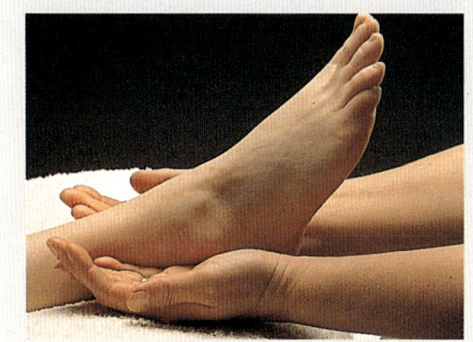 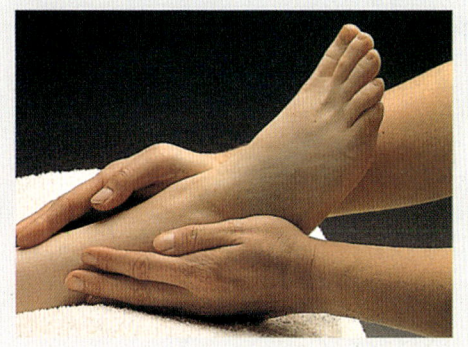

발목의 긴장을 풀어주면 온몸에 있는 관절의 긴장이 풀어진다. 발목의 긴장이 풀어졌다는 느낌이 들 때까지 발목을 좌우로 흔든다. 자세한 설명은 138 페이지를 참조하도록 한다.

발가락 회전시키기

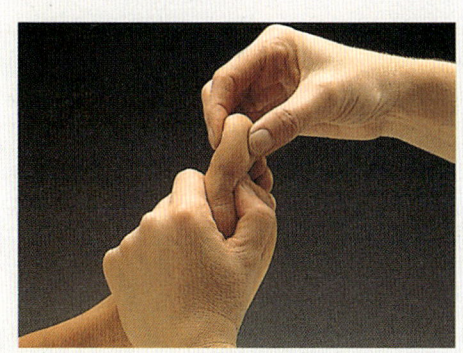 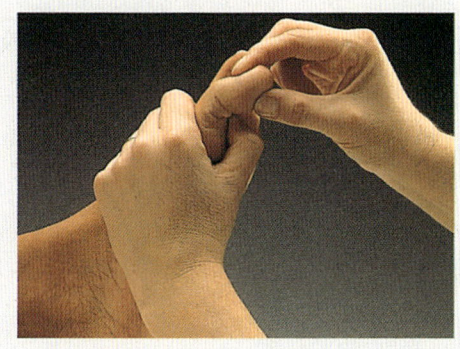

이 기법은 발목 회전시키는 기법과 동일하다. 목과 어깨 근육의 긴장을 풀어준다. 자세한 설명은 140 페이지를 참조한다.

머리와 목 부분 - 발가락

발가락에는 머리와 목 부분의 반사점이 있다. 여기에 위치한 반사점으로는 뇌하수체선, 송과선, 시상하부, 뇌, 눈과 귀, 부비동 등이 있다. 아기들의 경우 이 지점을 자극하면 적응을 잘 한다. 이때 가하는 압력은 약하고 짧게 하도록 한다. 어린이와 노인의 경우도 치료효과가 좋다. 하지만 역시 압력을 약하게 해야 한다. 사람마다 예민한 정도가 다르므로 통증을 느낄 정도까지 과도한 압력을 가하지 않도록 한다.

부비동

부비동 반사점은 발가락 윗면에 있다. 엄지발가락에서 시작하여 새끼발가락까지 치료를 해 나가되 한 번에 한쪽 발을 마치고 다른 발로 넘어가도록 한다. 여기 있는 사진은 아기의 발에 맞는 손 자세와 기법이다. 발이 당겨질 수 있도록 느슨하게 잡으며 이 때 가해지는 압력은 약하고 짧게 유지한다. 아기의 발은 너무 작기 때문에 딱 1회만 회전을 하더라도 시술자의 엄지손가락이 넓은 부위를 차지하게 된다는 점을 명심하도록 한다.

발가락

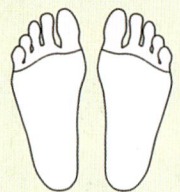

1번 그립

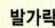

지압 기법

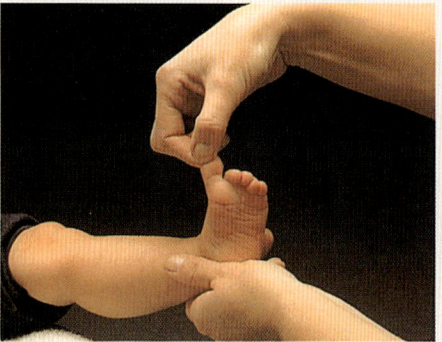

1. 치료하는 손은 엄지손가락만 빼고 주먹을 쥔 후 142페이지에 소개한 그립 자세 1번을 사용해서 치료한다. 시술자의 왼손이 보조손이 되고 오른손은 치료하는 손이 된다.

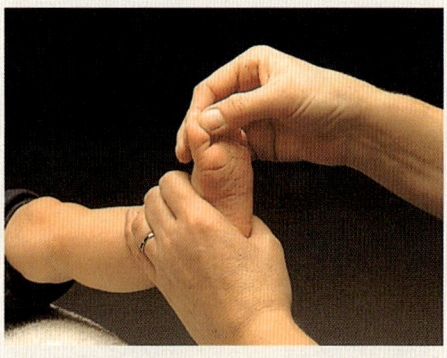

2. 엄지손가락 회전기법(133페이지 참조)을 이용하여 엄지발가락에서부터 시작하며, 엄지손가락으로 눌렀다가 회전시킨 다음, 떼었다가, 다음 위치로 옮긴다.

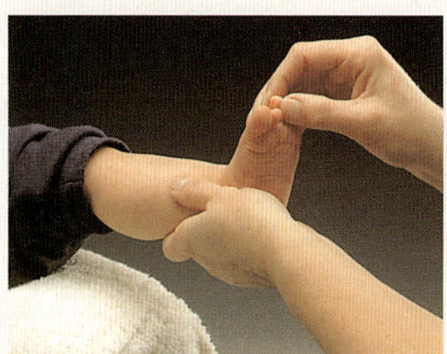

3. 각 발가락이 담당하는 부위는 앞서 언급한(133페이지 참조) 작은 "사각형" 3~5개에 해당한다. 치료하는 발가락의 크기에 따라 다르다.

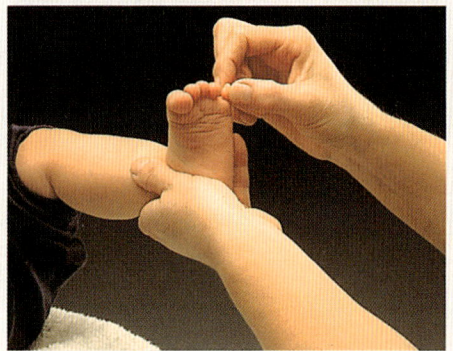

4. 치료하는 손은 발가락을 한 개씩 잡아서 움직이거나 굽혀지지 않도록 한다. 치료하는 손을 주먹 쥔 이유는 반대쪽 보조손을 보완해 주기 위함이다.

뇌하수체선, 뇌, 눈, 귀

뇌하수체선 반사점은 엄지발가락에 있는 뇌 반사점 안에 있다. 호르몬 조직을 자극하기 위해서는 정확한 위치를 알아야 하고 개인적 차이점을 고려해서 치료해야 한다. 정확한 지점을 알기 위해서는 엄지발가락에 있는 지문을 자세히 들여다보도록 한다. 나선형 지문이 중앙지점을 향해 모이는 위치에 있다. 대개 발가락 안쪽에서 발견되며, 자그마한 둔덕처럼 눈에 확연히 띄는 경우도 있다. 이 지점에서 날카로운 통증이 느껴진다면 의심할 여지도 없다.

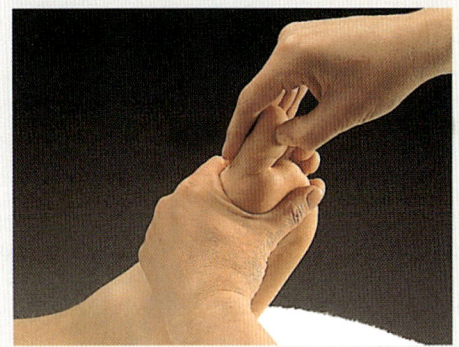 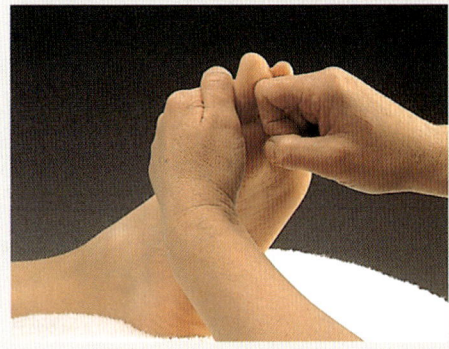 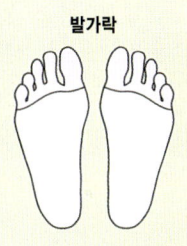

발가락

2번 그립과 3번 그립

지압 기법

1. 치료하는 손의 엄지손가락 끝을 뇌하수체 반사점에 댄다. 엄지손가락으로 눌렀다가 회전시킨 후 놓는다. 양쪽 발에 있는 반사점을 모두 치료하며, 보조손은 정확히 지지를 해야 한다.

2. 2번 그립으로 뇌하수체선의 정확한 위치를 자극할 수 없는 경우는 3번 그립(위 사진에 나온 대로)을 사용한다. 어느 손을 치료하는 손으로 정하든지 상관은 없다.

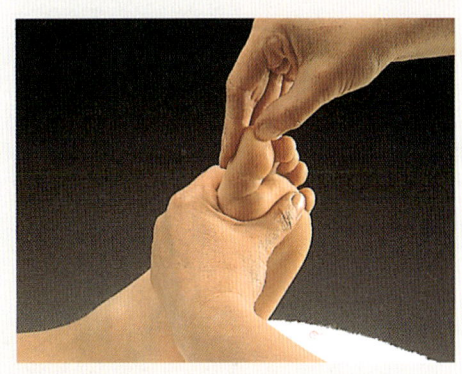

3. 맨 처음 치료를 했던 엄지발가락으로 돌아와서 뇌 반사점 부위를 치료한다. 이 방법을 사용해서 엄지발가락의 기저부 전체를 치료한다.

어느 쪽 손으로 발을 잡든지 상관없다.

뇌 반사점 치료를 마친 후에는 눈과 귀의 반사점으로 옮긴다.

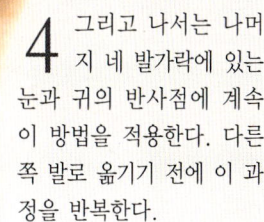

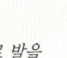

4. 그리고 나서는 나머지 네 발가락에 있는 눈과 귀의 반사점에 계속 이 방법을 적용한다. 다른 쪽 발로 옮기기 전에 이 과정을 반복한다.

눈과 귀

눈 반사점은 둘째발가락과 셋째발가락의 도톰한 부분에 있다. 귀 반사점은 넷째발가락과 새끼발가락의 도톰한 부분에 있다. 이 도톰한 부분을 삼각형이라고 상상해 보자. 엄지손가락으로 이 삼각형의 세 꼭지점을 치료해야 한다. 두 개의 꼭지점은 위에 있고 한 개는 아래에 있다.

발가락
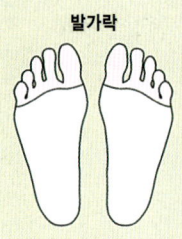

2 번 그립

지압 기법

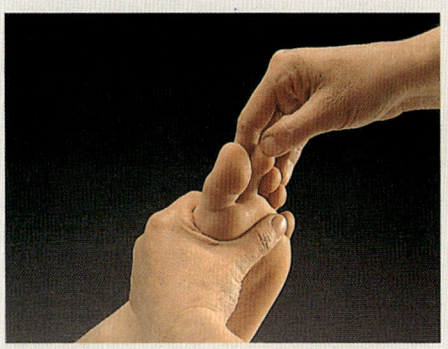

1. 기본 손 자세(132 페이지 참조)와 2 번 그립(142페이지 참조)을 이용한다. 둘째발가락과 셋째발가락에 있는 눈 반사점을 치료한다.

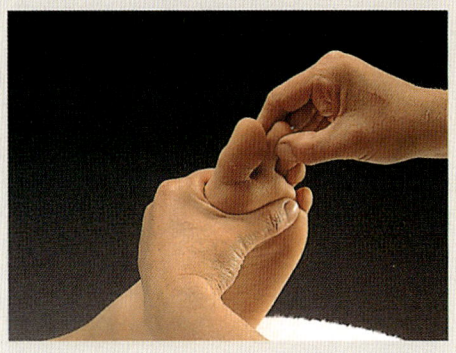

2. 치료하는 손의 엄지손가락을 이용해서 삼각형의 "위쪽" 꼭지점을 치료한다. 그 다음에 "아래쪽" 꼭지점을 치료한다.

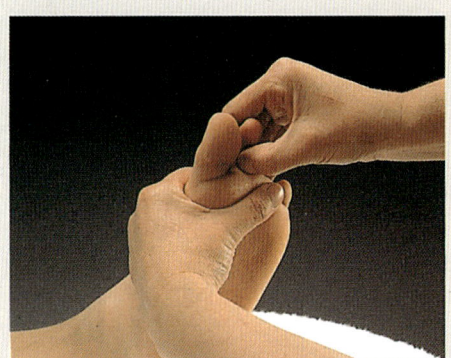

3. 이런 흐름을 깨뜨리지 말고 발가락 관절(중족골/지골 관절) 기저부까지 이 회전 기법을 계속한다.

4. 넷째발가락과 새끼발가락의 도톰한 부분에 있는 귀 반사점으로 옮겨서 똑같은 방법으로 치료한다. 치료 중에는 발가락이 굽혀지지 않도록 잘 지지하여야 한다.

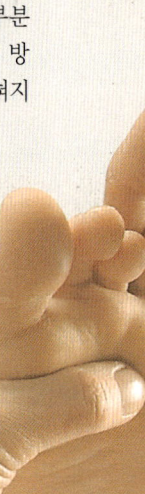

발가락이 굽혀지지 않도록 항상 잘 잡아주어야 한다.

귀 반사점은 넷째발가락과 새끼발가락의 도톰한 부분에 있다.

발가락 옆면과 윗면

이 기법은 기 에너지의 흐름을 발가락과 머리, 목 반사점으로 보내는 데 탁월한 효과가 있는 방법이다. 또한 여섯 개의 경락이 자극을 받게 된다는 점이 가장 중요하다고 할 수 있다.

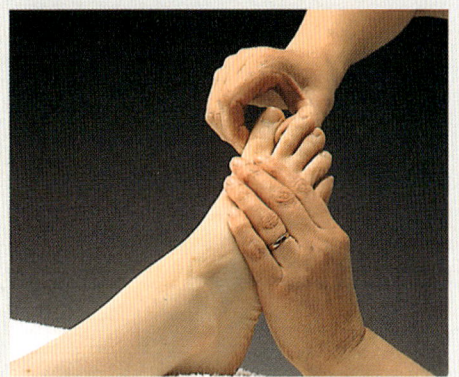

1 보조손은 기본 자세로(132 페이지 참조) 발가락의 기저부에 놓는다. 치료하는 손은 지압 기법 1(134 페이지 참조)을 이용한다. 검지손가락을 발가락의 한쪽 옆면에 두고 엄지손가락은 그 반대쪽에 둔다.

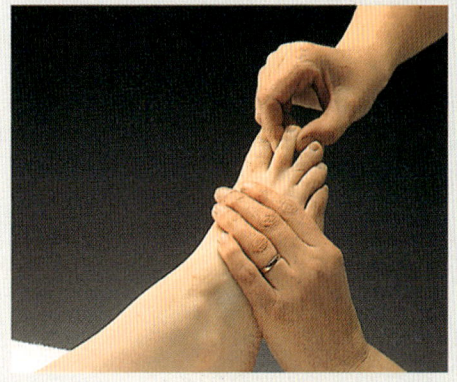

2 발가락을 네모난 모양이라고 가정한다. 각 발가락 옆면과 윗면을 철저히 치료하도록 한다.

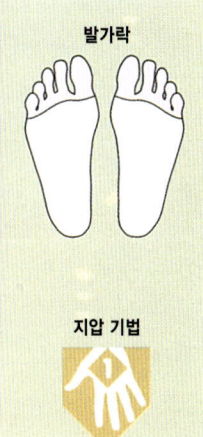

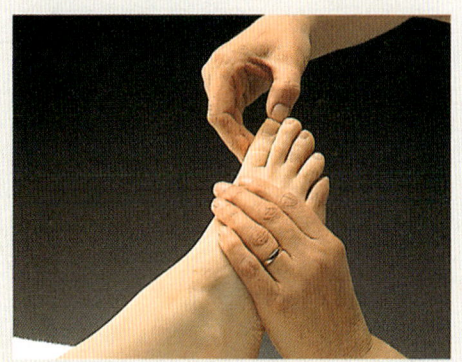

3 발가락을 "문지른다." 손가락을 앞뒤로 부드럽게 움직여가면서 치료한다.

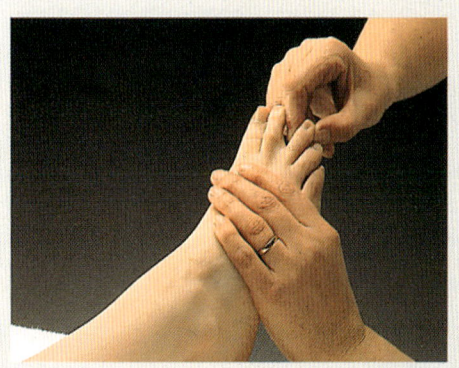

4 혈액 공급을 촉진하기 위해서는 각 발가락 하나하나를 세심히 마사지하는 것이 중요하다.

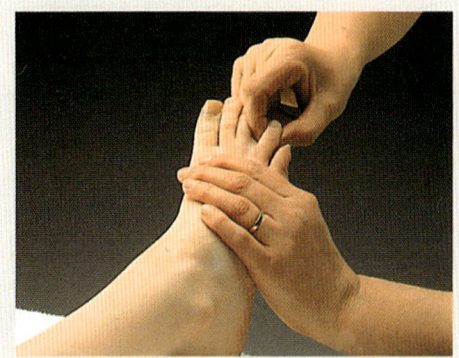

5 이 기법은 머리와 목의 반사점까지 자극할 수 있다.

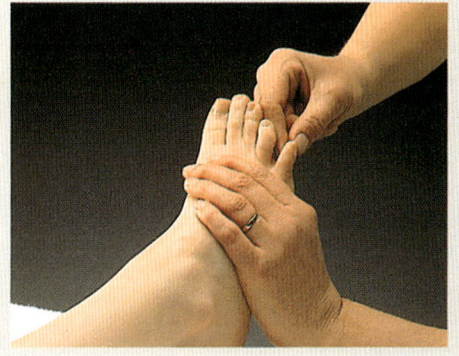

6 모든 발가락의 치료를 마쳤으면 여섯 개의 경락이 함께 자극을 받게 될 것이다.

만성적인 눈과 귀의 질환

이들 반사점은 네 발가락의 기저부를 따라 발바닥에 자리잡고 있다. 눈 반사점은 둘째발가락과 셋째발가락에 있고 귀 반사점은 넷째발가락과 새끼발가락에 있다. 이 부위는 코 뒤에서 귀까지 이어져 있는 유스타키오관 반사점까지도 포함하고 있다. 유스타키오관에서는 귀의 공기압을 조절한다.

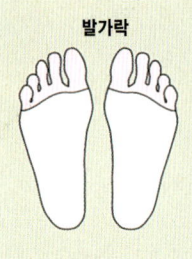

발가락

1번 그립

지압 기법

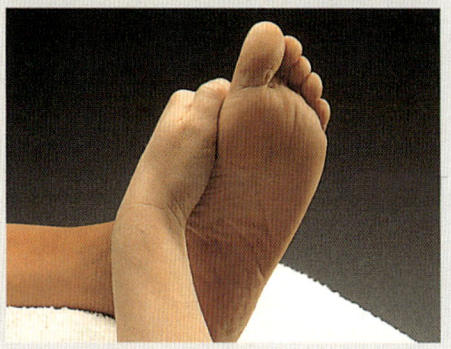

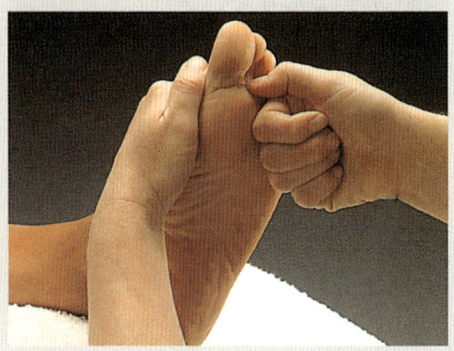

1. 발가락을 약간만 앞쪽으로 굽혀 보면 발가락의 기저부 쪽으로 뚜렷하게 주름이 잡히는 것을 볼 수 있다. 이 곳이 치료를 하게 될 부위이다. 왼발의 경우는 시술자의 왼손으로 발 안쪽을 잡고 오른쪽 손으로 발 바깥쪽부터 치료를 한다. 오른발의 경우는 시술자의 왼손으로 발 바깥쪽을 잡고 오른손으로는 발 안쪽을 치료한다.

2. 이들 반사점을 치료할 때는 기본 그립(132 페이지 참조)과 1 번 그립(142 페이지 참조)을 이용한다. 치료하는 손은 엄지손가락을 제외하고 주먹을 쥐어 발바닥을 받쳐준다. 보조손의 네 손가락으로 발등을 잡고 엄지손가락은 발가락에 놓는다.

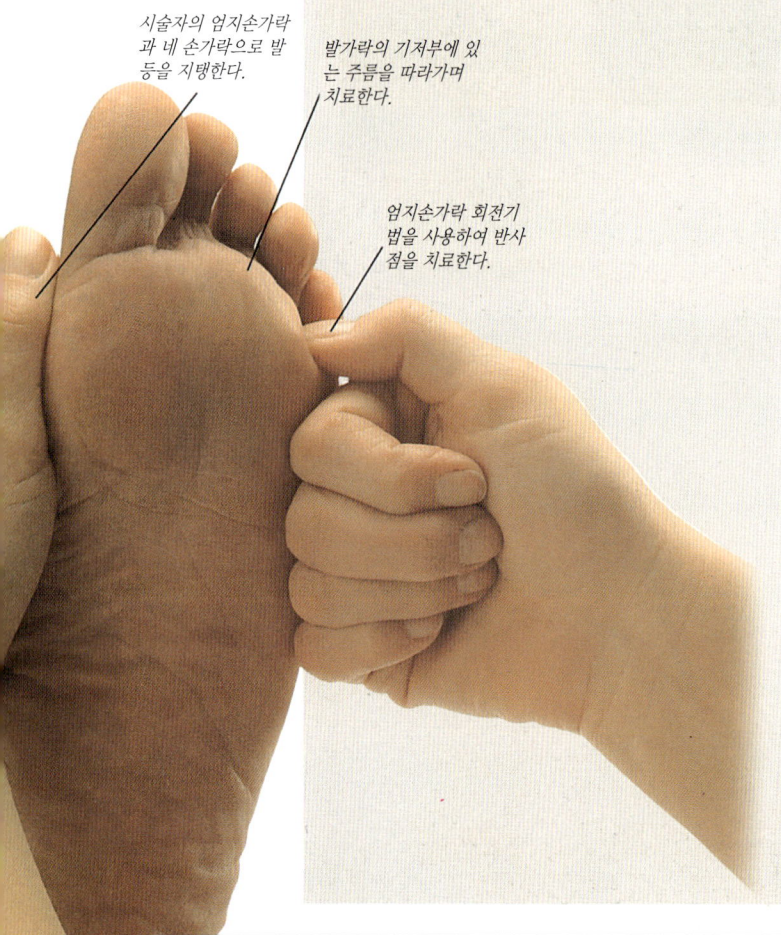

- 시술자의 엄지손가락과 네 손가락으로 발등을 지탱한다.
- 발가락의 기저부에 있는 주름을 따라가며 치료한다.
- 엄지손가락 회전기법을 사용하여 반사점을 치료한다.

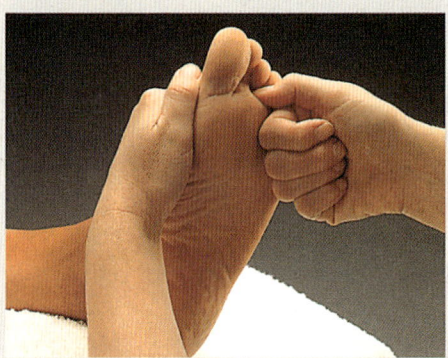

3. 엄지손가락 회전기법(133페이지 참조)을 사용해서 앞의 주름진 부분을 따라서 치료한다. 둘째발가락에서 시작된 주름을 따라가며 각 지점으로 옮겨간다.

4. 새끼발가락까지 다다르면 다시 거꾸로 반복한다. 다른 쪽 발도 이 과정을 되풀이한다.

상부 임파 조직

인체에서 가장 중요한 임파 반사점은 각 발가락 사이에 있지만 전체 부위는 발등이다. 즉 발목관절에서부터 발가락 사이까지이다. 최대의 효과를 얻기 원한다면 이 부분을 치료한다.

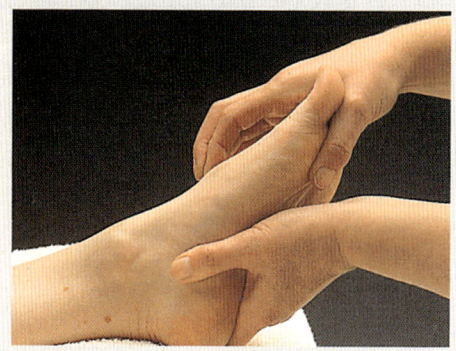

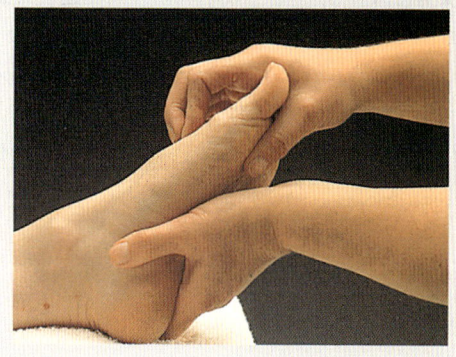

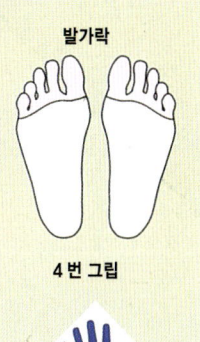

발가락

4번 그립

1 4번 그립을 사용해서(143페이지 참조) 발목관절부터 발가락 사이까지 치료한다. 왼손과 오른손 중에 어느 손을 치료하는 손으로 정하든지 상관은 없다.

2 이 때 치료하는 손의 네 손가락은 발목 쪽을 향하게 하는 것이 요점이다. 치료하는 손의 엄지손가락으로는 발바닥을 받쳐주고, 보조손으로는 발바닥을 감싼다.

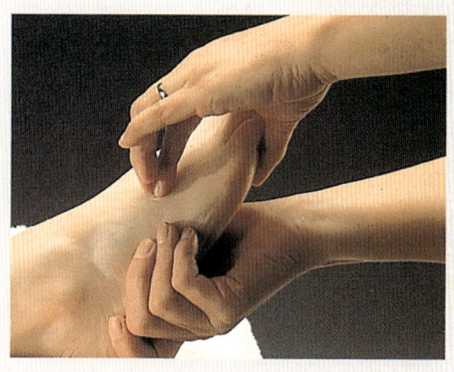

3 임파 조직의 울혈로 고생하는 사람을 치료할 때는 발가락 사이뿐 아니라 반드시 발등까지 치료하는 것이 좋다. 이들 반사점은 특히 민감한 반응을 보일 것이다. 엄지발가락과 둘째발가락 사이에 있는 반사점은 후두 반사점으로서 흡연자들이 예민한 것으로 나타났다.

4 시술자의 손이 정확한 위치에 있는지 확인한다. 치료하는 손의 엄지손가락과 검지손가락 사이 부분(지간막)이 발가락 사이에 닿아 있어야 한다. 셋째손가락을 검지손가락 위에 겹쳐서 임파 반사점에 더 강한 압력이 전달되도록 한다.

5 조금씩 움직여 발가락 사이까지 치료를 하도록 한다. 이 과정을 다른 발에도 반복한다. 치료하는 손의 검지손가락으로 발등에 있는 반사점을 자극한다.

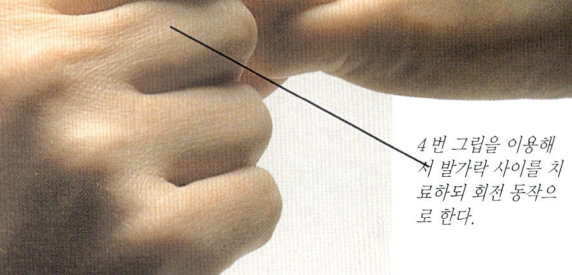

중요한 임파 조직 반사점은 발가락 사이에 있다.

4번 그립을 이용해서 발가락 사이를 치료하되 회전 동작으로 한다.

흉곽 - 발의 볼

흉곽 반사점은 양쪽 발의 볼에 있으며, 위치는 발가락의 기저부분에서 발의 볼이 끝나는 지점까지이다. 발 볼과 족궁의 경계선이 횡경막 반사점이다. 횡경막은 흉강과 복강을 구분하는 선이다.

발의 볼에는 폐, 심장, 어깨, 식도, 기관지, 임파관, 갑상선, 부갑상선, 흉선 등의 반사점이 있다.

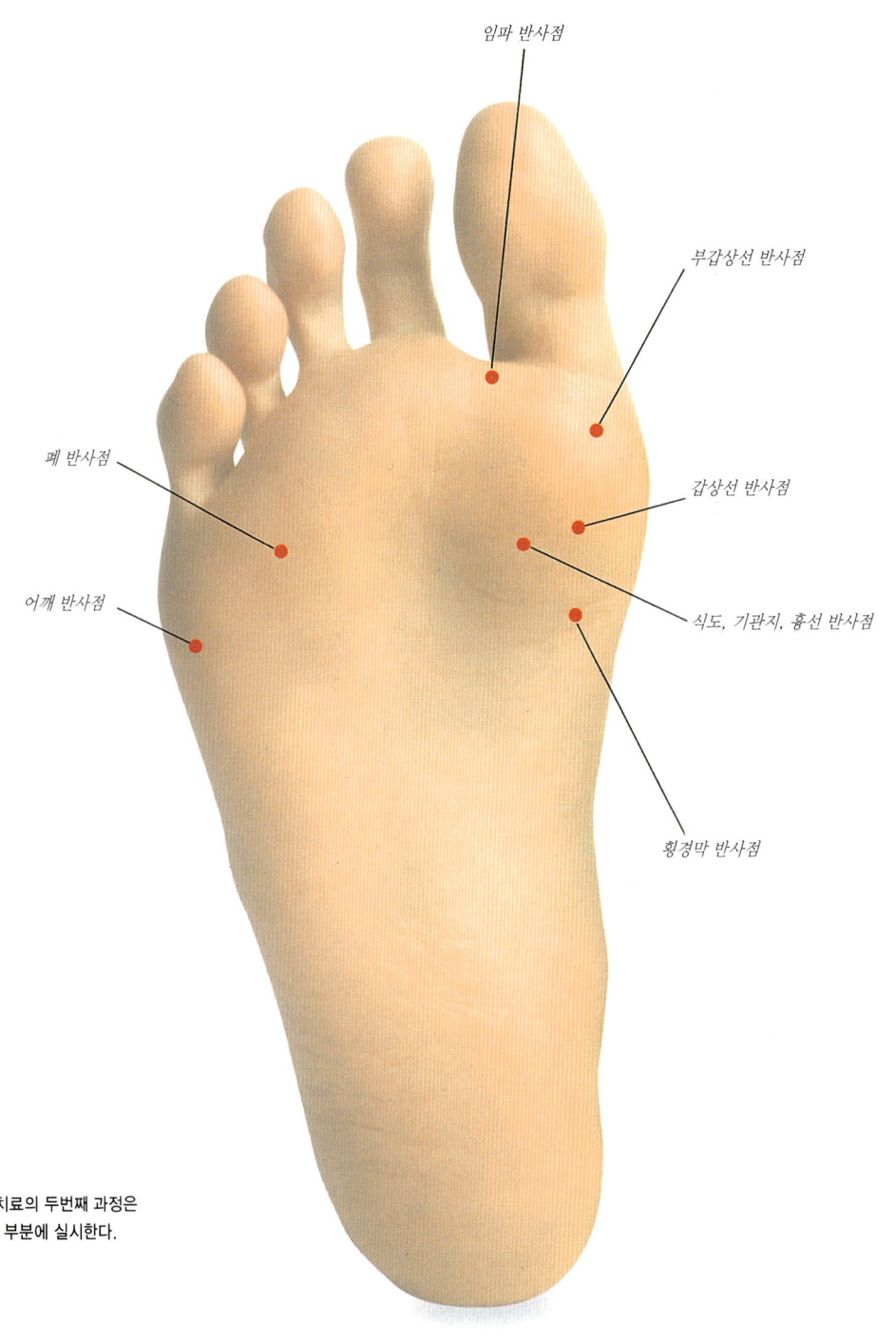

발반사치료의 두번째 과정은 발의 볼 부분에 실시한다.

기관지, 폐, 심장

기관지와 폐의 반사점은 양발의 볼에 있으며 둘째발가락 바로 아래에서부터 넷째발가락까지 이어져 있다. 심장은 우리 몸 좌측에 하나만 있으므로 심장 반사점도 왼발에만 있다.

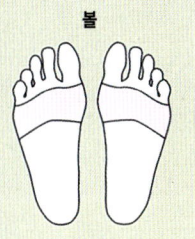

볼

1번 그립

지압 기법

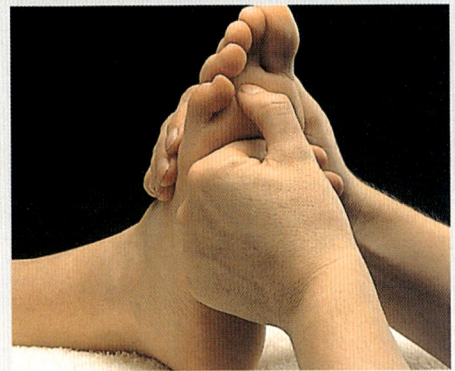

1 1번 그립(142페이지 참조)자세로 만성적인 귀와 눈의 질환에서 보았던 주름(154페이지 참조) 바로 아래에 있는 폐 반사점 부분부터 치료를 시작한다. 기본 그립 자세(132페이지 참조)를 이용해서 네 손가락으로 발등을 잡고 엄지손가락은 발가락에 둔다. 여기에 더해 치료하는 손으로 주먹을 쥐어 발바닥을 지지한다.

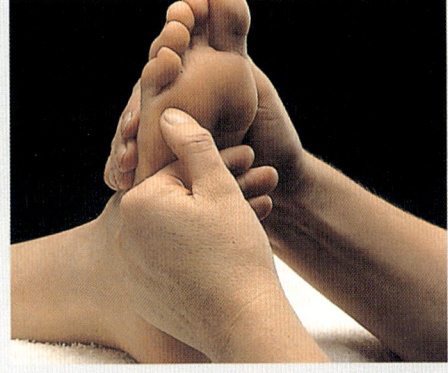

2 왼쪽에서 오른쪽으로 진행할 수도 있고 오른쪽에서 왼쪽으로 진행할 수도 있다. 이에 따라서 보조손과 치료하는 손의 위치가 바뀔 수도 있다. 이 사진에서는 오른발 치료시 왼손이 치료하는 손이고 오른손이 보조손이 된다. 왼발을 치료할 때는 이와 반대이다.

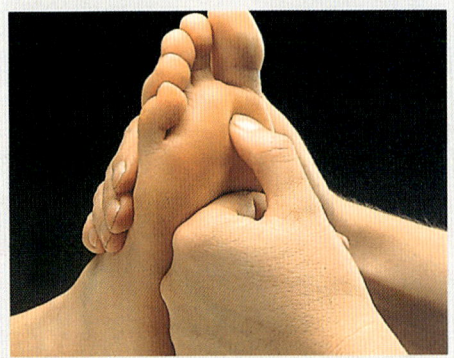

3 횡격막에서 주름에 이르는 부위를 위아래로 자극하는 치료법도 가능하다. 중요한 것은 한 지점도 빠뜨리지 말고 모든 부위를 치료해야 한다는 점이다.

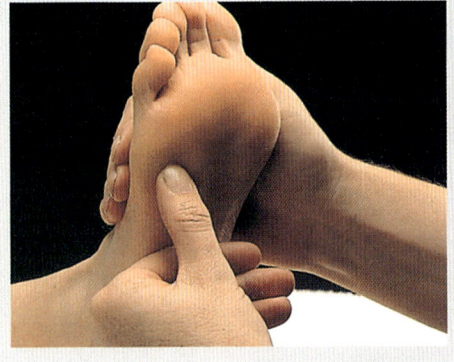

4 이 때 횡격막 반사점이 되는 볼의 끝선 밑으로는 내려가지 않도록 주의한다.

5 심장 반사점은 왼발에 있는 폐 반사 영역 내에 있다. 횡격막 선 바로 위가 되며 넷째발가락 관절 바로 아래이다(중족골과 지골 사이).

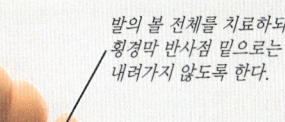

발의 볼 전체를 치료하되 횡격막 반사점 밑으로는 내려가지 않도록 한다.

심장 반사점은 왼발에만 있다.

갑상선, 부갑상선, 목

이들 반사점은 양발에 모두 있으며 볼의 아랫부분에서 엄지발가락의 기저부까지 이어져 있다. 5번 그림(144 페이지 참조)을 이용해서 순환 동작을 하면서 전 부위를 마사지한다. 발의 볼 주위와 엄지발가락의 기저부에 있는 목 반사점과 갑상선 반사점은 때로 민감한 반응을 보이기도 하므로 세심한 주의를 요한다.

볼
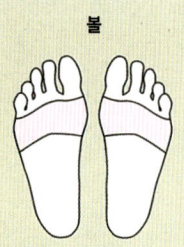

5번 그립

지압 기법

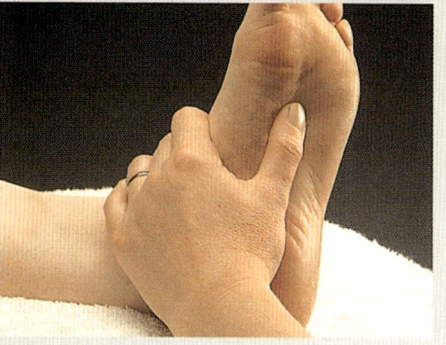

1 왼발을 치료하는 중이라면 왼손으로 발을 잡아준다. 오른발을 치료할 때는 그 반대가 된다. 기본 그립(132페이지 참조)을 이용해서 발 안쪽부터 치료를 시작하되 네 손가락은 발등에 놓고 엄지손가락을 발바닥에 놓는다.

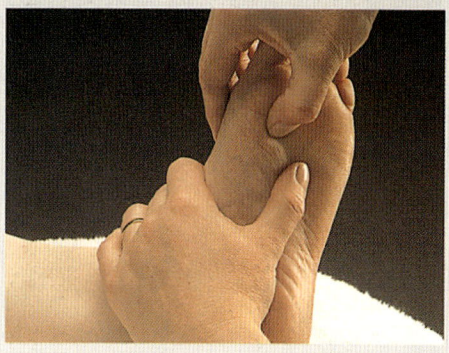

2 치료하는 손으로 5번 그립 자세를 취한다. 엄지손가락 끝으로 발의 볼 아랫부분부터 반사점을 마사지한다.

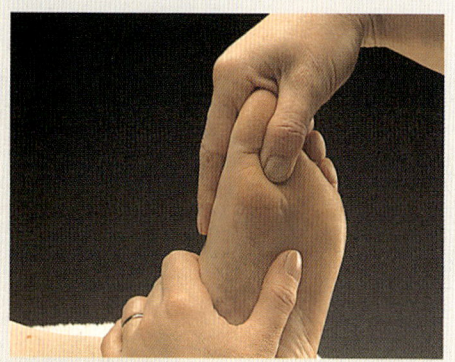

3 조금씩 볼 위쪽으로 올라오며 마사지한다.

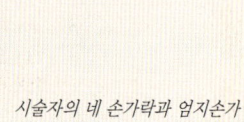

시술자의 네 손가락과 엄지손가락으로 발을 잡아준다.

원을 그리는 동작으로 반사영역 전체를 세밀하게 마사지한다.

전체 부위를 철저하게 마사지한다.

4 엄지발가락의 기저부까지 치료한다. 이 부분은 목 반사점이 자리잡고 있다. 모든 해당영역을 빠짐없이 마사지한다.

12. 치료과정의 세부순서

횡경막

횡경막은 흉강과 복강을 구분하는 경계선이다. 횡경막의 반사점은 볼과 족궁의 경계선이다.

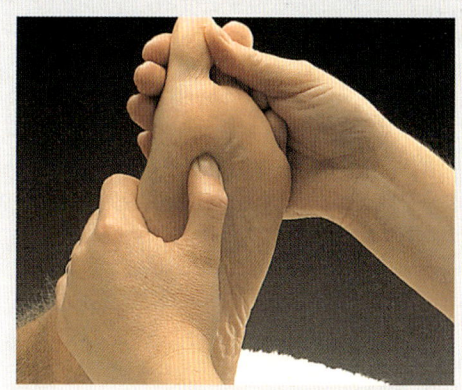

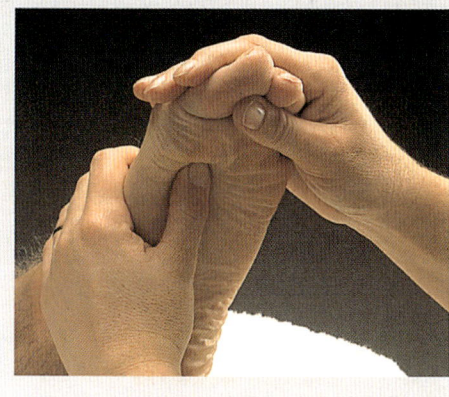

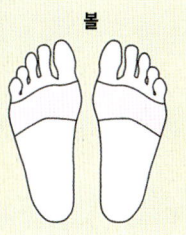

볼

1번 그립

지압 기법

1 왼발을 치료할 때는 왼손이 치료하는 손이고 오른손이 보조손이다. 치료하는 손은 1번 그립(142페이지 참조)을 사용하며, 보조손은 기본 손 자세(132페이지 참조)로 발가락의 기저부를 잡는다.

2 보조손을 기본 자세로 하여 발가락을 잡고 약간 위로 "들어올렸다가" 시술자의 엄지손가락 쪽으로 당긴다.

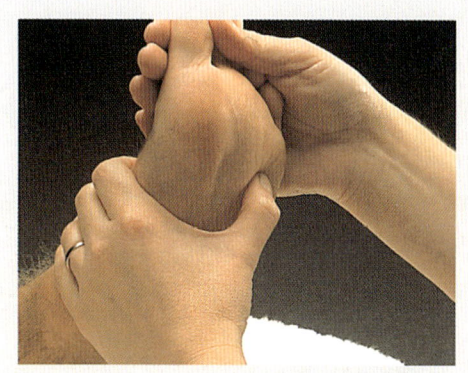

3 치료하는 손은 엄지손가락 회전기법(133페이지 참조)을 이용하여 횡경막 반사점을 따라 마사지한다. 이 때 엄지손가락으로 중족골을 위아래로 누르며 동작을 계속한다.

4 이 기법을 양발에 몇 차례 반복하면 횡경막의 긴장이 풀어진다. 오른발을 치료할 때는 왼손이 보조손이 되고 오른손은 치료하는 손이 된다.

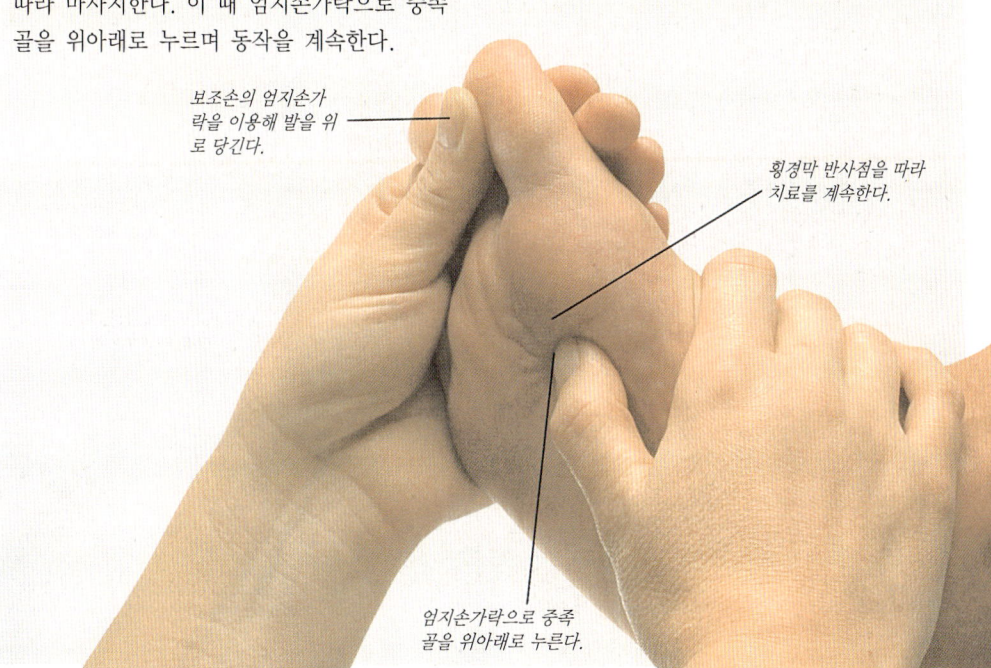

보조손의 엄지손가락을 이용해 발을 위로 당긴다.

횡경막 반사점을 따라 치료를 계속한다.

엄지손가락으로 중족골을 위아래로 누른다.

복부 - 족궁

소화기관과 관련이 있는 반사점은 모두 발의 족궁에 있다. 이 부위는 압력을 가하면 민감하게 반응하는 부위이기도 하다. 여기 있는 반사점을 나열하면 아래와 같다.

허리선 위: 오른발 - 간, 담낭, 위장, 췌장, 십이지장, 신장, 부신. 왼발 - 위장, 췌장, 십이지장, 비장, 신장, 부신.

허리선 아래: 오른발 - 맹장, 회맹부 판막, 상행결장, 횡행결장, 소장, 신장, 요관, 방광. 왼발 - 횡행결장, 하행결장, S상결장, 직장, 항문, 소장, 신장, 부신, 요관, 방광.

복부는 신체기관들이 가까이 몰려 있는 데다가 서로 겹쳐 있기도 하기 때문에 다소 복잡하다고 할 수 있다. 그래서 이런 다양한 기관의 반사점의 위치를 간단히 표시할 수 있는 방법을 고안해 냈다.

족궁은 발바닥에서 눈에 확연히 드러나는 곳이다. 움푹 들어간 곳은 발의 볼에서부터 발꿈치가 시작하는 곳까지 이어져 있다. 이 부분을 대충 재보면 엄지손가락 여섯 개에 해당하는 폭이다. 만일 시술자의 손과 환자의 손이 크기가 엇비슷하다면 이렇게 구분하더라도 정확하게 맞을 것이다. 발 안쪽의 허리선 위에 자리한 엄지손가락 세 개만큼의 폭에는 위장, 췌장, 십이지장의 반사점이 있다. 이들 반사점은 허리선에서 끝난다. 허리선 아래쪽에 있는 엄지 세 개에는 대장과 소장의 반사점이 있다.

족궁의 움푹 들어간 곳을 기준으로 하여, 6개에 해당하는 엄지손가락의 폭을 이용하면 족궁부분의 반사점을 쉽게 구분할 수 있다.

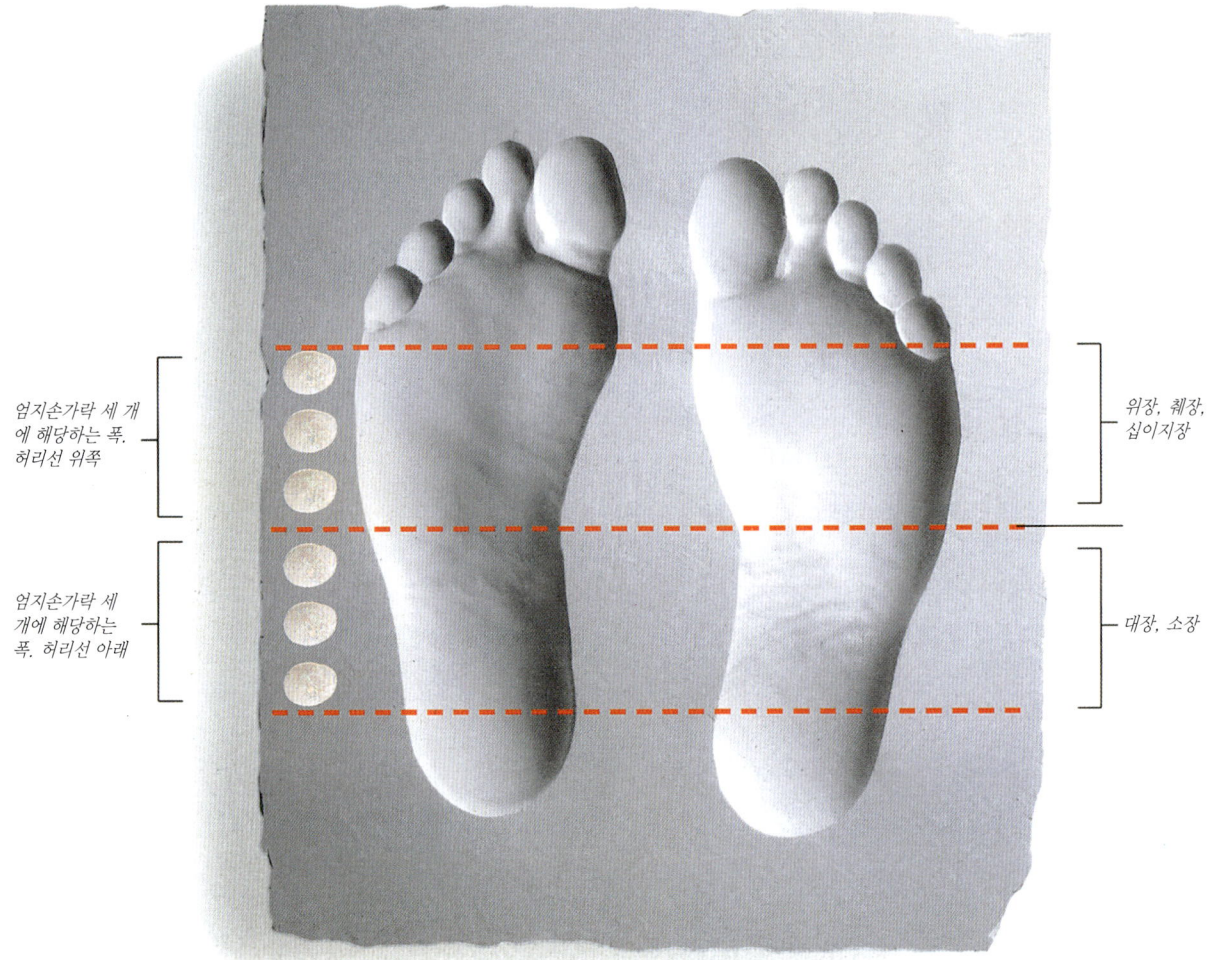

엄지손가락 세 개에 해당하는 폭. 허리선 위쪽

엄지손가락 세 개에 해당하는 폭. 허리선 아래

위장, 췌장, 십이지장

대장, 소장

간과 담낭

간은 우리 몸에서 가장 크기가 큰 기관이다. 따라서 간의 반사점도 매우 넓은 면적을 차지한다. 간 반사점은 오른발에만 있다. 담낭 반사점은 간경에 가까이 붙어 있으며 어떤 경우는 간경 안에 포함되어 있기도 하다. 간 반사점과 담낭 반사점은 아주 밀접하여 거의 구분이 불가능하다.

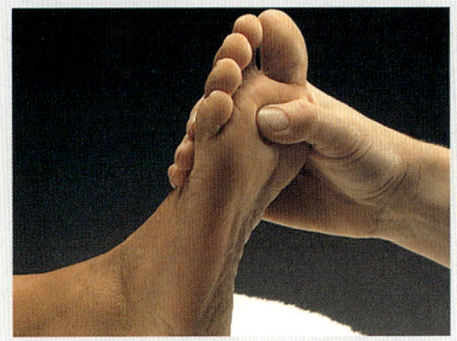

1 여기서는 오른손이 보조손이다. 기본 자세(132 페이지 참조)로 발가락 아랫부분을 잡는다.

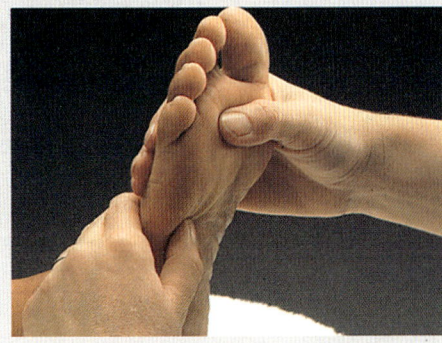

2 왼손은 치료하는 손이다. 간 반사점 위치를 알기 위해서는 폐 반사점 아래로 삼각형이 있다고 가정한다. 삼각형의 한 면은 발의 바깥쪽 가장자리가 되고 다른 한 면은 횡경막 선이라고 생각한다. 밑면은 족궁을 대각선으로 가로지른다고 생각한다. 7번 그립을 사용한다(145 페이지 참조).

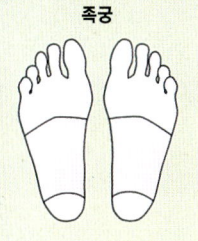

족궁

7번 그립

지압 기법

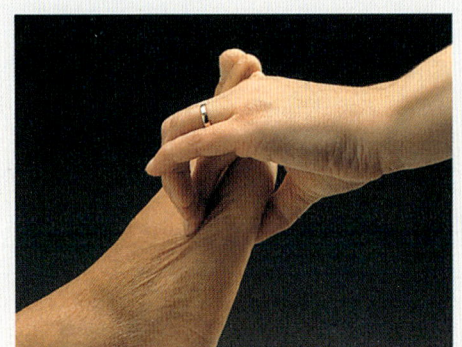

3 담낭 반사점은 위치를 찾기가 좀 까다롭다. 손가락을 넷째발가락과 새끼발가락 사이에서 발목 쪽으로 2.5cm 정도 옮긴다. 그러면 약간 움푹하게 들어간 부분이 있는데 지압을 가하면 민감하게 반응하는 지점이다. 여기서 바로 아래쪽에 담낭 반사점이 있다. 사람들 중에는 이 반사점이 간 반사점 정중앙에 위치한 경우도 있다.

4 왼손 엄지로 간 반사점의 모든 부위를 전부 마사지한다. 이 부분에서 민감하게 반응하는 부위가 있을 경우는 7번 그립을 사용한다.

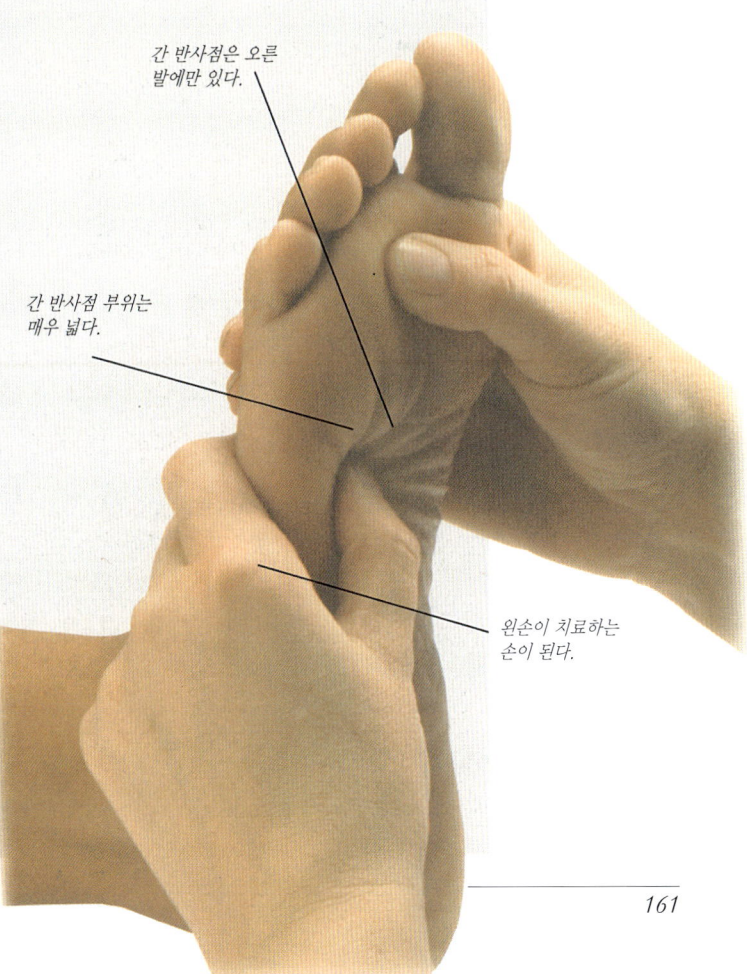

간 반사점은 오른발에만 있다.

간 반사점 부위는 매우 넓다.

왼손이 치료하는 손이 된다.

위장, 췌장, 십이지장, 비장

위장, 췌장, 십이지장의 반사점은 양발에 다 있지만 비장 반사점은 왼발에만 있다. 각 반사점의 위치를 알려면 엄지손가락으로 재는 방법을 쓴다. 첫번째 엄지에 해당하는 부위는 위장 반사점이고, 두번째 엄지는 췌장 반사점이며, 세번째 엄지는 십이지장 반사점이고 마지막 끝선이 허리선이다(160 페이지 참조).

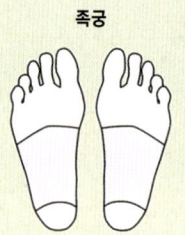

족궁

7번 그립

지압 기법

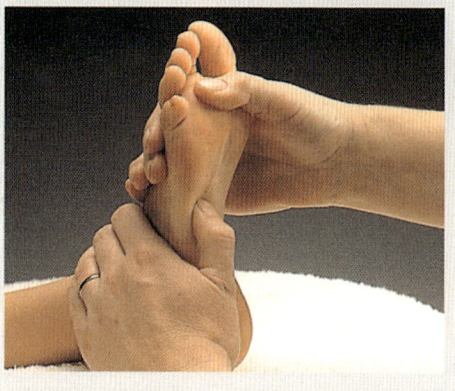

1. 이번 기법에서는 7번 그립(145페이지 참조)을 사용한다. 오른발을 마사지할 때는 시술자의 오른손으로 기본 자세(132페이지 참조)를 취한다. 그리고 발 바깥쪽은 왼손으로 엄지손가락 회전기법(133 페이지 참조)을 사용해 마사지한다. 이렇게 하면 간 반사점을 모두 치료하는 것이 된다(앞 페이지 참조). 그리고는 발 가운데를 향해 안쪽으로 이동한다.

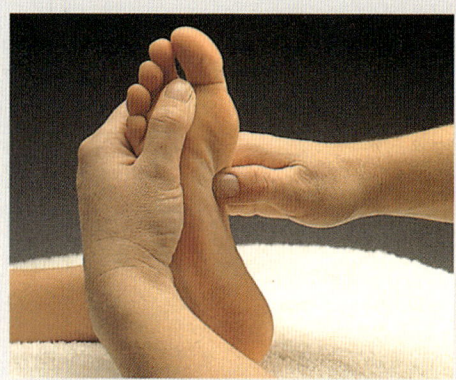

2. 이제는 손을 바꾼다. 왼손으로 발을 잡고 오른손으로 발 안쪽을 마사지한다. 이 때 여전히 7번 그립을 사용한다. 엄지손가락 세 개에 해당하는 면적을 마사지하며 여기에는 위장, 췌장, 십이지장 반사점이 포함된다.

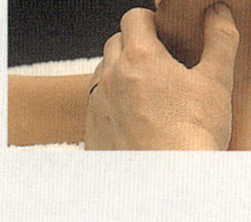

3. 왼발로 옮겨서 마사지를 한다. 오른쪽 손으로 바깥쪽을 잡고 왼손으로 안쪽을 마사지한다. 7번 그립을 사용하며 위장 반사점의 안쪽 절반 정도를 마사지한다.

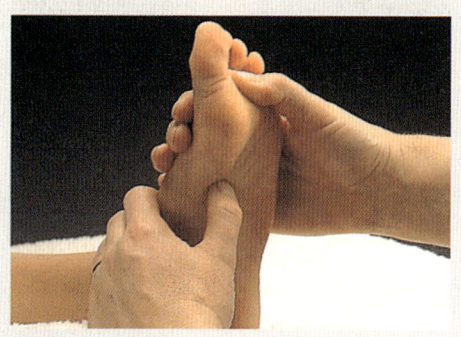

비장 반사점을 통과하는 왼발 바깥쪽을 마사지한다.

4. 이 지점에 이르면 손을 바꾸어 발 안쪽을 왼손으로 잡고 발 바깥쪽 절반 지점을 오른손으로 마사지한다. 역시 7번 그립을 사용한다. 마지막으로 위장 반사점 아래에 있는 췌장과 십이지장 반사점에 이르면 손을 다시 한 번 바꾸어 같은 동작을 반복한다.

이 방법에는 7번 그립과 기본 자세를 사용한다.

소장, 회맹부 판막, 맹장, 대장

앞서 설명했던 내용의 손가락으로 위치를 재는 방법을 이용하면 4 번째 부위가 대장 반사점이고 5 번째와 6 번째는 소장 반사점이 된다. 음식물은 대장으로 가기 전에 소장에서 흡수가 이루어진다. 따라서 소장 반사점을 먼저 자극하는 것이 순서다.

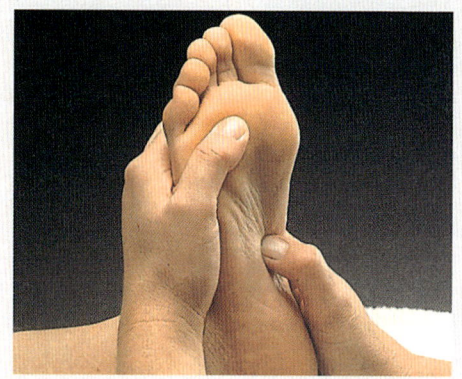
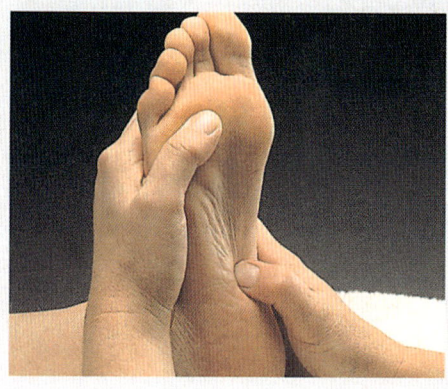
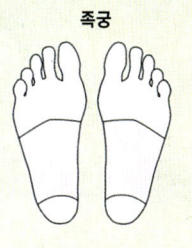

족궁

7 번 그립

지압 기법

1 오른발부터 시작한다. 왼손으로 발 바깥쪽을 잡고 오른손은 7 번 그립(145 페이지 참조)을 이용해서 마사지한다. 넷째발가락 아래에서 수직으로 내려와서 5번째 엄지자리와 6번째 엄지자리에 해당하는 사각형 전체를 마사지한다.

2 이번 기법에서는 손을 바꿀 필요가 없다. 왜냐하면 치료하는 손의 엄지로 반사 영역 전체를 가로지를 수 있기 때문이다. 엄지손가락 회전기법을 이용해서 위아래로, 혹은 양 옆으로 옮겨가며 마사지한다. 이 때 방향은 별로 중요한 것이 아니므로 시술자의 마음대로 해도 된다.

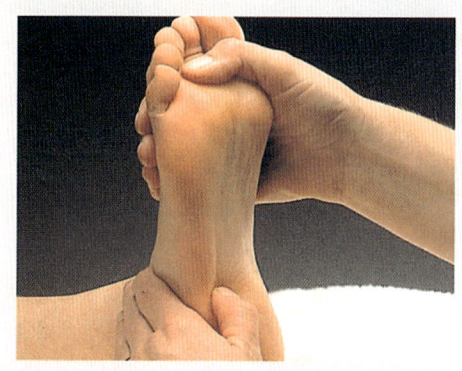
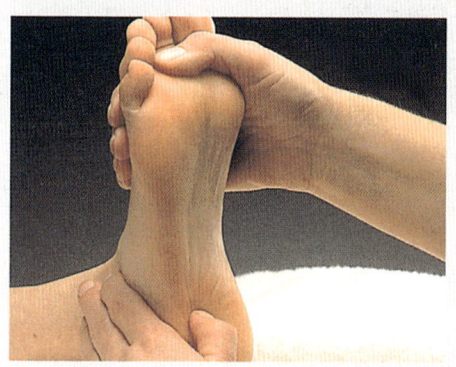

3 소장과 대장은 6 번째 엄지자리에서 넷째발가락 아래에 있는 회맹부 판막에서 서로 만나게 되어 있다. 회맹부 판막은 음식물을 소화시키는 데 있어서 매우 중요한 역할을 하는 부위이다. 만일 회맹부 판막이 제대로 기능을 하지 못하면 모든 영양성분이 흡수되기 전에 대장으로 들어가 버린다. 혹은 대장에 있는 음식물 입자가 소장으로 역류를 해서 맹장을 감염시킨다.

4 맹장 반사점은 회맹부 판막 반사점의 약간 아래쪽에 위치하고 있다. 여기서는 엄지손가락을 정지시킨 채 단 몇 초만 압박을 하는 방법으로 자극을 전달한다. 오른발의 소장 반사점 마사지를 마친 후에는 왼발에도 같은 과정을 되풀이한다. 그리고 나서 대장 반사점으로 옮긴다.

소장, 회맹부 판막, 맹장, 대장

대장 반사점을 치료할 때는 우리 몸에서 대장이 하는 일의 순서에 따라 자극하면 된다. 즉 위로는 상행결장, 가로로는 횡행결장, 아래로는 하행결장에서 직장에 이른다. 음식물 입자가 구석에 남아 있기 쉬우므로 다소 강한 자극을 주어야 체내순환이 원활해진다.

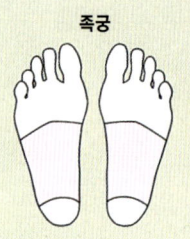

7번 그립

지압 기법

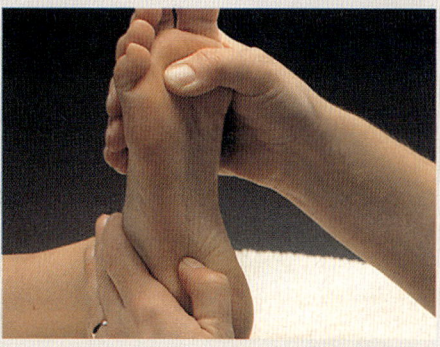

5 여전히 7번 그립을 사용한다. 오른발의 회맹부 판막/맹장 반사점부터 치료를 시작한다. 왼손은 발의 바깥쪽을 마사지하고 오른손으로는 발가락 아랫부분의 발등을 지지한다.

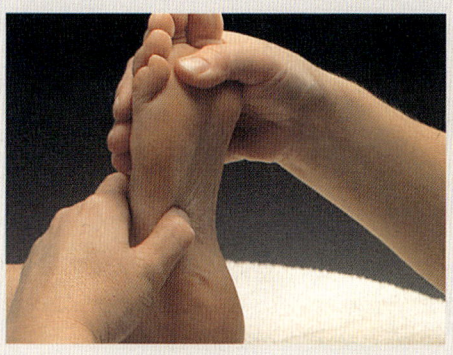

6 간 반사점까지 엄지손가락 회전기법을 이용해 올라갔다가 횡행결장 쪽으로 방향을 튼다. 왼손으로는 절반 지점까지 마사지하고 오른손으로 바꿔서 나머지 부분을 마친다.

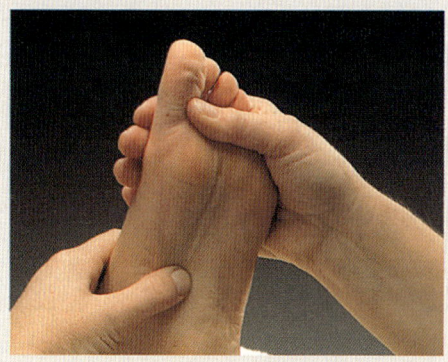

7 횡행결장은 왼발까지 이어진다. 오른손으로 발 바깥쪽을 잡고 왼손으로 발 안쪽을 마사지한다. 발 중간지점에 이를 때까지 계속한다.

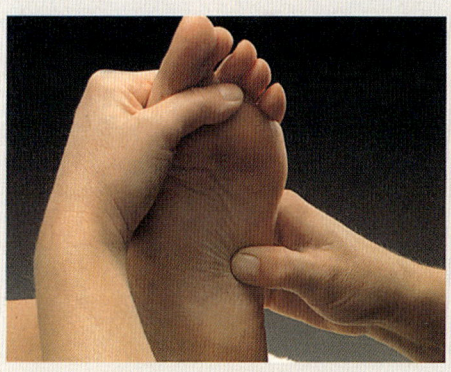

8 그리고 나서 손을 바꾸어 오른손으로 발 바깥쪽을 마사지하며 횡행결장 반사점 치료를 마친다. 비장 반사점 아래로 돌아서 하행결장을 따라 내려오면서 마사지한다.

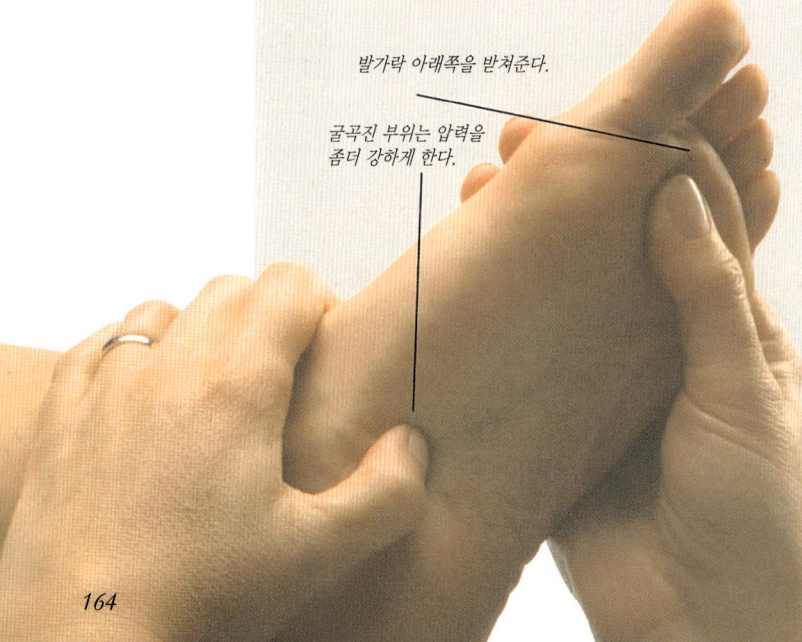

발가락 아래쪽을 받쳐준다.

굴곡진 부위는 압력을 좀더 강하게 한다.

9 S상결장 쪽으로 꺾어져서 직장/항문 반사점을 마사지한다. 이 부위는 울혈이 많이 맺히는 곳이므로 약간 강하게 마사지해야 한다는 점을 잊어서는 안 된다. 필요에 따라 손을 바꿔도 괜찮다.

이들 부위의 마사지는 소화기관 전체에 영향을 준다.

신장과 부신

신장은 두 개이므로 반사점도 양발에 있다. 부신은 신장 반사점 바로 위에 있으므로 이 두 부위는 동시에 치료가 가능하다. 7번 그립(145 페이지 참조)을 이용하며 항상 안쪽(왼발엔 왼손, 오른발엔 오른손)을 치료하는 손으로, 바깥쪽(왼발엔 오른손, 오른발엔 왼손)은 보조손으로 잡는다. 보조손은 기본 그립(132 페이지 참조)을 사용한다.

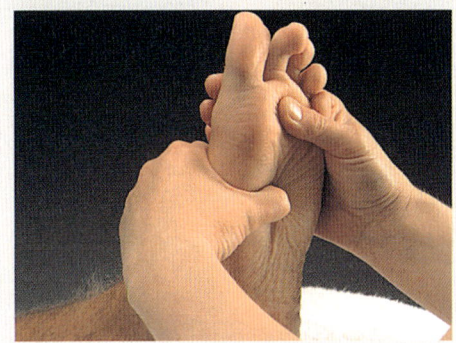
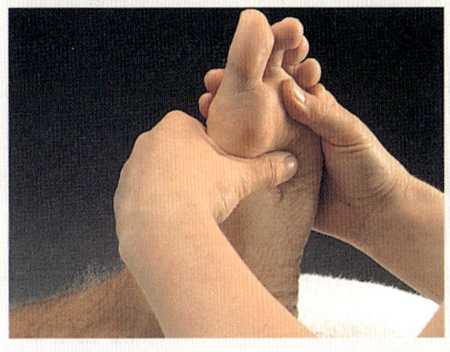
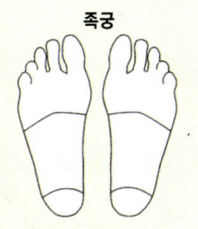

족궁

7번 그립

지압 기법

1 신장과 부신의 반사점을 마사지할 때는 7번 그립(145 페이지 참조)을 사용한다.

2 이 부위의 반사점은 태양신경총 아래로 엄지손가락 하나 정도 내려온 위치에 있다. 이 지점은 발의 볼 부분과 족궁을 나누는 횡경막선 중앙, 움푹 패인 곳이다.

3 치료하는 손의 엄지를 사용해 회전기법을 사용했다가 뗀다.

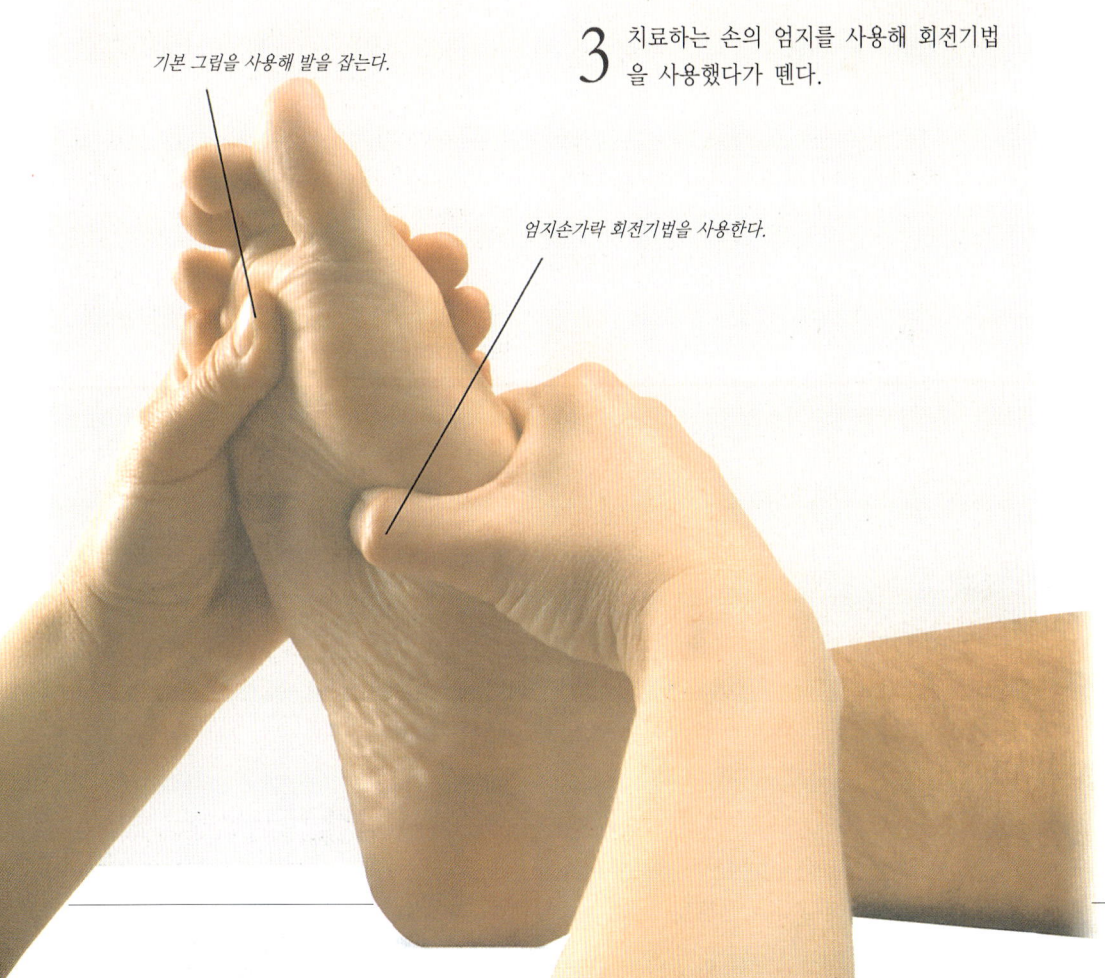

기본 그립을 사용해 발을 잡는다.

엄지손가락 회전기법을 사용한다.

요관과 방광

여기 설명하는 기법은 특별히 요관과 방광 반사점을 마사지하는 데 사용된다. 요관 반사점은 안쪽 복사뼈 아래에 있는 방광 반사점을 향해 족궁을 가로질러 아래쪽으로 굽어진 선 모양이다.

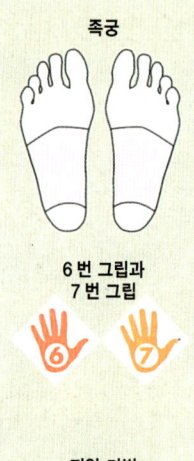

족궁

6번 그립과 7번 그립

지압 기법

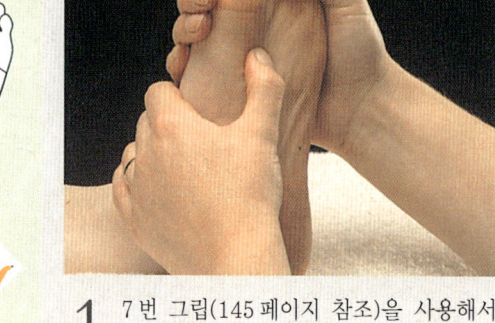

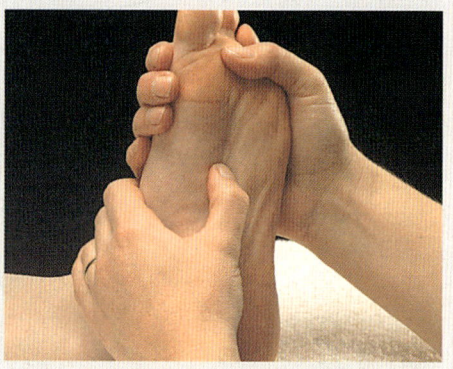

1. 7번 그립(145 페이지 참조)을 사용해서 요관 반사점을 마사지한다. 발 안쪽 손으로 마사지할 때는 바깥쪽 손으로는 발을 잡는다. 기본 그립(132페이지 참조)으로 발가락 아랫부분을 잡는다.

2. 엄지손가락 회전기법을 사용하여 요관 반사점까지 내려가면서 마사지를 계속한다.

3. 방광 반사점은 크기가 큰 동전만하다. 방광 반사점은 전 영역을 엄지손가락 회전기법을 써서 마사지하되 신중하게 한다. 이 부분이 부어 있는 경우가 있는데, 특히 방광의 균형이 깨졌을 때 그러하다.

4. 방광 반사점에 도달하면 6번 그립으로 바꾼다. 보조손은 기본 그립 자세로, 치료하는 손은 손바닥으로 발을 감싼 후 엄지손가락으로 마사지한다.

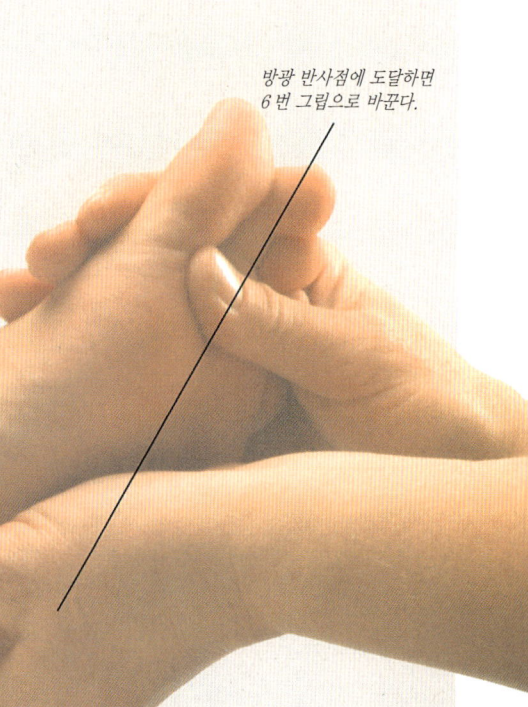

방광 반사점에 도달하면 6번 그립으로 바꾼다.

방광 반사점을 마사지할 때는 세심한 주의를 요한다. 특히 이 부분이 부어 있을 때는 더욱 주의한다.

골반 부위 - 발꿈치

발꿈치(골반 반사점)는 마사지하기에 가장 거친 부위라고 할 수 있다. 발꿈치 피부는 딱딱하면서 피부색도 어둡다. 우리가 걸을 때 체중을 정면으로 받는 곳이기 때문이다. 이런 이유로 발꿈치에서 통증을 느끼는 사람은 거의 없다. 이 말은 발꿈치야말로 마사지를 잘 해 주어야 하는 부위이며 효과적으로 자극을 전달하기 위해서는 압력을 강하게 해야 한다는 뜻이다. 사람들 중에는 골반 부위의 울혈로 고생하는 사람들이 많이 있다. 특히 발꿈치를 지나는 경락이 수없이 많기 때문에 더욱 악화될 가능성도 충분하다.

골반과 좌골신경

이들 반사점을 자극할 때는 주무르기나 엄지손가락 회전기법을 사용한다.

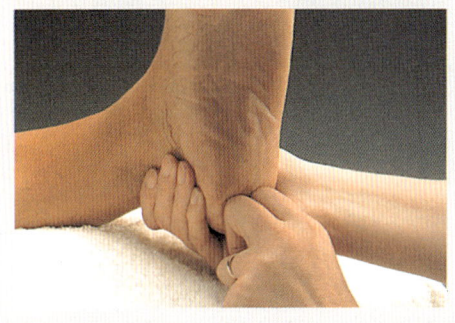

1 어떤 손으로든 편한 손으로 마사지를 한다. 보조손의 손바닥으로 발목 뒷부분을 감싼다.

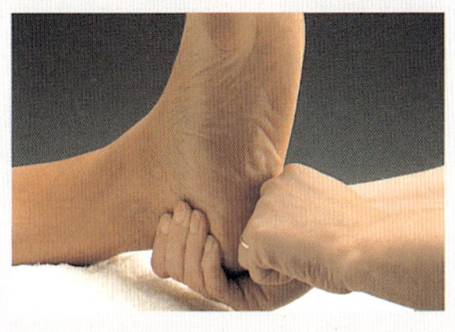

2 마사지할 손으로 주먹을 쥐고 손가락의 두번째 관절 마디를 이용해 발꿈치 주무르기 기법(135 페이지 참조)을 실시한다. 빵을 반죽하는 것과 같은 요령으로 한다.

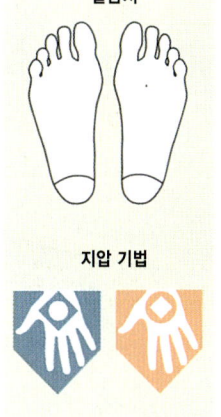

발꿈치

지압 기법

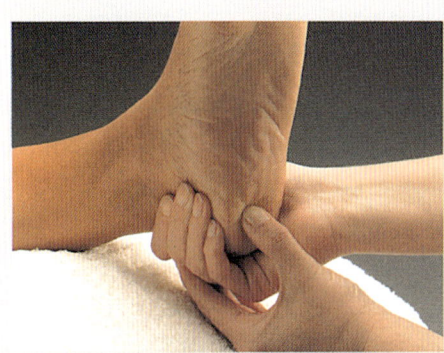

3 환자의 발꿈치가 아주 부드럽다면 주무르기 대신 엄지손가락을 회전(133페이지 참조) 시키는 부드러운 방법을 쓸 수도 있다. 다소 가벼운 압력이 전달될 것이다.

4 좌골 반사점과 신경은 발꿈치를 가로지르고 있기 때문에 골반 반사점을 자극하게 되면 자동적으로 좌골 반사점도 자극을 받게 되어 있다.

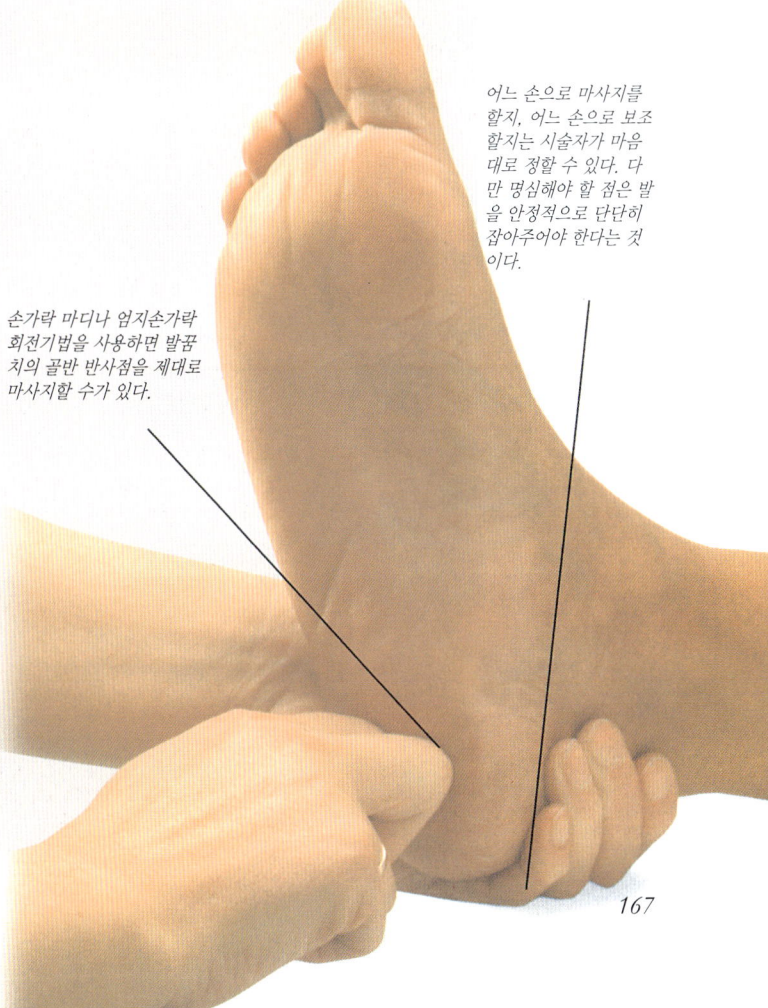

어느 손으로 마사지를 할지, 어느 손으로 보조 할지는 시술자가 마음대로 정할 수 있다. 다만 명심해야 할 점은 발을 안정적으로 단단히 잡아주어야 한다는 것이다.

손가락 마디나 엄지손가락 회전기법을 사용하면 발꿈치의 골반 반사점을 제대로 마사지할 수가 있다.

생식기 부위 – 발목

발목 주변에는 난소, 고환, 자궁, 전립선, 나팔관, 정관 등의 반사점이 있다.

자궁, 전립선, 난소, 고환

왼발을 마사지할 때는 오른손을 보조손으로 하고 왼손으로 안쪽의 반사점을 치료한다. 바깥쪽에 있는 반사점을 치료하려면 왼손으로 발을 잡고 오른손으로 마사지한다. 오른발을 마사지할 때는 오른손을 치료손으로, 왼손을 보조손으로 한다. 바깥쪽 반사점을 치료하려면 오른손을 보조손으로, 왼손을 치료손으로 한다.

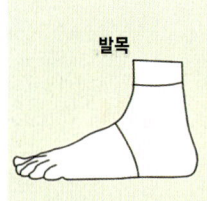

발목

6번 그립

지압 기법

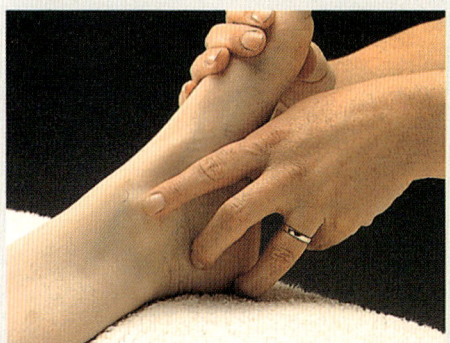

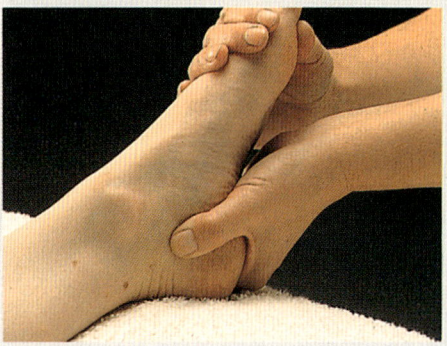

1. 요관과 전립선의 반사점은 안쪽 복사뼈 아래에 있다. 정확한 위치를 알려면 검지 손가락을 복사뼈에 대고 넷째손가락 끝은 발꿈치 뒤에 댄다. 그리고 가운뎃손가락을 정확히 이 두 지점을 연결한 선의 중앙에 둔다.

2. 요관/전립선 부위를 마사지할 때는 방광과 마찬가지로 6번 그립(144페이지 참조)을 사용한다. 치료하는 손으로 발바닥을 감싸고, 보조손은 발가락에 가깝게 기본 그립(132페이지 참조)으로 잡아 준다. 이 부위의 크기는 대체로 커다란 동전만하다. 양발에 이 과정을 되풀이한다.

3. 난소/고환의 반사점도 같은 부위에 있으나 바깥쪽 복사뼈라는 점이 틀리다. 이들 반사점의 위치를 알려면 요관과 전립선의 반사점을 찾아내는 방법과 똑같이 하면 된다.

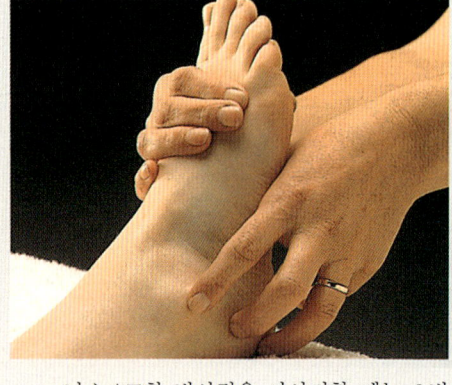

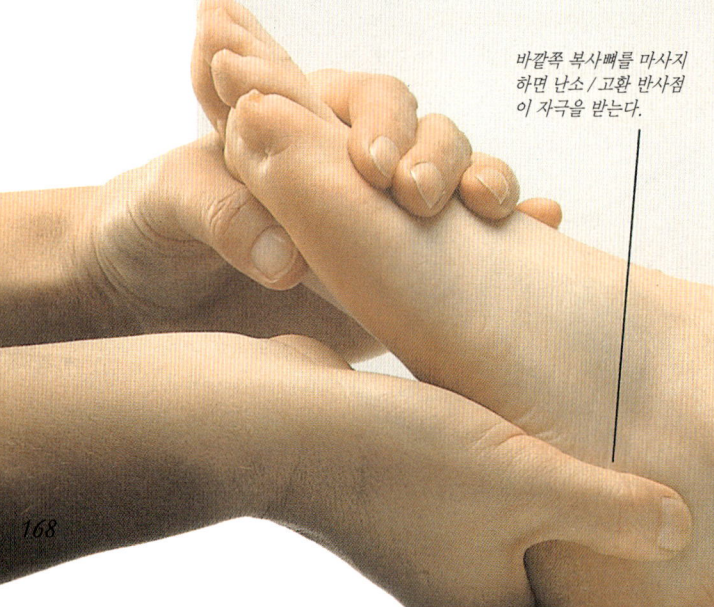

바깥쪽 복사뼈를 마사지하면 난소/고환 반사점이 자극을 받는다.

4. 난소/고환 반사점을 마사지할 때는 6번 그립을 다시 사용한다. 바깥쪽 복사뼈 아래를 마사지하면서 전체 영역을 치료한다.

나팔관과 정관

이 기법은 여성의 경우는 나팔관 반사점을, 남성의 경우는 정관 반사점을 마사지하는 데 사용한다. 이들 반사점은 안쪽 복사뼈에서 발등을 지나 바깥쪽 복사뼈까지 이어져 있다. 아래의 1단계와 2단계 과정은 복사뼈 안쪽과 바깥쪽에 시작 지점을 정하는 사진이고 3단계 과정은 2번 손가락 기법(134페이지 참조)을 사용하는 장면이다. 4단계는 1단계와 2단계를 대신할 수 있는 방법이다.

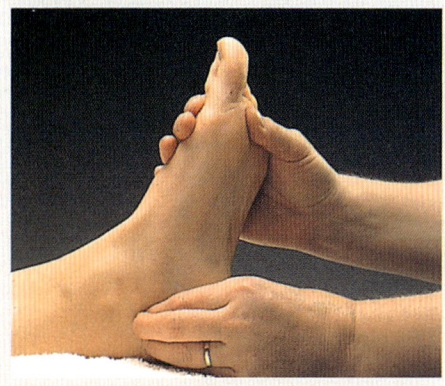

1. 나팔관 반사점, 혹은 정관 반사점은 안쪽 복사뼈에서 시작된다.

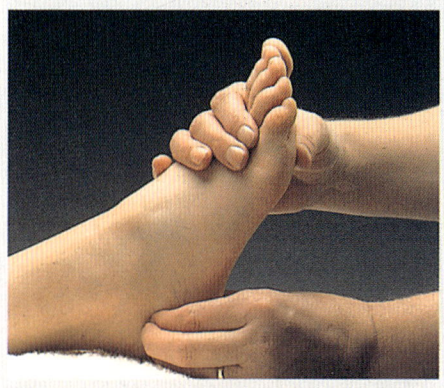

2. 나팔관 반사점, 혹은 정관 반사점은 발등을 지나 바깥쪽 복사뼈까지 이어져 있다.

발목

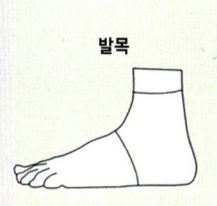

6번 그립

지압 기법

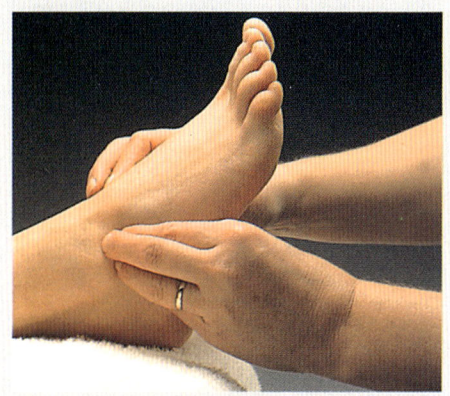

3. 2번 손가락 기법(134페이지 참조)을 사용해서 복사뼈 아래에서 시작하여 발등을 지나 양쪽 손이 만나는 지점까지 움직여 간다.

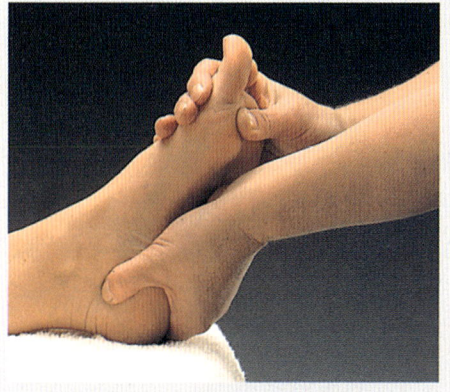

4. 나팔관이나 정관 반사점 마사지 기법을 대체하는 방법으로는 치료하는 손을 6번 그립을 사용해서 발꿈치나 발바닥을 지지해 주는 방법이 있다. 자궁 / 전립선 반사점에서 난소 / 고환 반사점까지 엄지손가락 회전기법을 사용해서 마사지한다.

척추 - 발 안쪽

척추 반사점은 발 안쪽을 따라 끝에서 끝까지 이어져 있다. 척추 반사점을 마사지하면 신경 자극을 활발히 함으로써 척추로 유입되는 혈액의 흐름을 활성화시키고, 추골과 근육을 느슨하게 해 주며, 온몸을 자극하는 효과가 나타난다. 반사점은 양쪽 발의 똑같은 부위에서 찾을 수 있다. 한쪽 발에 있는 반사점은 척추 절반 부분에 해당된다. 때로 지나치게 경직된 부위가 발견되기도 하므로 척추 반사점을 다룰 때는 철저하게 해야 한다.

척추

긴장을 풀기 위해 척추 비틀기 기법부터 시작한다.

발 안쪽

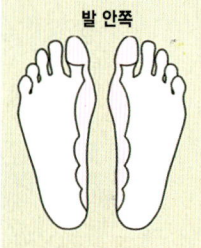

6번 그립

지압 기법

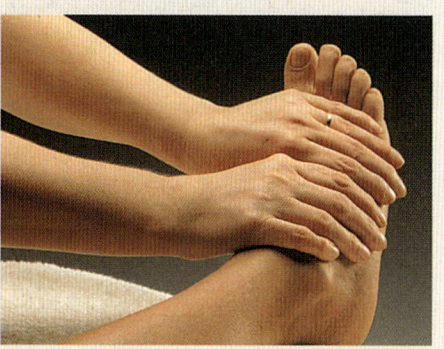

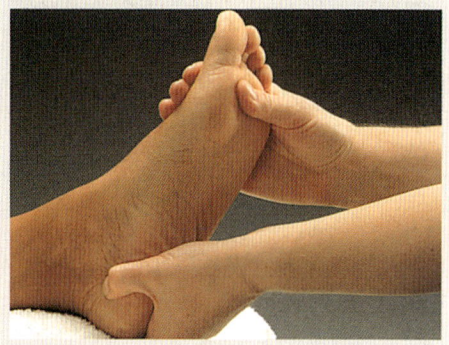

1 척추 비틀기 기법(139 페이지 참조)으로 시작한다. 발등을 양손으로 잡는다. 발목에 가까이 있는 손이 보조손이 된다. 치료하는 손으로는 발을 앞뒤로 비튼다. 양손을 발가락 쪽으로 움직여 가면서 이 동작을 반복한다. 발 전체 길이에 해당하는 부위를 전부 마칠 때까지 계속 반복한다.

2 요추 반사점을 마사지할 때는 6번 그립 (144 페이지 참조)을 사용한다. 치료하는 손의 손바닥으로 발을 감싼다. 이 때 엄지손가락은 그대로 두어 회전기법을 사용하여 반사점을 마사지할 수 있도록 한다. 왼발을 치료할 때는 오른손이 보조손이 되고 기본 그립(132페이지 참조)으로 발가락 아랫부분을 잡는다. 왼손은 당연히 치료하는 손이 된다.

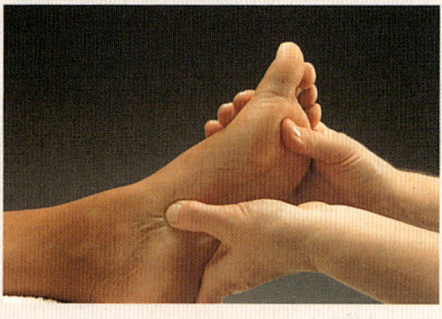

3 발꿈치 끝에서 시작하여 척추선을 따라 발가락까지 마사지한다. 엄지손가락 회전 기법을 이용하면 효과적으로 각 추골을 풀어줄 수 있다. 보조손으로 발가락을 구부려 보면 척추 반사점을 확실히 볼 수 있다. 발등에 있는 뼈를 따라 마사지하되 그 뼈에 직접 해서는 안 되고 약간 아래쪽에 한다.

엄지발가락의 기저부는 특별한 주의를 요한다.

척추 반사점은 발 안쪽 전체이다.

발등에 있는 뼈 조직은 가이드라인으로만 활용할 뿐 절대로 직접 압박하지 않는다.

4 엄지발가락 아랫부분에는 특별히 주의를 기울인다. 엄지발가락에는 일곱 개의 경추골 반사점이 자리잡고 있기 때문이다.

인체 바깥쪽 – 발 바깥쪽

여기 설명하는 기법은 무릎, 고관절, 팔꿈치, 어깨 등의 부위에 탁월한 효과가 있다. 인체 바깥쪽 반사점은 발의 바깥쪽 전체, 즉 발꿈치 끝에서 새끼발가락 끝까지가 된다. 이 중 어깨 반사점은 새끼발가락의 아랫부분이 된다.

무릎, 고관절, 팔꿈치, 어깨

여기 설명하는 과정은 담경 치료과정까지 포함한다.

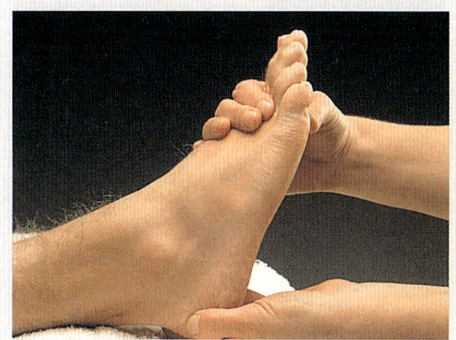

1. 척추 반사점에서와 마찬가지로 6번 그립을 사용하되 손만 반대로 한다. 즉 오른발을 치료중이라면 오른손으로 발등을 잡고 왼손으로 마사지를 한다. 만일 왼발을 치료중이라면 왼손으로 발등을 잡고 마사지는 오른손으로 한다. 발꿈치 끝에서 시작해서 발가락 쪽으로 이동하며 마사지를 계속한다.

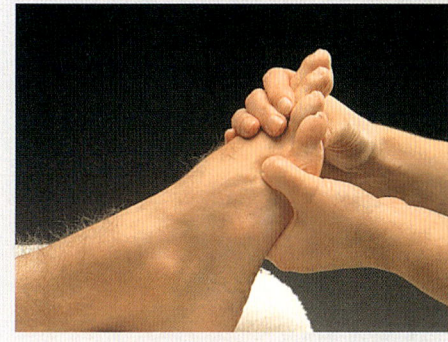

2. 넷째발가락과 같은 라인에 놓일 때까지 발 옆을 따라 계속 이동한다. 이 지점이 바로 고관절을 지나는 담경이다. 이 부위가 부어 있다면 고관절이 약하거나 등 아래쪽 자세에 문제가 있음을 의미한다.

3. 이제는 발 바깥쪽으로 이동하여 어깨 반사점을 찾는다. 그리고 엄지손가락 회전기법으로 마사지를 한다.

4. 어깨 바깥쪽과 같은 선에 있는 새끼발가락 아랫부분에서 새끼발가락 끝까지 마사지를 계속한다.

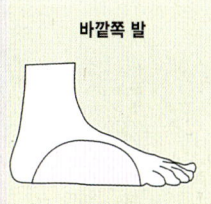

바깥쪽 발

6번 그립

지압 기법

발가락 쪽을 향해 반사점을 마사지한다.

인체 바깥쪽에 있는 반사점들은 발꿈치 바깥쪽 끝에서 시작하여 새끼발가락 바깥쪽까지 이어져 있다.

순환기와 유방 - 발등

순환기와 유방

순환기와 유방의 반사점은 양발의 발등에 있다. 여기 소개하는 기법은 치료의 마지막 단계이다. 따라서 크림이나 오일을 사용해서 동작을 원활하게 할 수 있고 다양한 긴장완화 기법을 사용할 수도 있다. 마지막 단계이니만큼 미끄러지듯 부드럽게 실시해야 한다.

발등

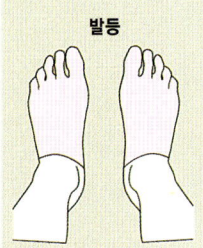

지압 기법

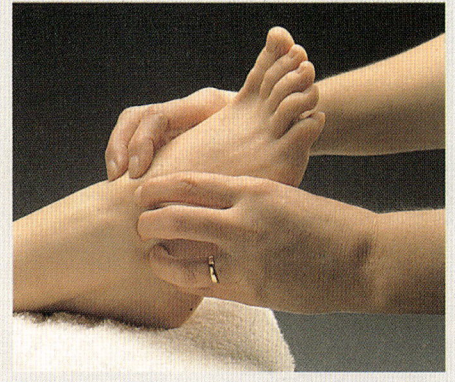
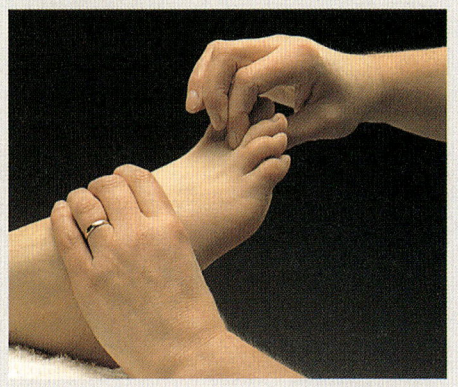

1 엄지손가락은 발바닥에 대어 발을 지지한다. 나머지 네 손가락은 발등에 놓는다. 3번 손가락 기법(134 페이지 참조)을 사용해서 천천히 부드럽게 아래쪽으로 마사지해 내려온다. 이 기법은 환자의 긴장을 풀어주기 위한 것이라는 사실을 반드시 명심한다. 양발에 이 과정을 반복한다.

2 이 치료과정은 한 손으로 족궁을 지지하는 동안 다른 손으로는 둘째발가락과 셋째발가락 사이에 있는 특정 순환점에 압력을 가한다.

신경과 방광경

신경은 아킬레스건을 따라 발목 뒤까지 이어져 있다. 이 부위를 자극하려면 앞 동작에서 비롯된 마사지와 함께 실시해야 한다.

지압 기법

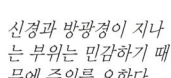

1 보조손으로 발목을 잡는다. 치료하는 손은 아킬레스건을 따라 손가락을 미끄러지듯 움직여 발목 뒤까지 움직인다. 다리 안쪽과 바깥쪽 중 한 군데 편안한 지점을 찾아서 이 방법을 실시할 수 있다.

신경과 방광경이 지나는 부위는 민감하기 때문에 주의를 요한다.

아킬레스건을 부드럽게 조이는 방법으로 신장/방광경을 압박한다.

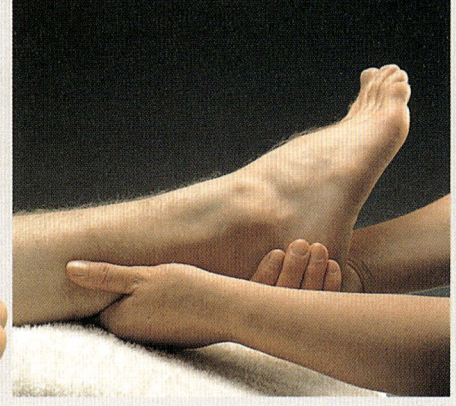

2 핀치기법(135 페이지 참조)을 적용한다. 치료하는 손으로 아킬레스건을 아래위로 옮겨가며 부드럽게 조인다. 이 부위는 특히 민감하므로 주의한다.

태양신경총과 심호흡

태양신경총은 "신경이 모여 있는 배전반"이라고도 불리는 만큼 스트레스를 많이 받는 곳이다. 이 부위를 마사지하면 늘 긴장이 풀어지는 효과가 있어서 치료과정 중 어느 때나 사용해도 무방하다. 여기에 사용할 기법은 "긴장완화 기법"(141 페이지 참조)에 설명이 되어 있다. 치료를 끝낼 때는 늘 이 방법을 사용하곤 한다. 환자에게 깊은 심호흡을 하라고 하고(세 번 정도) 태양신경총 반사점을 누른다.

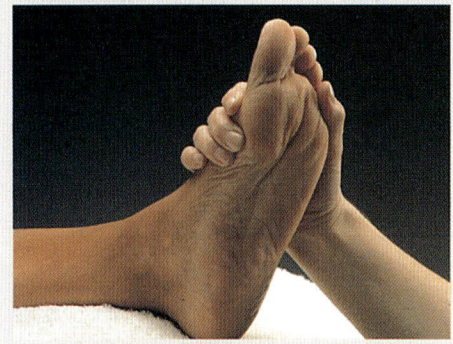

1 태양신경총 반사점의 위치를 알기 위해서는 발 양옆을 꽉 쥐어서 주름이 지도록 만든다. 이 주름이 횡경막선과 만나는 지점이 바로 태양신경총 반사점이다.

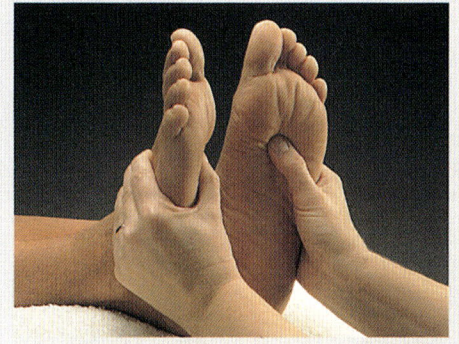

2 양발을 잡고 왼손 엄지를 오른발의 반사점에, 오른쪽 엄지는 왼발의 반사점에 놓는다.

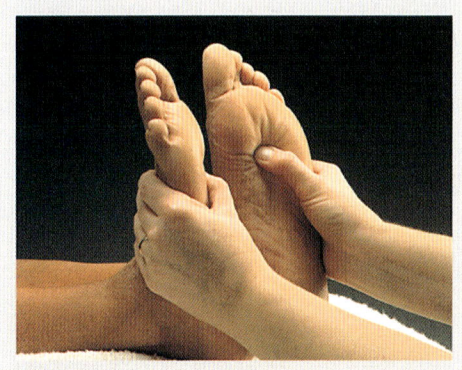

3 환자가 숨을 들이마시면 반사점을 누르고, 환자가 숨을 내쉬면 눌렀던 손을 놓는다.

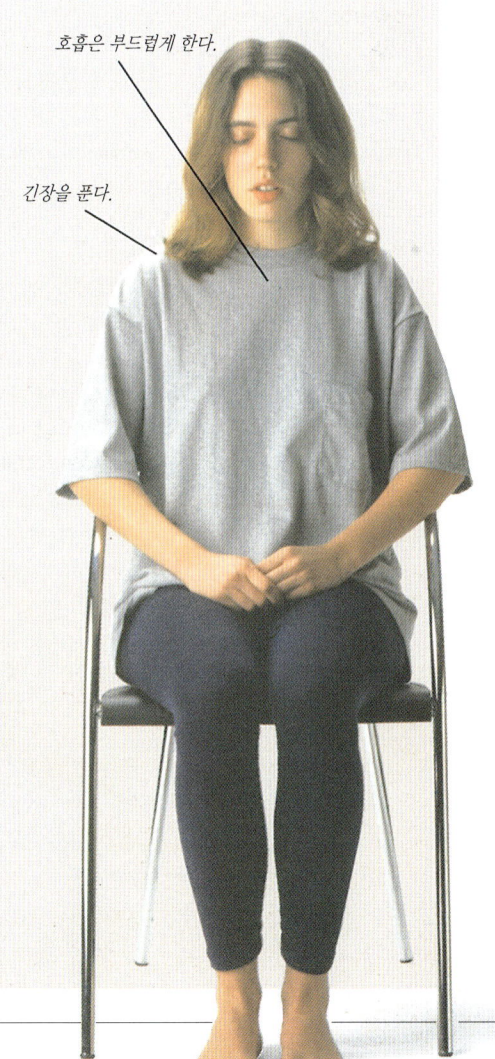

호흡은 부드럽게 한다.

긴장을 푼다.

환자는 치료가 끝나면 몇 분 정도 긴장을 풀고 조용히 앉아 있는다.

베큐 플렉스(VacuFlex; 진공 발치료기)

우연히 덴마크를 방문하였다가 베큐 플렉스에 대한 영감을 얻게 되었다. 12년이 넘는 세월 동안 발반사치료를 현대적으로 발전시킬 방법을 연구하던 중에 이 기구를 만들게 된 것이다.

베큐 플렉스의 치료과정은 두 단계로 이루어져 있다. 즉 1단계는 발에 있는 반사점을 자극하는 것이고, 2단계는 경락의 균형을 바로 잡는 것이다. 이 기계의 모양은 발에 신게 되어 있어서 때로는 "부츠 시스템"으로도 불린다. 베큐 플렉스는 발반사치료, 예압술(銳壓術), 그리고 감싸기의 세 가지 대체요법을 결합한 것이다. 이들을 결합하여 치료할 경우 척추질환이나 뇌일혈, 순환장애, 관절염 등과 같은 다루기 어려운 질환의 증상을 경감시키는 데 효과가 있음이 증명되었다.

진공치료는 고대에도 널리 인정을 받았던 치료법이다. 동물의 뿔을 컵으로 사용하던 원시시대부터 사용이 되었던 것이다. 진흙을 구워서 만든 컵이 고대 메소포타미아에서 발굴되었다. 그리스에서는 이러한 컵을 만들 때 동을 사용했으며 그 외 놋쇠, 자기(磁器), 유리 등도 사용했다.

베큐 플렉스는 실리콘으로 만든 "패드"라고 표현할 수 있다. 특정 경락에 맞추어서 침, 레이저, 손가락 지압, 혹은 흡입 패드의 위치를 정함으로써 이완된 신경을 자극하여 전기자극이 척수와 뇌에 전달되는 원리이다. 흡입 압력은 혈액의 유동성을 증가시키고, 독소 응어리를 해소함으로써 울혈이 맺힌 부위에 산소를 보내게 된다. 또한 혈액과 영양분의 공급을 자극하여 체조직과 근육의 원기를 북돋워 준다.

성인용, 어린이용의 두 가지 크기가 시중에 나와 있다. 표면은 진공 펌프가 연결된 플라스틱으로 만들어졌고 발에 착용하도록 되어 있다. 부츠가 공기를 흡입하므로 발 전체에 균등한 압력이 가해지고 이에 따라 발에 있는 모든 반사점을 자극하게 되는 것이다. 이 기계를 사용하면 단 5분만에 발반사치료의 전 과정을 마칠 수가 있다. 압력의 세기를 조절할 수 있으며 현재 압력이 얼마인지를 확인할 수도 있다.

베큐 플렉스(진공 발치료기)는 내부가 진공 처리된 부츠이며, 이것을 신게 되면 발 전체에 균등한 압력이 가해지므로 모든 반사점을 골고루 자극할 수가 있다.

베큐 플렉스(진공 발치료기)

- 압력의 세기는 조절이 가능하며 현재 압력이 얼마인지 확인할 수도 있다.
- 흡입 압력이 발 주위로 균등하게 유지된다.

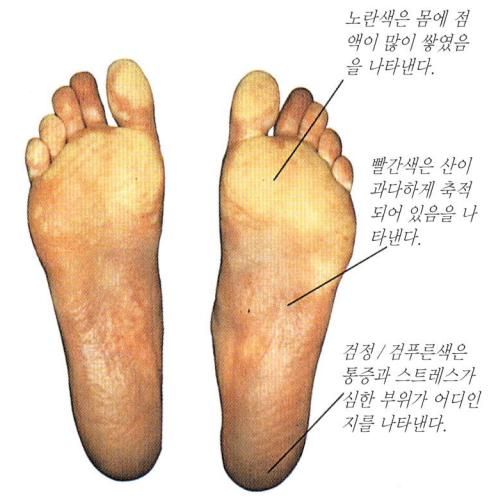

- 노란색은 몸에 점액이 많이 쌓였음을 나타낸다.
- 빨간색은 산이 과다하게 축적되어 있음을 나타낸다.
- 검정/검푸른색은 통증과 스트레스가 심한 부위가 어디인지를 나타낸다.

부츠를 벗었을 때 나타나는 발 색깔은 15~30초간 유지되며, 이 색깔로 울혈이 맺힌 반사점이 어디인지를 알 수 있다.

흰색(여기서는 표시되지 않았지만)은 질환이 만성적이고 오래된 증세임을 나타낸다.

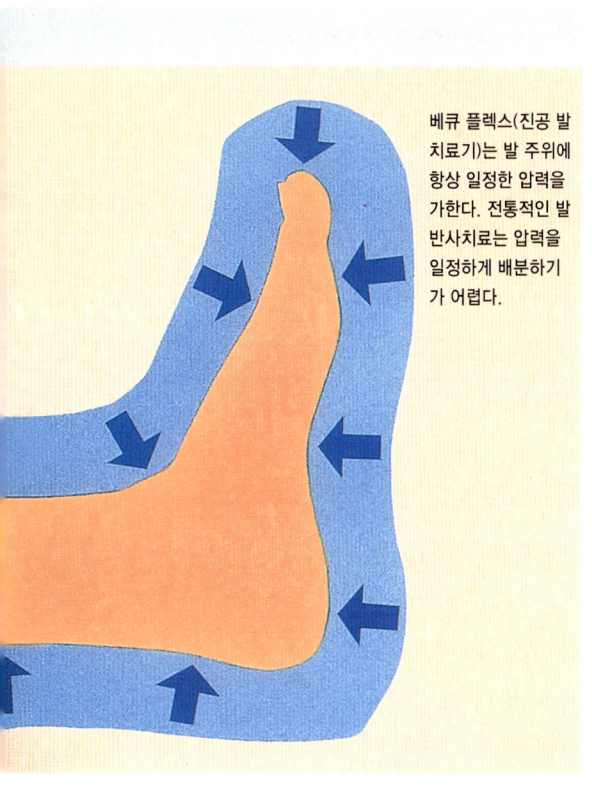

베큐 플렉스(진공 발 치료기)는 발 주위에 항상 일정한 압력을 가한다. 전통적인 발반사치료는 압력을 일정하게 배분하기가 어렵다.

부츠로 인한 압력은 발에 다른 색깔로 표시되는데 대략 15초 정도 지속된다. 이 때 나타나는 색깔은 손으로 마사지를 할 경우 민감하게 반응하는 반사점과 연관이 있다. 색깔은 증세의 심각한 정도에 따라 푸른색, 붉은색, 노란색, 흰색으로 나타난다. 이들 색깔은 치료 과정이 진행됨에 따라 변하게 된다.

신경이 많이 몰려 있어 복부에 있는 뇌로 알려진 태양신경총도 첫번째 단계의 부츠를 이용해서 자극할 수 있다. 이렇게 하면 근육 강직 현상이나 경련 등은 발생하지 않는다. 특히 일반 발반사치료를 받으면 근육 강직이나 경련이 일어나는 경련성 간질 증세를 앓고 있는 어린이에게 많은 도움이 된다.

때로 손으로 하는 지압 기법보다 압력이 강할 것으로 생각하는 사람도 있을 수 있다. 하지만 그렇지 않다. 한 실험에 의하면 엄지손가락 끝에서 나오는 압력은 40에서 80파스칼 사이로 베큐 플렉스를 가장 낮은 단계로 가동시켰을 때의 5.29배에 달한다는 결과가 나왔다. 이렇게 차이가 나는 것은 엄지손가락의 압력이 일정치 않은 데 반해 진공치료기는 5분 동안 일정한 압력을 유지하기 때문이다.

어떤 사람들은 장비의 사용이 환자와 시술자간의 상호작용을 감소시킨다는 것 때문에 불만을 품기도 한다. 하지만 반드시 그런 것도 아니다. 흡입 패드의 동작 역시 신체적인 것을 응용한 것이므로 생체 에너지의 교류는 유효하다. 또한 손으로 하는 긴장완화기법보다 항상 완성도가 높다. 부츠를 착용해 보면 손으로 하는 마사지보다 통증이 덜하다는 사실을 깨닫게 될 것이다. 따라서 아이들에게 이 기계를 사용하면 아주 편안하다. 베큐 플렉스는 정밀하게 만들어진 기계이기 때문에 환자들로 하여금 담당 시술자의 숙련도와 상관없이 항상 완벽하고 효율적인 치료를 받을 수 있다.

베큐 플렉스가 광범위한 질병의 증상을 성공적으로 호전시켜 준다는 증명 결과가 나와 있다. 예를 들어, 특히 척추 통증의 경우 효과가 아주 좋았다. (캐롤 보사이거의 사례 연구 참조, 대체의학 저널, 1989년 발행.)

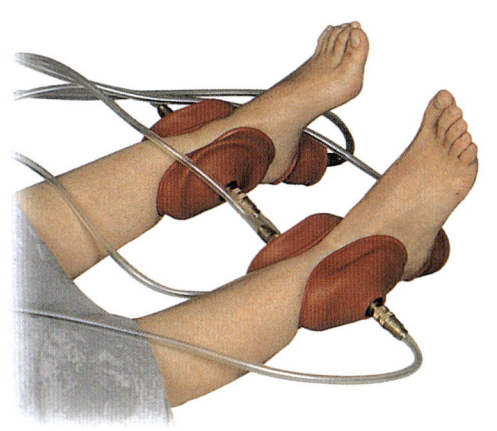

기계를 사용한 치료의 두번째 단계는 팔과 다리를 지나는 경락을 따라 일종의 침술을 이용해 자극을 주는 것이다. 이 방법은 부츠의 진공 시스템과 동일한 흡입 패드를 이용한 것이다.

제13장 발 관리 요령

평균 70년을 살았을 경우 걷는 거리는 70,000마일에 달한다. 이는 전 세계를 2.5회 일주하는 것과 같은 거리이며, 일 년에 1,000마일씩 걸어야 한다는 의미가 된다.[1]

이 얼마나 어마어마한 거리인가. 우리의 발이 신체를 위해 얼마나 많은 일을 하는지, 또 우리가 발을 위해 할 수 있는 일이 얼마나 되는지 생각해 본 적이 있는가? 거의 없을 것이다. 서구에서는 매년 수백만 명에 달하는 사람들이 발 관련 질환과 변형으로 인해 병원을 찾고 있다.

이와 같은 통계자료가 발표되었음에도 불구하고 발을 제대로 관리하는 데에는 관심을 기울이지도 않는다. 건강을 염려하는 사람들도 식품 첨가물과 흡연, 공해물질 등을 멀리하는 식이요법에는 온갖 노력을 기울이면서 제대로 맞지 않는 신발로 인해 건강에 해를 끼친다는 사실은 깨닫지 못하고 있다.

이 아기의 발은 아직 고단한 삶을 살지 않았기 때문에 그 형태가 완벽하며 깨끗하다.

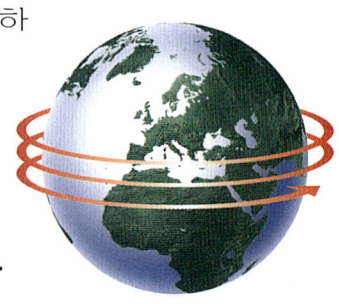

우리의 발은 일생 동안 70,000 마일을 걸어야 한다. 이는 적도를 두 바퀴 반이나 돌아야 하는 거리이다.

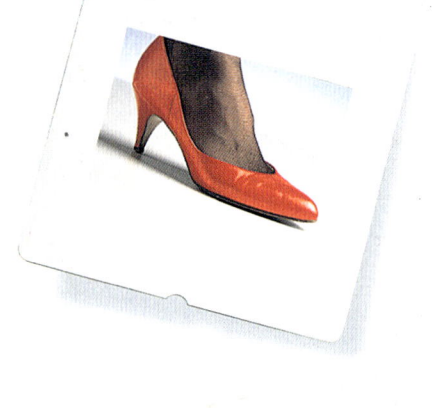

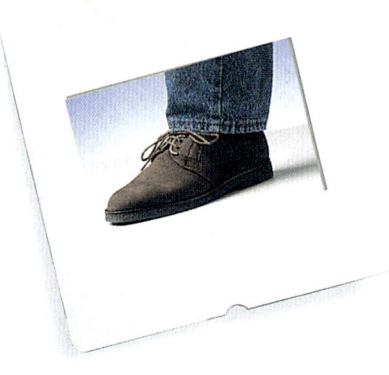

유행을 좇다 보면 우리는 잘 맞지 않는 신발을 신게 된다. 하이힐은 굽이 낮은 신발에 비해 체중이 발 볼에 집중된다.

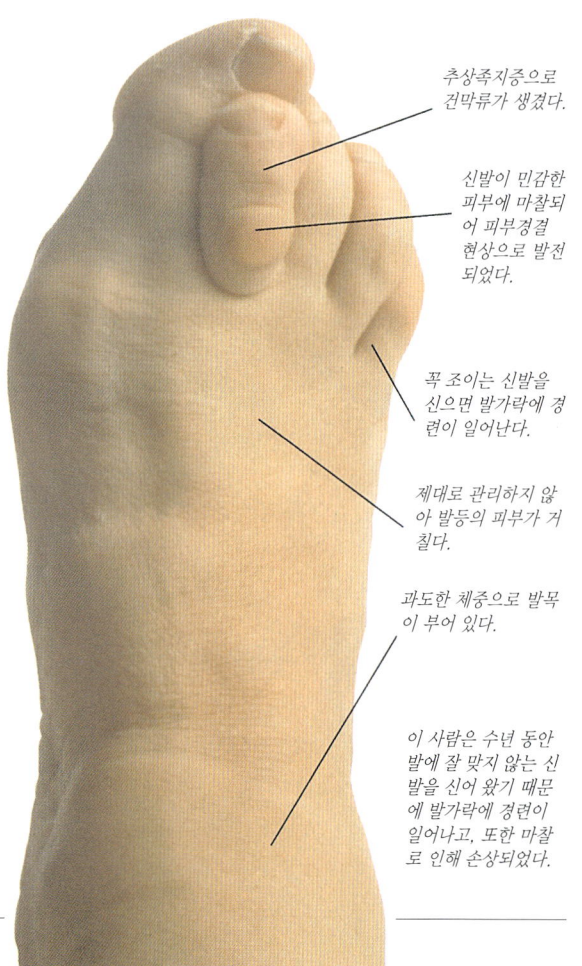

추상족지증으로 건막류가 생겼다.

신발이 민감한 피부에 마찰되어 피부경결 현상으로 발전되었다.

꼭 조이는 신발을 신으면 발가락에 경련이 일어난다.

제대로 관리하지 않아 발등의 피부가 거칠다.

과도한 체중으로 발목이 부어 있다.

이 사람은 수년 동안 발에 잘 맞지 않는 신발을 신어 왔기 때문에 발가락에 경련이 일어나고, 또한 마찰로 인해 손상되었다.

위생

좋은 위생상태를 유지하는 것이 가장 중요하다. 발을 위생적으로 관리하려면 매일 철저히 씻고 각질과 세균을 제거하는 데 중점을 두어야 한다.

보통 발에서 하루 동안 배출되는 수분이 반 컵 정도이다. 피부는 함유된 수분이 어느 정도냐에 따라 부드러워질 수도 있고 부석부석해질 수도 있다. 여기에 마찰이 더해지면 물집이 쉽게 생기고, 신발에서 스며나오는 화학물질로 인해 접촉성 피부염에 걸릴 수 있으며 무좀이나 다른 형태의 세균에 감염되기 쉽다.

가장 흔한 발질환이 아마 취한(臭汗) 과다증(발냄새가 심할 때 의학용어로 취한 과다증이라 함)일 것이다. 발이 덥고 땀이 많아서 박테리아가 번식하기 쉬운 조건일 때 나타난다. 땀을 줄이면 위생상태가 좋아져서 냄새가 줄어들 것이다. 땀을 줄이고 싶을 때는 착용하는 신발에 조금만 관심을 기울인다.

발은 항상 따뜻하고 편안해야 한다. 발의 온도가 변하게 되면 건강이 악화될 수 있다. 예를 들어 아열대 기후에 사는 사람들은 부비동 질환과 콧물, 가슴 관련 질환, 그리고 방광이 약한 것은 어린이들 사이에서 보편적이다. 아이들은 끊임없이 더운 바깥 공기와 찬 실내공기에 번갈아 접촉하기 때문이다. 발의 온도가 급격히 떨어지게 되면 반사점과 경락, 또 이와 관련된 인체기관에 좋지 않은 영향을 끼치게 된다.

기본적인 발 관리 요령

* 발을 세심하게 씻고 철저히 말린다. 특히 발가락 사이를 잘 건조시킨다.
* 발을 "외부 공기"에 노출시킨다. 하루 종일 신발을 신지 않도록 한다.
* 발톱은 가로로 똑바로 깎는다.
* 크림을 발라서 피부를 유연하게 하고 파우더로 여분의 수분을 흡수해서 냄새와 세균감염을 막는다.
* 주기적으로 발톱에 페디큐어를 바르는 것도 좋은 방법이다.
* 주기적으로 세척 및 건조를 시키면 발바닥이 갈라지는 것을 예방할 수 있다.
* 표면이 까칠까칠한 돌이나, 또는 크림으로 딱딱해진 피부를 부드럽게 만들 수 있다.

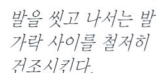

짧게 잘 깎은 발톱

무좀에 걸리지 않으려면 발가락 사이를 철저히 건조시킨다.

발을 씻고 나서는 발가락 사이를 철저히 건조시킨다.

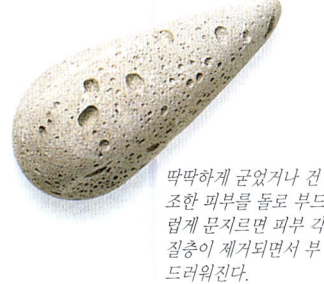

딱딱하게 굳었거나 건조한 피부를 돌로 부드럽게 문지르면 피부 각질층이 제거되면서 부드러워진다.

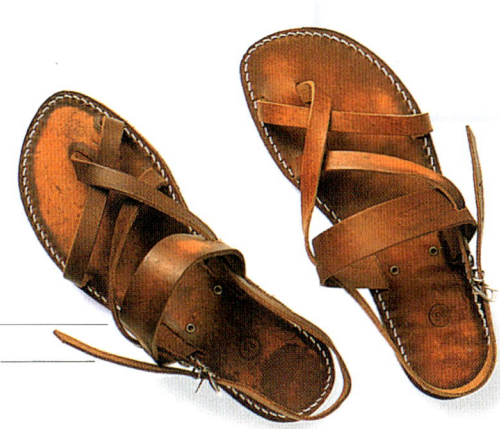

평평한 가죽 샌들이 가장 좋다. 이런 신발을 신으면 공기순환이 원활히 이루어지고 발가락 사이에 수분이 남지 않게 된다.

쉽게 배우는 발반사요법

사례 연구

젊은 남자 환자 한 명이 부비동염과 가슴 질환, 천식을 앓고 있었다. 그는 발반사치료에 적응을 잘하는데도 늘 천식이 재발하였고 감기도 잘 걸려서, 이 환자의 일상생활을 점검해 보기로 하였다.

그는 아침잠에서 깨면 따뜻한 침대에서 바로 일어나 마당(찬 이슬로 덮인 잔디밭)으로 개를 데리고 나가 신문을 집어 온다. 그리고는 집 안으로 들어와 샤워를 하고 맨발로 타일바닥을 걸어다닌다.

발의 온도가 급격히 변화하면 몸 전체에 좋지 않은 영향을 끼친다. 이로 인해 감기와 천식에 걸리게 되는 것이다.

그래서 나는 환자에게 발의 온도가 일정하도록 맨발로 돌아다니기보다는 신발을 신을 것을 권했다. 그의 상태는 매우 많이 개선되었다.

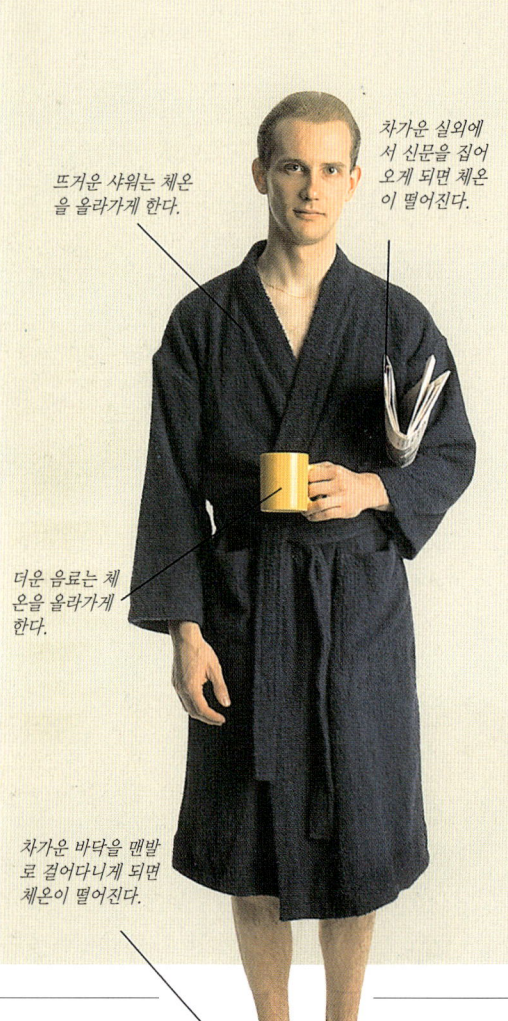

따뜻한 침대에서는 체온이 올라가 있다.

축축한 잔디밭으로 나가면 체온이 급격히 떨어진다.

뜨거운 샤워를 하면 체온이 다시 상승한다.

차가운 타일 바닥을 돌아다녀서 체온이 다시 떨어졌다.

뜨거운 샤워는 체온을 올라가게 한다.

차가운 실외에서 신문을 집어 오게 되면 체온이 떨어진다.

더운 음료는 체온을 올라가게 한다.

차가운 바닥을 맨발로 걸어다니게 되면 체온이 떨어진다.

만일 맨발로 돌아다니는 것을 좋아한다면 발의 체온을 일정하게 유지되도록 신경을 쓴다. 급격한 체온의 변화는 감기와 천식을 일으킨다.

환자의 체온이 급격히 변화되면 발반사 치료효과에도 좋지 않은 영향을 준다.

178

신발, 양말, 팬티스타킹

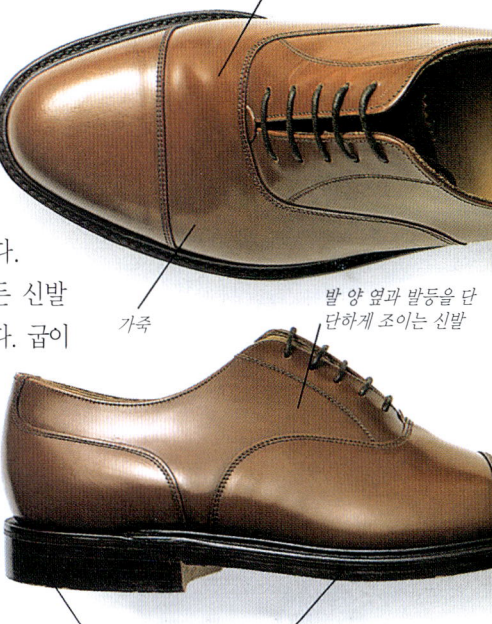

신발의 넓이가 넉넉하고 여유가 있는 신발

가죽

발 양 옆과 발등을 단단하게 조이는 신발

굽이 낮은 신발

일체형 밑창

대부분 사람들의 발은 혹사당하고 있다. 왜냐하면 발에 잘 맞지 않는 신발을 신기 때문이다. 시중에 나와 있는 신발 중에는 인간의 발모양을 고려한 디자인의 신발이 전혀 없다. 이는 발 옆에 신발을 놓고 그 모양을 비교하면 바로 알 수 있다. 둘째, 세상에서 양쪽발이 똑같은 사람은 하나도 없다는 사실이다. 항상 한쪽 발이 다른쪽 발보다 약간 크다.

체중과, 인체균형, 나아가 척추에까지 좋지 않은 영향을 끼치는 최악의 요건은 아마 하이힐일 것이다. 합성소재로 만든 신발도 환기가 제대로 이루어지지 않아 곰팡이에 감염될 우려가 있으므로 피해야 한다. 고무나 플라스틱으로 만든 신발 역시 발 호흡에 방해가 된다. 굽이 낮으면서 가볍고 가죽이나 천연섬유로 만든 신발이 가장 좋다. 따라서 이런 조건에 맞춰 신발을 고르도록 한다.[2]

합성소재로 만들어진 양말과 스타킹도 땀을 증가시킬 가능성이 있으므로 피해야 한다. 나일론이나 혼방사로 만든 양말보다는 100 퍼센트 면이나 모직으로 만든 양말을 고른다.

천연섬유 양말(100% 모직이나 면)이 발 건강에 가장 좋다.

발을 보호하기 위해서는 넓이가 넉넉하게 맞고 굽이 낮은 가죽 신발을 고른다.

라벤더

발 관리

발 씻기

유명한 식물학자이자 시술자인 모리스 메세그는 자신의 환자를 치료할 때 식물을 응용한 발 세척을 매우 중시한다. 그는 삼투현상이야말로 가장 효과적인 치료법이라고 믿고 있다. 왜냐하면 같은 성분을 복용했을 때보다 식물의 치료성분이 피부를 뚫고 들어가서 감염부위에 도달하는 속도가 더 빠르기 때문이다. 발과 손을 씻을 때는 엉덩이까지 잠기게 하거나 온몸을 담그는 방법이 좋다고 한다. 우리 몸 중에서는 손과 발이 가장 수분을 잘 흡수하기 때문이다.

말린 허브나 방향제가 첨가된 오일을 뜨거운 물에 타면 준비가 다 된 것이다. 발을 씻을 때는 가능한 한 뜨거운 물(끓는 물은 아님)로 하는 것이 좋다. 아침에 일어나 공복시에 실시하되 8분이 넘지 않도록 한다.

마요라나(박하를 닮은 약용식물)

식물을 사용해서 발을 씻게 되면 식물성 성분이 효과적으로 피부 속으로 침투할 수 있다.

라벤더나 마요라나를 발을 씻을 때 사용하면 효과가 좋다.

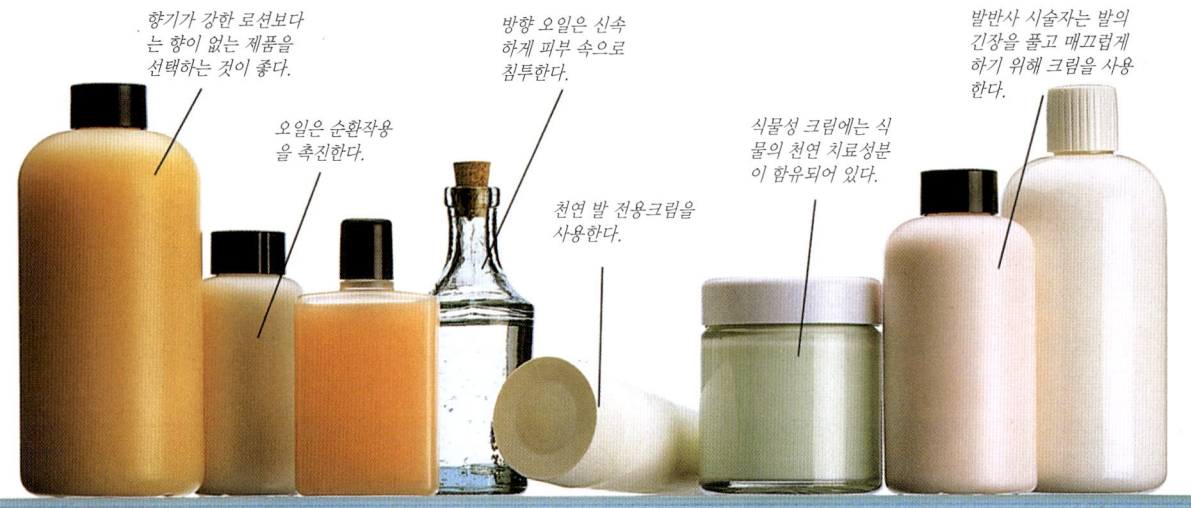

향기가 강한 로션보다는 향이 없는 제품을 선택하는 것이 좋다.

오일은 순환작용을 촉진한다.

방향 오일은 신속하게 피부 속으로 침투한다.

천연 발 전용크림을 사용한다.

식물성 크림에는 식물의 천연 치료성분이 함유되어 있다.

발반사 시술자는 발의 긴장을 풀고 매끄럽게 하기 위해 크림을 사용한다.

치료 중에 사용할 수 있는 크림이나 오일

크림과 오일

치료 마지막 단계에서 환자의 긴장을 풀고 순환작용을 촉진시키기 위해 식물성 연고나 오일을 사용할 수 있다. 자가치료를 마친 후나 아니면 단순히 발의 긴장을 풀고 활력을 되찾기 원할 때 이와 같은 정기적인 휴식 시간을 갖는 것은 좋은 발상이다. 시중에 나와 있는 발 전용 크림은 많이 있지만, 방향 오일이나 식물성 크림 같은 천연식물을 원료로 사용한 제품을 쓰는 것이 좋다. 이런 천연식물 제품에는 몸에 좋은 치료성분이 포함되어 있기 때문이다.

발 전용 화학 스프레이는 피하도록 한다. 이런 것들은 땀구멍을 막아서 땀샘을 통해 분비작용을 하지 못하도록 방해한다. 인체 스스로 발한작용을 하도록 놓아 두어야지 이를 막는 것은 좋지 않다. 발에서 땀이 과도하게 난다는 것은 어딘가 균형이 깨졌음을 의미하는 것이며 이를 무시해서는 안 된다.

기타 보조용품

요즘 시중에는 많은 "발 보조 용품"이 나와 있다. 발반사치료용 매트, 목재나 플라스틱으로 만든 롤러, 브러시, 전기 작동 기구, 다양한 크기의 구슬 등이 그것이다. 이들 용품은 발의 긴장을 풀어 주고 임파관의 순환을 원활하게 하지만 과도한 자극이 가해지지 않는 한도에서 사용해야 한다. 왜냐하면 이런 제품이 건강을 유지하는 데 도움은 될 뿐 특정 질환을 치료하기 위한 것은 아니기 때문이다.

"롤러" 타입의 제품을 사용할 때는 일정한 방법으로 가벼운 압력이 발 전체로 골고루 전달되도록 발바닥과 옆면에 대고 굴려 준다. 특정 반사점에 집중할 필요는 없다. 이 방법을 사용할 때는 매일 각각의 발에 10분 정도씩 굴려 준다.

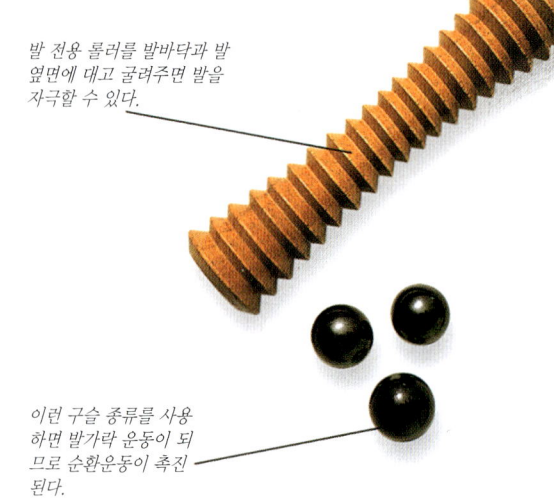

발 전용 롤러를 발바닥과 발 옆면에 대고 굴려주면 발을 자극할 수 있다.

이런 구슬 종류를 사용하면 발가락 운동이 되므로 순환운동이 촉진된다.

롤러나 구슬을 주기적으로 사용해서 발을 운동시키고 자극한다.

운동

주기적으로 올바른 발 운동을 하면 발 모양을 좋은 형태로 유지할 수 있을 뿐 아니라 형태가 변형되는 것을 막을 수 있다. 물리요법사들이 권하는 특정 운동을 하게 되면 만성적인 발 관련 질환의 경우 탁월한 효과를 가져올 수 있다. 집이나 사무실에서 할 수 있는 간단하고 쉬운 운동 방법을 소개하겠다. 이 방법은 언제나 기회가 있을 때마다 손쉽게 할 수 있고 발 건강에도 매우 좋다.

걷는 것은 가장 훌륭하고 간단한 운동방법이다. 가능한 한 자주 맨발로 걷도록 한다. 맨발로 사는 사람들은 발이 변형될 가능성이 줄어든다. 여태까지는 천연 발 마사지가 가장 좋은 방법이었다. 그리고 아마 어떤 용품을 사용하는 것보다도 효과가 탁월할 것이다. 맨발로 모래사장이나, 잔디밭, 맨 흙을 거닐어 보라. 발이 지면과 접촉되어 천연 마사지 효과를 느낄 수 있고, 발을 통해 에너지가 전달되어 활력과 기운이 되살아나는 것을 느낄 수 있을 것이다.

발 운동

1. 발을 유연하게 하기 위해 둥글게 돌려 준다.

2. 인대와 건을 강하게 하려면 구슬을 발가락으로 집어올리는 연습을 한다.

3. 발의 족궁을 강하게 하고 싶으면 발을 평평하게 편 상태로 발가락만 아래로 구부러뜨리면 된다.

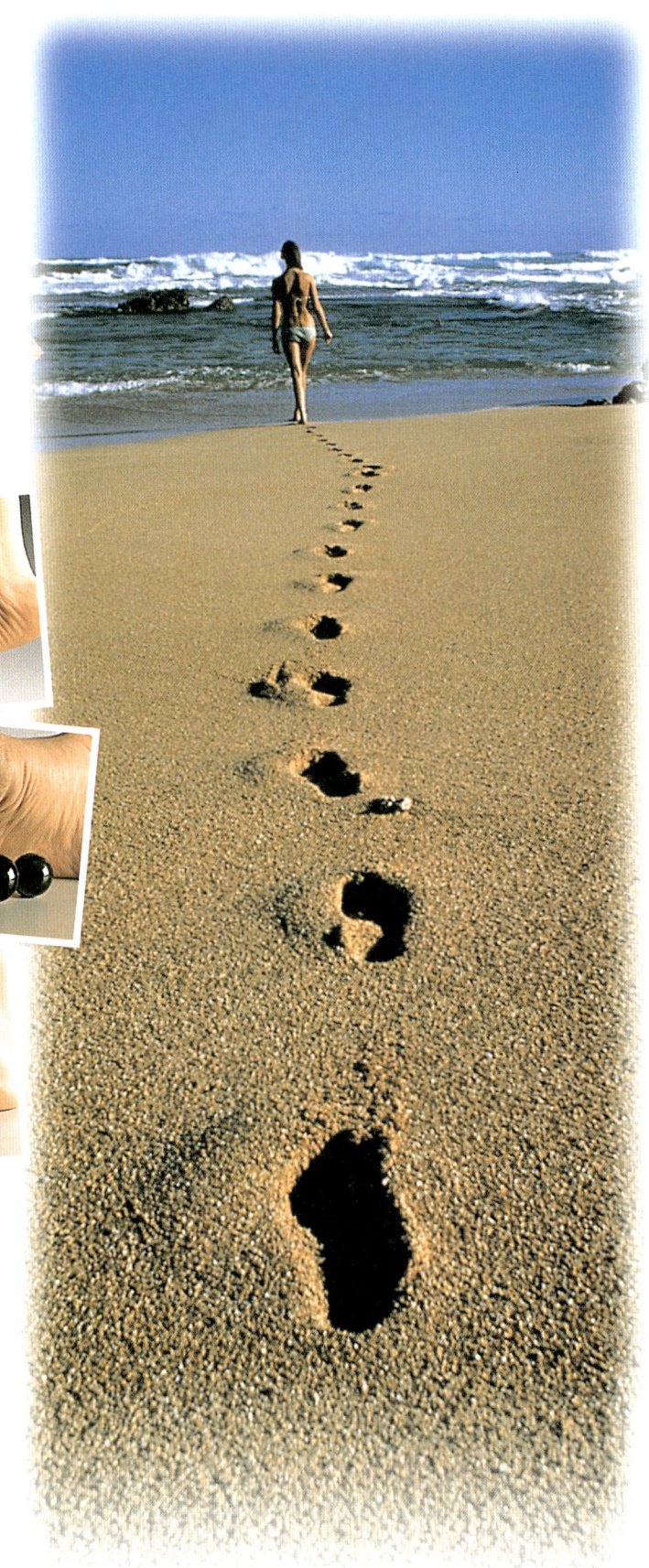

맨발로 걷는 것은 가장 훌륭한 발 운동이다.

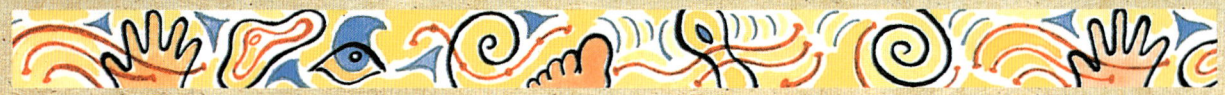

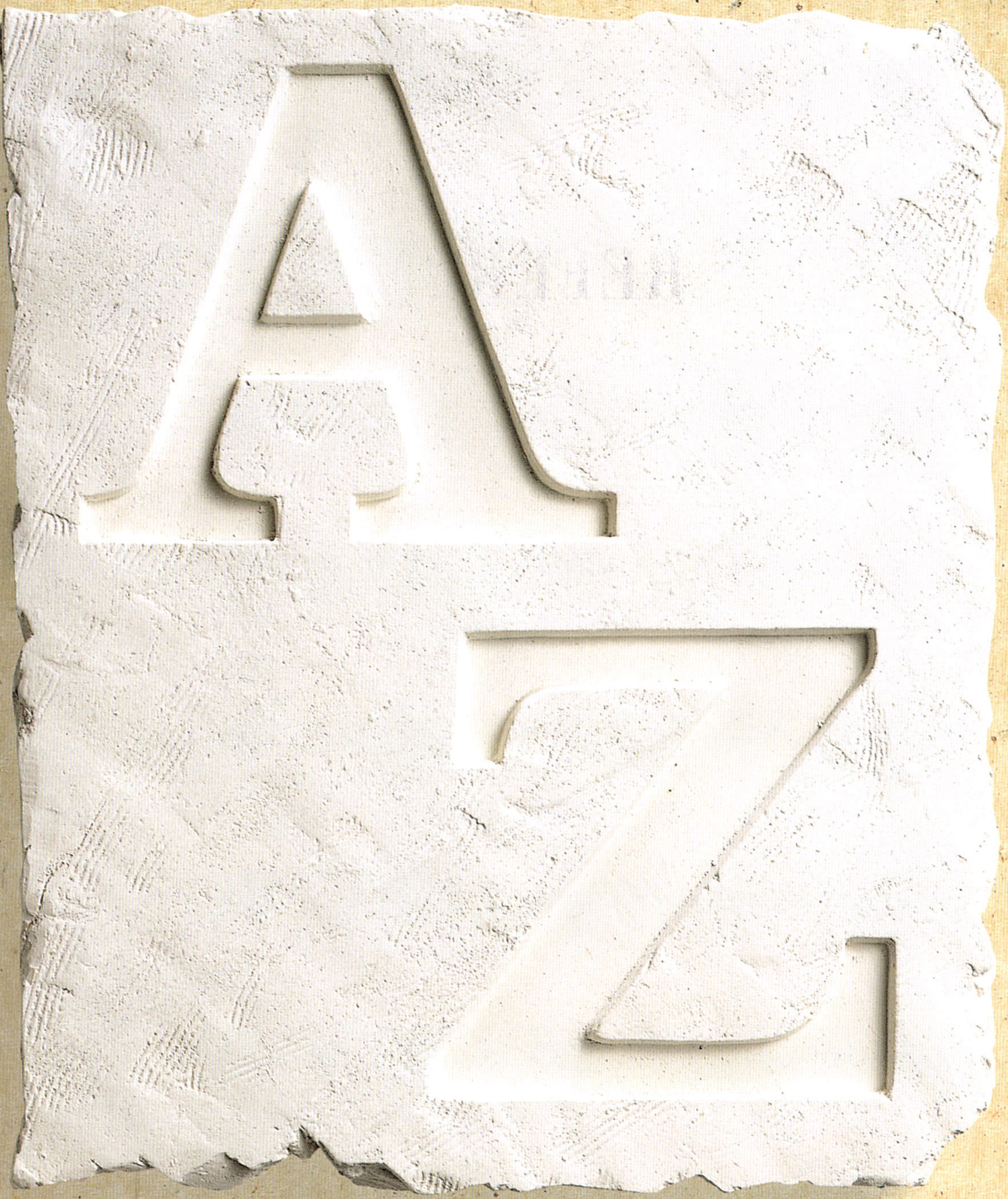

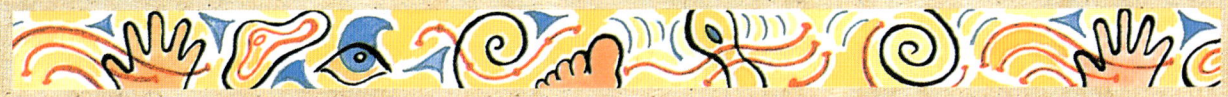

제 4 부

참고자료

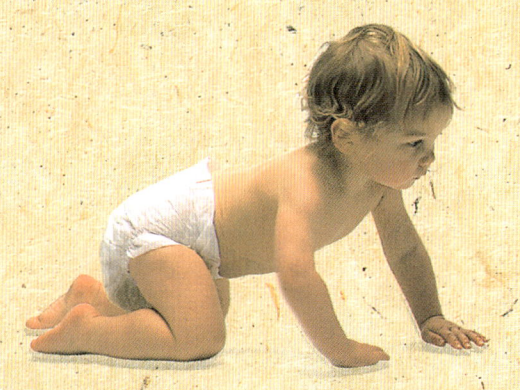

용어 설명

A

abdominal (복부-) 배를 포함하는 부위, 인체의 가슴에서 골반 사이 부분.

achilles' tendon (아킬레스건) 장딴지의 가자미근 및 비복근에서 발꿈치까지 연결되는 부분.

acne (여드름) 보통 청소년기에 호르몬의 균형이 깨져 일어나는 피부 질환.

acupressure (예압술, 銳壓術) 침술의 기본 원리에 입각한 치료 방법인 것은 같지만 침 대신 지압을 이용하여 기를 불어넣는 치료법이다.

acupuncture (침술, 鍼術) 인체 내에 기의 흐름이 원활하지 못하거나 막혀 있을 때 행하는 중국 전통 치료 방법. 날카로운 침을 특정 인체 부위에 찌르되 에너지가 지나가는 자리라고 생각하는 지점을 경혈로 보아 침을 놓았다.

adrenal gland (부신) 신장 바로 위에 있는 기관으로 두 개로 이루어져 있다.

adrenalin (아드레날린) 스트레스를 받으면 부신에서 분비되어 심장 박동 등을 증가시키는 물질.

adrenocortical (부신피질-) 부신의 바깥 부분.

anesthetic (마취-, 마취제) 의식 또는 감각의 상실, 그러한 상실을 일으키는 물질.

angina pectoris (협심증) 가슴 아랫부분의 심한 통증으로, 주로 왼쪽에 생긴다.

anorexia nervosa (신경성 식욕부진) 극도로 식욕을 떨어뜨리거나 급격한 체중 감소를 야기하는 정신적 이상 상태.

antiallergic (항알레르기제) 알레르기 반응을 감소시키는 물질.

antiinflammatory (항염증제) 염증을 덜어주는 물질.

appendix (충수) 소장과 맹장을 연결하는 벌레 모양의 기관으로, 오늘날 인간의 소화 작용에 아무런 역할을 하지 못하게 된 기관이다.

arthritis (관절염) 감염, 외상 등 여러 가지 원인으로 관절에 생긴 염증성 변화.

asthma (천식) 기도가 좁아져 폐에 있는 기관지가 경축되는 현상.

athlete's foot (무좀) 발가락 사이의 피부에 주로 발생하는 곰팡이균의 감염.

aura (오라) 눈에 보이진 않지만 인간 주변에 존재하는 에너지층. 건강 상태나 정서, 정신, 영혼 등을 가리킨다. 라틴어로 산들바람을 뜻하는 단어에서 파생되었다.

autonomic nervous system (자율신경계) 체내 기관으로 근육, 선(腺) 등의 무의식적인 행동을 관장한다.

B

bile (담즙) 탁하고 기름기 있는 용액으로 간에서 만들어진다. 인체가 지방질을 소화할 수 있도록 돕는 역할을 한다.

bronchi (기관지) 기관(氣管)의 주요 줄기.

bunion (건막류) 엄지발가락의 기저 관절에서 나타나는 염증성 변형으로, 무지외반증이라고도 한다.

bursitis (윤활낭염) 관절의 윤활액을 싸고 있는 윤활낭(점액낭)에 생기는 염증.

D

calcaneus (종골) 발꿈치뼈.
callus (피부경결) 지속적인 마찰로 인해 피부가 딱딱하게 굳는 현상으로, 굳은살 또는 티눈이라고도 한다.
candida/candida albicans (칸디다/ 칸디다 알비칸스) 피부와 점액질에 영향을 주는 곰팡이균으로, 아구창을 일으킨다.
cardiovascular system (심혈관계) 혈액을 온몸에 전달하는 방대하고 복잡한 혈관 계통.
carpal tunnel syndrome (수근관 증후군) 손목 앞쪽의 작은 통로인 수근관이 여러 가지 원인으로 좁아져 여기를 지나가는 정중신경이 압박을 받음으로써 이 신경이 지배하는 영역인 손바닥과 손가락에서 통증 등 이상 증상이 나타나는 것을 말한다.
central nervous system (중추신경계) 인체에서 뇌와 척수로 이루어져 있는 신경계이다.
cerebral cortex (대뇌피질) 대뇌의 반구에 있는 얇은 외층.
cervical (경부-) 목 부위.
ch'i (or qi) (기, 氣) 생명력을 뜻하는 중국어.
chiropody (족학) 발 관련 질환을 진단하고 치료하는 분야.
chronic (만성) 오랜 기간 지속되는. 변화가 거의 없거나 매우 느린 상태.
coccygeal (미골-) 척추 맨 아래에 있는 작은 뼈.
colic (산통, 疝痛) 복부 장기의 평활근이 경련을 일으키는 등 여러 가지 원인으로 주기적으로 나타나는 복부의 격통이다.
constipation (변비) 장의 연동 운동이 어렵거나 뜸한 상태.
corn (티눈) 딱딱하게 굳은 피부가 집중되어 있는 곳으로, 보통 발가락 관절 부위에 흔하다.
cortisone (코르티손) 부신피질 호르몬의 하나로, 약제는 항염증성 물질로 쓰인다.

D

detoxification (해독) 인체에서 독성을 제거하는 과정.
diabetes mellitus (당뇨병) 췌장에서 생성되는 인슐린의 양이 적거나 전혀 없는 상태로, 혈당 수치가 높아져 낮추지 않으면 과혈당증으로 혼수상태에 빠질 수도 있다.
diaphragm (횡격막) 복강과 흉강을 가르는 근육층.
diarrhea (설사) 묽은 변을 자주 보는 증세.
duodenum (십이지장) 소장의 맨 처음 부분.

E

eczema (습진) 피부의 표피와 진피상층(眞皮上層)에 생기는 염증성 질환으로, 가려움, 홍반, 부종, 진물 등의 증상을 보인다.
edema (부종) 피부 표면 아래에 물이 고여 부풀어 오른 상태.
element (성분, 요소) 모든 물질세계를 구성하고 있다고 생각하는 네 가지 물질, 즉 흙, 바람, 불, 물이다. 중국인은 이 요소를 다섯 가지(土, 金, 水, 木, 火)라고 생각해서 오행의 원리를 주장했다.
endocrine glands (내분비선) 인체의 중심이 되는 선(腺)으로 호르몬을 분비하는 일을 담당한다.
endorphin (엔도르핀) 뇌에서 만들어지는 화학물질군으로 진통 작용을 한다.
esophagus (식도) 연동 작용을 통해 음식물을 위장으로 전달하는 관.
estrogen (에스트로겐) 난소에서 생성되는 호르몬으로, 여성의 2차 성징 발달에 필요하다.
eustachian tube (유스타키오관) 귀 중간 부분에서 후두 뒤편으로 이어지는 관.

F

fallopian tube (난관) 난소 부근에 있는 근육 통로로, 배란된 난자가 이동하는 통로이다.
feces (대변) 장에서 배출되는 배설물.
fibrositis (섬유염) 체내 결합조직의 염증.
flatulence (고창, 위창자내공기참) 위나 장에 과도한 가스가 생성되는 증상.

G

gall bladder (담낭) 간에 붙어 있는 주머니로, 지방질의 소화를 돕는 담즙을 저장했다가 소화 작용이 이루어질 때 분비한다.
gastritis (위염) 위장의 염증.
gastro-intestinal (위장-) 위 및 장과 관련이 있는.
gout (통풍, 痛風) 요산의 축적으로 인해 생기는 관절의 염증.

H

hammertoe (추상족지증, 槌狀足指症) 발가락 관절 중간 부분이 굽어 다른 발가락 위로 솟아올라 있는 상태로, 맨 위에 있는 관절이 대개 아래쪽을 향해 굽어 있다.
hernia (탈장) 체내 장기가 제자리에서 벗어나 다른 조직을 통해 빠져나오거나 돌출되는 증상으로, 복부에서 가장 많이 볼 수 있다.
herpes (헤르페스, 포진) 1형 또는 2형 단순포진 바이러스에 의한 감염질환으로, 피부나 점액질에 작은 수포가 집합되어 있는 것이 특징이다.
holistic (전체론) 인간을 육체, 정신, 영혼이 어우러진 전체로 보고 치료하려는 주의로, 그리스어에서 전체를 뜻하는 holos에서 나왔다.
hormone (호르몬) 살아 있는 세포에서 만들어지는 물질로, 세포의 활성화에 영향을 미친다.
hypoglycemia (저혈당증) 혈액 속의 포도당 농도가 여러 가지 원인으로 정상 수치 이하로 감소해 다양한 증상을 나타내는 상태이다.
hypothalamus (시상하부) 뇌의 일부로서 배가 고프다거나 갈증이 나는 등의 인체 기능을 제어하는 중심부가 모여 있다.

I

iatrogenic disease (의인병) 의료 행위로 인해 생긴 병.
ileocecal valve (회맹 판막) 소장의 끝부분인 회장과 대장의 시작점인 맹장의 경계에 있는 판막으로, 대장의 내용물이 소장으로 역류하는 것을 차단한다.
immune system (면역체계) 면역반응에 관여해 감염이나 질병으로부터 신체를 보호하는 생체 시스템이다.

J

jing (정, 晶) 생명의 근원을 뜻하는 중국어.

K

kirlian photography (키를리안 사진술) 인간 주변에 있는 전기 에너지를 필름에 저장하는 과정으로, 대체의학에서 진단용으로 사용한다.

L

lachrymal gland (누선, 눈물샘) 눈물을 분비하는 눈 바깥쪽에 위치한 선.
ligament (인대) 뼈와 뼈를 연결하는 강한 섬유성 결합조직.
lumbar (요추-) 척추에서 맨 아래 갈비뼈와 골반 사이에 있는 부분.
lumpectomy (종괴절제술, 유방보존술) 유방암 치료에서 유방의 종양을 제거하는 수술.
lymph node (림프절) 내부에 각종 림프구 등 백혈구가 함유되어 있어 외부 물질 등에 대해 면역 작용을 하는 면역기관의 일종이다. 목이나 겨드랑이, 서혜부 등 전신에 분포하고 병에 걸리면 이 조직이 커진다.
lymphocytes (림프구) 백혈구의 한 종류로 크게 B 림프구, T 림프구와 자연살상세포로 나뉘며, 체내 면역 반응에 중추적인 역할을 한다.

M

malignant (악성-) 주로 진행성으로 악화되어 침윤 및 전이를 특징으로 하는 종양을 이른다.

mastoid (유양돌기) 귓바퀴 뒤편 아래쪽에 위치하고 꼭지 모양으로 아래로 뻗은 관자뼈의 일부분으로, 내부에 공기가 들어 있는 공간이 있어 중이 고실의 환기를 담당하는 통로 역할을 한다.

ME(myalgic encephalitis) (근육통성 뇌염) 만성 피로와 근육통 등 기타 증상들을 동반해 일상 활동을 수행하는 능력에 제한을 가져오는 만성 피로 증후군(chronic fatigue syndrome, CFS)이다.

melanin (멜라닌) 피부나 머리카락 등에 있는 흑갈색 또는 흑색의 색소.

meridian (경락) 생체 에너지가 돌아다니는 통로로, 손, 발, 몸, 머리에는 주요 경락이 12개가 지나가고 있다. 중국 침술에서는 인체에 있는 경락이 모두 59개라고 하였으며, 인디언들은 수백 개의 경락이 있다고 믿었다.

metabolism (신진대사) 생체 내에서 일어나는 물질의 분해 및 합성과 같은 화학 변화.

metacarpal (중수골, 손허리뼈) 손목과 손가락 사이에 있는 뼈.

metatarsal (중족골, 발허리뼈) 발목과 발가락 사이에 있는 뼈.

N

neural/neurological (신경/신경학-) 신경조직에 관한.

neuralgia (신경통) 일정한 신경 경로를 따라 발작적으로 일어나는 심한 통증.

noradrenalin (노르아드레날린) 노르에피네프린(norepinephrine)이라고도 하며, 스트레스나 위험 상황에서 부신에서 분비되어 혈압 상승 등을 일으키는 물질.

O

osteopathy (정골의학) 관절을 처치하는 기법으로 요즘은 정형외과에서 담당한다. 카이로프랙터처럼 척추를 중점으로 다룬다. 1870년대 미국의 정형외과 치료 의사였던 앤드류 테일러 스틸에 의해 발전됐다.

osteoporosis (골다공증) 칼슘이 고갈되어 뼈가 약해지는 병.

ovary (난소) 여성의 생식선.

P

pancreas gland (췌장선) 소화액을 분비하는 선. 혈당을 조절하는 인슐린은 췌장에서 만들어진다.

parasympathetic nervous system (부교감신경계) 교감신경계와 함께 자율신경계를 구성하며, 소화 및 에너지 보존 기능을 한다.

parathyroid gland (부갑상선) 갑상선의 뒤쪽에 위치한 내분비 기관으로 상하좌우 4개의 작은 조직으로 되어 있으며, 부갑상선호르몬을 생성하고 분비한다.

pathological (병리학-) 생체 조직이 부자연스럽게 파괴되어 가는 과정.

pelvis (골반) 척추와 양쪽 다리를 이어주는 골격으로, 2개의 무명골(볼기뼈: 좌골, 장골 및 치골로 이루어짐), 천골(엉치뼈)과 미골(꼬리뼈)로 구성된다.

pericardium (심낭) 심장을 둘러싸고 있는 2겹의 심장막.

peripheral nervous system (말초신경계) 인체의 중추신경계에 연결된 운동 및 감각 신경(43쌍)으로 이루어진 신경계이다.

phalanges (지골) 손가락뼈 및 발가락뼈.

phlebitis (정맥염) 정맥벽에 염증성 침윤이 있고 통상적으로 강 내에 혈전이 형성되며 이환부에 부종, 경직 및 동통을 수반한다.

pineal gland (송과체, 솔방울샘) 머리의 가운데에 있는 솔방울 모양의 내분비 기관으로, 수면을 조절하는 호르몬인 멜라토닌을 생성하고 분비한다.

pituitary gland (뇌하수체) 뇌의 가운데에 있는 내분비 기관으로, 여기서 분비된 호르몬들은 내분비계의 다른 기관들에 작용하여 호르몬 분비를 자극하므로 뇌하수체는 우리 몸에 중요한 호르몬들의 분비를 총괄한다.

plantar wart (발바닥 사마귀) 희고 딱딱한 피부가 붙어 자라는 것으로, 중심 부위는 보통 검은색을 띠고 발바닥에 주로 나타난다.

polarity therapy (극성 요법) 전체론적 치료법으로, 인간은 정신의 영향을 받는 존재라는 전제에서 출발해 인체의 에너지가 자유로이 흐를 수 있을 때가 건강한 상태라고 주장한다. 오스트리아 출신의 자연 요법 전문가, 척추 지압 요법 전문가이자 정골요법 의사이기도 한 랜돌프 스톤에 의해 발전됐다.

progesterone (프로게스테론) 여성의 성호르몬으로, 수정란을 배양하기 위한 준비를 하고 임신을 유지하는 역할을 한다.

prostate gland (전립선) 남성의 방광과 요도 입구에 위치한 선.

psoriasis (건선) 피부에 생기는 이상 증세로 건조해지거나 가려움증을 일으킨다.

R

rectum (직장) 대장의 끝에서 항문까지의 부분.

reflex (반사) 자극에 대해 의식과는 무관하게 기계적으로 일어나는 신체의 국소 반응이다.

rigid toe (강직성 발가락) 엄지발가락과 중족골의 유착으로, 발가락이 비정상적으로 뻣뻣해진다.

S

sacrum (천골) 요추 바로 아래에서 골반을 구성하는 삼각형 모양의 뼈로, 5개의 천추가 융합되어 형성된 것이다.

sciatica (좌골신경통) 좌골신경의 압박, 손상, 염증 등으로 인해 좌골신경 관련 부위(대퇴부, 종아리, 발 등)를 따라 방사하여 나타나는 통증이다.

seminal vesicle (저정낭) 정관 팽대부 끝부분에 달려 있는 일종의 주머니로, 정액을 구성하는 점액질의 액체를 분비한다.

shiatsu (시아추) 일본어로 '지압'을 의미하는 일본식 전통 지압 치료법으로, 손가락이나 엄지, 손바닥을 이용해 600여 개의 침을 놓는 지점에 지압을 접목시킨 치료 기술이다.

sinusitis (부비동염) 부비동(코 주위의 얼굴 뼈 속에 있는 빈 공간) 점막에 발생한 염증성 질환으로, 흔히 축농증이라고 불린다.

solar plexus (태양신경총) 위장의 뒤에 위치하는 신경 얼기로, 복강신경총(celiac plexus)이라고도 한다.

spleen (비장, 지라) 체내 최대의 림프 기관으로, 왼쪽 신장과 횡격막 사이에 위치하고 둥글고 해면 모양으로 생겼다. 혈액 속의 혈구 세포를 만들거나 제거하는 데 관여한다.

stimulus (자극) 인체의 반응을 일으키는 일종의 행동 또는 작용.

sympathetic nervous system (교감신경계) 부교감신경계와 함께 자율신경계를 이루며, 심장 박동 촉진, 소화 과정 억제 등 부교감신경계와 반대의 작용을 한다.

T

talus (거골) 발목을 이루는 뼈들 중 가장 위쪽에 있고 종아리뼈인 경골 및 비골의 바로 아래 위치한다.

tendon (건, 힘줄) 근육을 뼈에 부착시키는 매우 강하고 유연하며 탄력성이 없는 섬유성 조직이다.

tennis elbow (팔꿈치 관절염) 팔꿈치의 바깥쪽 돌출된 부위에 염증이 생겨 통증을 일으키는 증상으로, 의학용어로는 상과염(epicondylitis)이라고 한다.

testis (고환) 음낭 내에 한 쌍으로 있는 타원형 기관으로, 정자를 만든다.

testosterone (테스토스테론) 남성의 성호르몬으로, 정자의 생성을 촉진하고 남성의 2차 성징을 담당한다.

thoracic (흉부-) 가슴 부위.

thrombosis (혈전증) 혈관 내에서 혈액이 응고되어 생긴 덩어리인 혈전에 의해 발생되는 질환이다.

thymus gland (흉선) 흉골의 뒤, 심장과 대동맥의 앞에 위치하는 림프 면역 기관으로, 신생아 때부터 발육하여 사춘기에 가장 커졌다가 그 후로 점점 크기가 작아져 성인에서는 상당 부분 지방으로 대체된다.

thyroid gland (갑상선) 목의 한가운데에서 앞으로 튀어나온 물렁뼈 아래에서 나비 모양으로 기도 주위를 감싸고 있는 내분비 기관으로, 갑상선호르몬과 칼시토닌을 생성하고 분비한다.

tinnitus (이명) 외부로부터 청각적인 자극이 없는 상황에서 소리가 들린다고 느끼는 증상이다.

tonsil (편도) 인두의 입구를 둘러싸듯이 하고 점막상피의 하층에 존재하는 림프 조직으로, 세균 등의 물질로부터 일차적으로 우리 몸을 방어한다.

toxin (독소) 생물체가 생성하는 독성이 강한 물질.

trachea (기관) 후두 바로 아래에서 시작하여 양측 주 기관지로 분지되기 전까지의 기도로, 엄지손가락 정도 굵기의 관 모양을 하고 있다.

triple burner (삼초경) 해부학적으로 실제 기관이 있는 것은 아니며, 체액을 순환시키고 교환하는 역할을 한다. 중국인들은 인체의 모든 기관이 삼초경의 인도를 받는다고 생각했다.

U

ureter (요관) 신장에서 방광으로 소변을 운반해주는 가늘고 긴 관.

urethra (요도) 방광에 모인 소변을 체외로 배출하는 관.

V

varicose vein (정맥류) 피부 바로 밑으로 보이는 정맥이 늘어나 피부 밖으로 돌출되어 보이는 질환으로, 주로 다리에서 나타나 하지정맥류라고도 한다.

vas deferens (정관) 고환에서 생성되어 부고환을 거친 정자를 정낭으로 이동시키는 가늘고 긴 관이다.

vascular (혈관-) 혈액이 이동하는 통로.

viscera (내장) 흉부와 복부에 자리한 기관.

W

web (지간막) 손가락과 손가락 사이를 연결하는 조직.

whitlow (표저, 瘭疽; 생인손) 손발톱 주위에 생기는 염증.

Y

yin/yang (음/양) 중국 전통 사상에서 대립적인 요소의 조화를 일컫는 말로, 남성과 여성, 빛과 어둠, 긍정과 부정 등이 있다. 음/양은 각 원소마다 내부에 대립하는 상대의 씨앗을 품고 있음을 보여주는 것으로, 이 두 요소가 둥글게 균형을 이루어야 할 필요성을 강조한다.

Z

zone therapy (구역 치료법) 현대 발반사 요법의 기본 원리로, 인체를 구역으로 나누어 그에 해당하는 발 부위를 도표로 표시하고 이들 구역이 나머지 신체 기관에 미치는 영향을 설명하였다.

zone (구역) 발반사 요법에서는 생명 에너지를 선으로 표시한다.

번역을 마치며

발반사요법은 전인적인 전통적 치료기술로서 오랜 역사와 경험의 대체의학이다. 많은 현대의 의학자와 연구가들에 의해 기술과 이론이 정립되어 학문적인 모습을 갖추게 되었고 민간에서 널리 보급되어 인간의 건강과 삶의 질 향상에 기여해왔다. 발반사요법은 치료적 효과 외에도 발의 기능과 작용을 향상시켜 건강을 증진시키고 과중한 피로와 스트레스로부터 우리의 몸을 지켜주는 역할을 하고 있다.

우리나라의 발반사요법의 역사는 대단히 짧은 편이다. 그럼에도 각 분야에서 발 관리와 발 건강에 관한 연구와 보급이 활발하게 이루어지고 있는 것은 국민 건강을 위해 뜻 깊은 일이다.

역자는 우리나라에서 최초로 발반사요법의 커리큘럼을 도입하고, 교육과정을 개발하여 발 관리 전문가를 양성해오면서 마땅한 교재가 없음을 늘 아쉬워하고 있었다. 그래서 발 관리에 대한 테크닉을 체계화하고 발반사요법에 대한 전체적인 그림을 그려볼 수 있는 책을 찾던 중 이 책을 알게 되었다. 이 책은 미국에서 오랫동안 발반사요법 분야의 베스트셀러였다. 발반사요법에 대해 과학적으로 접근해 반사요법의 작용 원리에서부터 치료 기술까지 지금까지의 어떤 책보다도 가장 구체적으로 잘 정리되어 있는 텍스트이다.

발반사요법 전문가가 되려고 하는 사람들에게는 발반사마사지의 이론을 쉽게 이해하고 최고 수준에 도달할 수 있는 가이드가 될 것이고, 이미 입문이 끝난 전문가들에게는 다시 한 번 기존의 지식을 체계적으로 정립하고 응용력을 향상시킬 수 있는 계기가 될 것으로 믿어 의심치 않는다.

- 역자 발반사요법 전문가 1호 정현모·이례희